210-1

U0821589

2024全国临床执业助理医师资格考试冲刺试卷与解析（一）

（医学综合笔试部分）

第一单元

考试日期：20××年×月×日

考试时间：9：00～11：00

考生姓名：________

准考证号：________

考 场 号：________

中国协和医科大学出版社

北 京

A_1 型选择题

答题说明

每一道考题下面有 A、B、C、D、E 五个备选答案，请从中选择一个最佳答案。

1. 下列各类疾病中，主要应采取一级预防的是
   A. 职业病
   B. 冠心病
   C. 糖尿病
   D. 高血压
   E. 病因不明，难以觉察预料的疾病
2. 心搏骤停的病理生理机制最常见的是
   A. 心室颤动和室性心动过速
   B. 室上性心动过速
   C. 电机械分离
   D. 三度房室传导阻滞
   E. 心室停顿
3. 关于直肠肛管周围脓肿手术治疗的描述，恰当的是
   A. 坐骨肛管间隙脓肿可行放射状切口
   B. 切口不宜选在红、肿、压痛或波动最明显的位置
   C. 保证引流通畅
   D. 肛门周围脓肿需做一平行于肛缘的弧形切口
   E. 为避免损伤括约肌，手术切口要尽量小
4. 外科治疗门静脉高压症的主要目的是
   A. 解除脾功能亢进
   B. 消除腹水
   C. 防治上消化道出血
   D. 改善肝功能
   E. 防治肝昏迷
5. 健康促进的核心策略是
   A. 增加赋权
   B. 部门协调
   C. 社会动员
   D. 宣传倡导
   E. 鼓动传播
6. 对于急性上消化道出血，原因不明时，应行
   A. 立即剖腹探查
   B. 尽可能保守治疗
   C. 立即 X 线钡餐检查
   D. 急诊 B 超检查
   E. 急诊胃镜检查
7. 诊断慢性呼吸衰竭最重要的依据是
   A. 有呼吸困难、发绀等症状
   B. 意识障碍伴球结膜水肿
   C. SaO_2 小于 90%
   D. PaO_2 小于 80mmHg，$PaCO_2$ 大于 50mmHg
   E. PaO_2 小于 60mmHg，或伴有 $PaCO_2$ 大于 50mmHg
8. 血液中 H^+浓度变化调节呼吸运动的主要刺激部位是
   A. 肺毛细血管旁感受器
   B. 颈动脉窦和主动脉弓压力感受器
   C. 延髓腹侧面化学感受器
   D. 颈动脉体和主动脉体化学感受器
   E. 支气管壁内肺牵张感受器
9. 引起副溶血性弧菌食物中毒的主要食物是
   A. 罐头食品
   B. 剩米饭、凉糕
   C. 奶及奶制品

D. 家庭自制豆制品
E. 海产品及盐渍食品

10. 肝硬化时，脾大的主要原因是
A. 脾窦扩张，红细胞淤滞
B. 脾窦巨噬细胞增多
C. 脾内淋巴细胞聚集
D. 脾内纤维组织增生
E. 脾小体多量中性粒细胞浸润

11. 急性胰腺炎发病急骤，主要症状为
A. 怕冷、发热
B. 恶心、呕吐
C. 腹部压痛及肌紧张
D. 剧烈上腹痛呈束带状向腰部放射
E. 腹胀和肠鸣音消失

12. 医疗卫生机构和医疗废物集中处置单位，应当对医疗废物进行登记，登记资料至少保存
A. 1 年
B. 2 年
C. 3 年
D. 4 年
E. 5 年

13. 心理冲突的类型不包括
A. 双避冲突
B. 双趋冲突
C. 趋避冲突
D. 多重趋避冲突
E. 矛盾冲突

14. 慢性肺源性心脏病呼吸衰竭产生二氧化碳潴留的最主要机制是
A. 通气不足
B. 通气/血流比例失调
C. 肺动-静脉分流
D. 弥散障碍
E. 氧耗量增加

15. 口服异烟肼预防结核病（化学预防）主要适用于
A. 体质衰弱，抵抗力差者
B. 学龄儿童
C. 使用糖皮质激素的患者
D. 患过肺结核已纤维钙化，但结核菌素试验阳性者
E. 开放性肺结核患者家族中有结核菌素试验阳性，且与患者密切接触者

16. 证实幽门螺杆菌现症感染的检查方法不包括
A. 血清幽门螺杆菌抗体检测
B. ^{13}C 尿素呼气试验
C. 胃黏膜活检幽门螺杆菌培养
D. 胃黏膜活检快速尿激酶试验
E. 粪便幽门螺杆菌抗原检测

17. 治疗甲型溶血性链球菌引起的亚急性感染性心内膜炎，首选的抗生素是
A. 青霉素
B. 链霉素
C. 卡那霉素
D. 庆大霉素
E. 氯霉素

18. 周围型肺癌长大阻塞支气管管腔时，X 线表现为
A. 膈肌抬高
B. 全肺不张
C. 气管明显移位
D. 气管分叉角度增大
E. 节段性肺炎或肺不张

19. 湿性坏疽常发生在
A. 脑、脾、肝
B. 脑、肠、子宫
C. 肺、肠、肝
D. 肺、肾、脑
E. 肺、肠、子宫

20. 非甾体抗炎药引起急性胃炎的主要机制是
A. 激活磷脂酶 A
B. 抑制前弹性蛋白酶
C. 抑制前列腺素合成

D. 促进胃泌素合成
E. 抑制脂肪酶

21. 反映直接作用于感觉器官的客观事物的个别属性的心理过程是
A. 感觉
B. 知觉
C. 记忆
D. 思维
E. 想象

22. 心脏压塞的典型体征是
A. 动脉压下降，颈静脉怒张和心音低钝
B. 动脉压下降，心动过速和心音低钝
C. 动脉压上升，颈静脉怒张和心音低钝
D. 动脉压上升，奇脉和心音低钝
E. 动脉压上升，奇脉和心音遥远

23. 中医学整体观念的内涵是
A. 人体是一个整体，人与自然、社会相互统一
B. 人体是一个有机整体
C. 自然界是一个整体
D. 人体三焦是一个整体
E. 五脏与六腑是一个整体

24. 若用统计图直观地表示某城市在 8 年中肝炎的发病率随时间的变化情况，宜选择
A. 圆图
B. 直条图
C. 普通线图
D. 直方图
E. 散点图

25. 细菌性痢疾的病变部位主要位于
A. 乙状结肠和直肠
B. 结肠
C. 回盲部
D. 回肠
E. 结肠和回肠

26. 右心衰竭体循环淤血的表现是
A. 端坐呼吸
B. 心源性哮喘
C. 劳力性呼吸困难
D. 夜间阵发性呼吸困难
E. 肝颈静脉回流征阳性

27. 门静脉高压症的主要临床表现不包括
A. 脾大
B. 呕血和黑便
C. 肝掌
D. 腹水
E. 食管静脉曲张

28. 肺癌血道转移最常见于
A. 脑
B. 骨
C. 肝
D. 肾上腺
E. 甲状腺

29. 正常细胞糖酵解途径中，利于丙酮酸生成乳酸的条件是
A. 缺氧状态
B. 酮体产生过多
C. 缺少辅酶
D. 糖原分解过快
E. 酶活性降低

30. 在下列氨基酸中属酸性氨基酸的是
A. 半胱氨酸
B. 脯氨酸
C. 色氨酸
D. 精氨酸
E. 谷氨酸

31. 核酸的一级结构中，核苷酸的排列顺序实际指的是
A. 核酸分子中碱基的排列顺序
B. 核酸分子中磷酸的排列顺序
C. 核酸分子中核糖的排列顺序
D. 核酸分子中氢键的排列顺序
E. 密码子的排列顺序

32. 关于输血，下列描述不恰当的是

A. 加强观察，输血后血袋立即处理掉，以减少对医务人员的污染

B. 输血前必须仔细核对患者和供血者姓名、血型和交叉配血单

C. 输注速度依病情而定，成人一般控制在5～10ml/min，小儿10滴左右

D. 老年人和心功能较差者应以较慢速度输注，急性大出血时，可加压快速输注

E. 不向血液内加入任何药物或溶液，以免产生溶血或凝血

33. 一般而言，在病因预防中自我保健不包括

A. 合理营养

B. 积极治疗疾病

C. 培养良好的生活方式

D. 积极锻炼身体

E. 主动获取健康知识

34. 抗凝血酶Ⅲ抗凝的作用机制是

A. 除去血浆中的Ca^{2+}，实现体外抗凝

B. 封闭某些凝血因子的活性中心

C. 增强其他抗凝蛋白质的抗凝活性

D. 抑制X因子激活

E. 抑制血小板的作用

35. DNA变性的结果是

A. 双链解开

B. 紫外线吸收降低

C. 凝固

D. 生物学功能增强

E. 理化性质不发生任何改变

36. 最常见的直肠癌延误诊断的原因是

A. 未查粪便隐血试验

B. 未做直肠指检

C. 未仔细询问病史

D. 未做直肠镜检查

E. 未查肿瘤标志物

37. 正常人红细胞在不同浓度的低渗盐溶液中形态不同。在0.5% NaCl溶液中红细胞的形态是

A. 正常

B. 膨胀

C. 缩小

D. 破裂

E. 先缩小后破裂

38. 在医患交往的过程中，医护人员不恰当的交往方式是

A. 用专业术语进行交流

B. 重视患者的自我感受

C. 关注疾病本身和相关话题

D. 采取封闭和开放式的提问

E. 了解患者的安全需要

39. 下肢静脉曲张进展到晚期可能出现的并发症中，不包括

A. 急性出血

B. 踝上足靴区皮肤湿疹

C. 血栓性静脉炎

D. 踝上足靴区皮肤发生溃疡

E. 下肢淋巴水肿

40. 治疗外周血管痉挛性疾病宜选用的药物是

A. M受体激动药

B. N受体激动药

C. α受体阻断药

D. β受体阻断药

E. β受体激动药

41. 可选择放射性核素治疗的疾病是

A. 原发性甲状腺功能减退症

B. 原发性甲状旁腺功能亢进症

C. 原发性甲状腺功能亢进症

D. 特发性中枢性尿崩症

E. 肾上腺皮质功能减退症

42. 医疗机构发现发生或者可能发生传染病暴发流行时，应当在规定的时限内向所在地县级人民政府卫生行政主管部门报告。该时限是

A. 1小时

B. 2小时

C. 4 小时
D. 6 小时
E. 8 小时

43. 医疗机构在发现甲类传染病时，对疑似患者在明确诊断前，应在指定场所进行
A. 随访
B. 拘留
C. 单独隔离治疗
D. 同其他患者一起治疗
E. 异地留观

44. 在揭示因果关系的探索过程中，最基础的步骤是
A. 队列研究
B. 病例对照研究
C. 理论性研究
D. 实验性研究
E. 描述性研究

45. 不支持幽门梗阻诊断依据的是
A. 呕吐大量宿食
B. 上腹部胀痛
C. 胃型和蠕动波
D. 空腹振水音
E. 代谢性酸中毒

46. 脂肪大量动员时肝内的乙酰 CoA 主要转变为
A. 脂肪酸
B. 酮体
C. 葡萄糖
D. 蛋白质
E. 草酰乙酸

47. 典型的坏血病是由下列何种物质缺乏而引起的
A. 核黄素
B. 泛酸
C. 硫胺素
D. 维生素 K
E. 维生素 C

48. 行为外向、情绪兴奋性高，但心境变化剧烈，脾气暴躁的人属于
A. 多血质
B. 抑郁质
C. 黏液质
D. 胆汁质
E. 活泼质

49. 改善急性左心衰竭症状最有效的药物是
A. 利尿药
B. 洋地黄
C. 钙通道阻滞药
D. β 受体阻断药
E. 血管紧张素转换酶抑制药

50. 酶能催化化学反应是由于
A. 提供能量
B. 降低反应自由能变化
C. 降低底物能量水平
D. 提高产物的能量水平
E. 降低反应的活化能

51. 在炎症局部，巨噬细胞增生形成境界清楚的结节状病灶称为
A. 肉芽组织
B. 炎性息肉
C. 炎性假瘤
D. 肉芽肿
E. 炎细胞浸润

52. 输注血小板的主要目的是
A. 增加血管致密度
B. 抑制纤溶活性
C. 参与机体的防御功能
D. 改善止血功能
E. 降低抗凝功能

53. 肺结核大咯血抢救时需特别注意的是
A. 血压监测
B. 测定出凝血时间，预防弥散性血管内凝血（DIC）
C. 慎用镇咳、镇静药
D. 保持呼吸道通畅
E. 患侧卧位

54. 洋地黄中毒所致的何种心律失常不宜补钾治疗
A. 阵发性室上性心动过速
B. 频发室性期前收缩
C. 快速心房颤动
D. 三度房室传导阻滞
E. 室性心动过速

55. 急性梗阻性化脓性胆管炎（AOSC）的最主要的病理基础是
A. 肝多发脓肿形成并穿破引起腹膜炎
B. 胆道完全梗阻和化脓感染致胆道高压
C. 胆囊管完全梗阻并化脓性感染
D. 胆道蛔虫进入胆道并多发肝脓肿形成
E. 胆道不完全梗阻并胰腺出血坏死

56. 室性心动过速伴严重血流动力学障碍时，治疗应首选
A. 利多卡因
B. 电复律
C. 美西律
D. 普鲁卡因胺
E. 奎尼丁

57. 下列对开放性气胸的紧急处理措施中，首先要采取的是
A. 立即行气管内插管呼吸器辅助呼吸
B. 立即面罩给氧
C. 立即行清创术
D. 立即用无菌不透气材料覆盖包扎伤口
E. 立即行胸腔闭式引流术

58. 胆道手术时，下述哪项不是胆总管探查的指征
A. 胆总管、肝总管、肝胆管结石
B. 黄疸或黄疸病史
C. 胰头肿大，变硬
D. 胆总管增厚变粗
E. 胆囊积液

59. 下列哪一项不是我国冠心病主要的易患因素
A. 高血压
B. 高脂血症
C. 吸烟
D. 甲状腺功能减退
E. 糖尿病

60. 老年人出现无痛性全程肉眼血尿，应首先考虑的疾病是
A. 肾囊肿
B. 肾结核
C. 膀胱肿瘤
D. 肾盂肾炎
E. 肾结石

61. 主动脉瓣关闭不全的典型 X 线表现为
A. 烧瓶心
B. 靴形心
C. 心影正常或缩小
D. 梨形心
E. 全心大

62. 溃疡性结肠炎腹痛和腹泻明显时，应用较大剂量阿托品治疗，最可能引起下列哪种改变
A. 机械性肠梗阻
B. 肠穿孔
C. 中毒性巨结肠
D. 结肠大量出血
E. 腹痛加重

A_2 型选择题

答题说明

每一道考题是以一个小案例出现的，其下面都有 A、B、C、D、E 五个备选答案。请从中选择一个最佳答案。

63. 男，38 岁。因十二指肠溃疡大出血急诊行比尔罗特Ⅱ式吻合术，术后第 5 天突感右上腹剧痛，向右放射，伴高热，呼吸急促。查体：右上腹压痛明显，伴肌紧张，未扪及肿块，肝浊音界存在。胸腹透视见右膈肌抬高，活动减弱，右肋膈角模糊，膈下未见游离气体。白细胞计数 24×10^9/L。最可能的诊断是
A. 急性胰腺炎
B. 急性胆囊炎
C. 右下肺炎
D. 右膈下感染
E. 十二指肠残端破裂

64. 女，35 岁。支气管哮喘重度发作 2 天，使用氨茶碱、沙丁胺醇、大剂量激素治疗无效。查体：呼吸浅快，口唇发绀，神志不清，双肺哮鸣音较弱。血气分析：PaO_2 50mmHg，$PaCO_2$ 70mmHg。进一步救治措施应为
A. 静脉推注地塞米松
B. 给予高浓度吸氧
C. 静脉滴注 5%碳酸氢钠
D. 联合应用抗生素静脉滴注
E. 气管插管，正压机械通气

65. 男，56 岁。反酸、胃灼热 5 年。胃镜检查：食管下段黏膜多发条形破损，相互融合。该患者首选的治疗药物是
A. 奥美拉唑
B. 法莫替丁
C. 硫糖铝
D. 枸橼酸铋钾
E. 铝碳酸镁

66. 女，23 岁。间歇性吞咽困难 3 年，X 线钡餐检查显示食管下端呈鸟嘴样狭窄。考虑可能性最大的疾病是
A. 食管下段癌
B. 贲门失弛缓症
C. 食管炎
D. 食管瘢痕性狭窄
E. 食管平滑肌瘤

67. 男，35 岁，体重 75kg。因陈旧性股骨干骨折入院手术。查体：P 85 次/分，BP 125/80mmHg，一般情况良好，心肺无异常。实验室检查：Hb 130g/L，凝血功能检查结果正常，肝肾功能正常。如果手术中出血，下列输血方案中不应首选的是
A. 急性等容血液稀释
B. 输注异体红细胞和新鲜血浆
C. 术前贮存式自身输血
D. 术中回收式自身输血
E. 术后回收式自身输血

68. 男，58 岁。进行性吞咽困难 2 个月余，上消化道 X 线钡餐造影见食管下段黏膜紊乱，部分管壁僵硬。为明确诊断，首选的检查是
A. PET-CT
B. 食管镜
C. 食管超声
D. 胸部增强 CT

E. 食管拉网脱落细胞检查

69. 男，24岁。因劳力时气短就诊。查体发现胸骨左缘第3～4肋间听到收缩期喷射性杂音。胸部X线片示心脏轻度增大。超声心动图示室间隔与左室后壁增厚，其比值>1.3。最可能的诊断是

A. 冠心病

B. 高血压性心脏病

C. 肥厚型心肌病

D. 风湿性心脏病主动脉瓣狭窄

E. 扩张型心肌病

70. 女，25岁，未婚。妇科检查发现右侧附件区4cm囊性包块，活动佳。血清CA125 20U/L。B超示单房囊性肿物。此例最可能的诊断是

A. 输卵管卵巢囊肿

B. 卵巢型子宫内膜异位症

C. 卵巢滤泡囊肿

D. 卵巢皮样囊肿

E. 卵巢黏液性囊腺瘤

71. 男，72岁。突发头痛10小时，昏迷8小时。头颅CT：右额叶出血。1小时来呕暗红色血2次，共约350ml。无慢性肝病史。最可能的呕血原因是

A. 十二指肠溃疡

B. 胃癌

C. 贲门黏膜撕裂

D. 急性胃黏膜病变

E. 食管-胃底静脉曲张破裂

72. 女，18岁。间断排黏液脓血便伴发热2个月，粪便10余次/日。体温波动在38.0～39.5℃，广谱抗生素治疗1周后症状无好转。结肠镜检查示全结肠弥漫性充血、糜烂，伴溃疡形成。首选的治疗是

A. 应用免疫抑制药

B. 应用糖皮质激素

C. 更换抗生素

D. 应用硫唑嘌呤

E. 应用柳氮磺吡啶

73. 国外某学者开展了一项持续多年的啤酒狂欢节饮酒者与心血管疾病死亡关系的研究。研究初，有70名啤酒狂欢节饮酒者和1500名非饮酒者。研究结束时，7名啤酒狂欢节饮酒者死于心血管疾病，45名非啤酒狂欢节饮酒者死于心血管疾病。该研究为

A. 病例对照研究

B. 横断面研究

C. 队列研究

D. 临床试验

E. 生态学研究

74. 某吸烟者，从上个月开始戒烟。按行为改变的阶段模式，他目前处于

A. 准备阶段

B. 打算阶段

C. 维持阶段

D. 无打算阶段

E. 行动阶段

75. 女，20岁。突发心悸1小时。过去有类似发作史，可自行终止。查体：甲状腺不大，心界不大，心率180次/分，律齐，未闻及杂音。为明确诊断，应立即做

A. 超声心动图检查

B. 心电图检查

C. 心向量图检查

D. 心脏X线检查

E. 三碘甲腺原氨酸（T_3）、甲状腺素（T_4）检查

76. 某产妇，病情危重，急需行剖宫产术，需其丈夫签字同意。其丈夫认为妻子未到预产期，不需要手术而拒绝签字。特殊情况下，医生遵循知情同意权未果，还应进一步行使特殊干涉权。此时医生行使了干涉权，因该例病人属

A. 精神病病人拒绝治疗
B. 自杀未遂病人拒绝采取约束措施
C. 需要隔离的传染病病人拒绝隔离
D. 人体试验性治疗时出现高度危险的情况
E. 危重病病人

77. 男，30 岁。近年来反复发作腹泻，常因精神刺激、饮酒或劳累等诱发或加重，粪便每日 2 ~ 10 次不等。查体：一般情况中等，除左下腹及下腹正中处有轻度压痛外余无异常发现。实验室检查：血红蛋白 110g/L，中性粒细胞占比 0.78，大便有大量脓细胞、红细胞，多次细菌培养（-）。乙状结肠镜检查见直肠及乙状结肠黏膜呈弥漫性充血、出血、水肿，血管纹消失，有多个散在浅表小溃疡。诊断考虑为
A. 溃疡性结肠炎
B. 肠结核
C. 阿米巴性痢疾
D. 细菌性痢疾
E. 直肠癌

78. 女，22 岁。每逢路过商店时就会有被售货员怀疑偷窃的想法，无法自制，十分痛苦。遂到心理门诊寻求帮助，心理治疗师指导其每当出现该想法时就用力拉弹手腕上的橡皮筋，使其产生疼痛，从而逐步消除其强迫症状。这种方法是
A. 厌恶疗法
B. 系统脱敏疗法
C. 习惯转换法
D. 冲击疗法
E. 代币疗法

79. 女，64 岁。突发气急 4 小时，伴咳嗽、咳粉红色泡沫样痰，不能平卧。高血压病史 10 余年。查体：BP 190/110 mmHg，心率 110 次/分，律齐，双肺可闻及干啰音及细湿啰音。治疗措施不正确的是
A. 静脉推注呋塞米
B. 静脉推注美托洛尔
C. 静脉滴注硝普钠
D. 静脉推注吗啡
E. 高流量吸氧

80. 女，58 岁。颜面部及双下肢水肿 2 个月，尿蛋白 5.2g/24h，血白蛋白 19g/L，1 天来出现肉眼血尿，首先应考虑的诊断是
A. 肾小球病进展
B. 尿路感染
C. 尿路结石
D. 急性肾炎
E. 肾静脉血栓形成

81. 女，16 岁。低热伴乏力、食欲缺乏、恶心、呕吐 3 天，来诊当日发现巩膜黄染。实验室检查：谷丙转氨酶（GPT）860U/L，总胆红素 120μmol/L。出生时曾注射乙肝疫苗。本病的病理特点不包括
A. 假小叶形成
B. 肝细胞气球样变性
C. 肝细胞点状坏死
D. 炎症细胞浸润
E. 毛细胆管内胆栓形成

82. 某研究者采用随机单盲临床试验比较两种抗高血压药（非洛地平与贝那普利）对轻、中度原发性高血压患者的降压疗效。其单盲设计中不了解试验分组情况的人是
A. 测量血压的护士
B. 实施治疗的医生
C. 负责设计的研究者
D. 统计分析人员
E. 接受治疗的患者

83. 女，18 岁。心悸、怕热、多汗、体重下降 3 个月，双手有细颤，突眼不明显，甲状腺Ⅱ度弥漫性肿大、质地软、有血

管性杂音，心率108次/分，两肺呼吸音清，考虑为格雷夫斯（Graves）病。为明确诊断，首先要检查

A. 甲状腺摄碘率

B. 血促甲状腺激素（TSH）、游离T_3、游离T_4

C. 甲状腺抗体TgAb

D. 甲状腺B超

E. 甲状腺放射性核素扫描

84. 女，65岁。昏迷1天入院，既往无糖尿病史。BP 160/85mmHg，血糖38.9mmol/L，血钠160mmol/L，血pH 7.35，血酮体弱阳性。最可能的诊断是

A. 糖尿病酮症酸中毒昏迷

B. 饥饿性酮症酸中毒

C. 糖尿病非酮症性高渗性昏迷

D. 乳酸酸中毒

E. 脑血管意外

85. 女，68岁。心悸、头晕1小时，既往高血压病史2个月，规律服用抗高血压药，平时血压（130～150）/（60～70）mmHg。查体：BP 80/50mmHg，心率40次/分。该患者血压降低最可能的原因是

A. 左心室后负荷增加

B. 左心室舒张功能损害

C. 心包内压力增加

D. 每搏输出量降低

E. 左心室前负荷增加

86. 男，55岁，工程师。因膀胱癌入院准备接受手术治疗。在术前准备期间，患者一方面希望尽快恢复健康而配合各种检查和治疗，另一方面又担心自己主持的工程项目出问题而自行离院、回单位开会。这种患者角色的状态属于

A. 角色行为强化

B. 角色行为异常

C. 角色行为适应

D. 角色行为缺如

E. 角色行为冲突

87. 有8个某种传染病患者，他们的潜伏期分别为2、1、21、7、12、1、4、13天，其中位数是

A. 4

B. 5.5

C. 7

D. 12

E. 9.5

88. 某冠心病患者血中胆固醇7.4mmol/L，低密度脂蛋白胆固醇3.5mmol/L，三酰甘油1.4mmol/L，宜用何种调血脂药

A. 烟酸

B. 益多酯

C. 辛伐他汀

D. 非诺贝特

E. 吉非罗齐

89. 女婴，1岁半。方颅、多汗、枕秃，常发生惊厥，不伴发热。实验室检查：血糖3.2mmol/L，血钙1.65mmol/L，血镁0.85mmol/L，血磷3mmol/L。首先考虑的诊断是

A. 低血糖症

B. 婴儿痉挛症

C. 低镁血症

D. 维生素D缺乏性手足搐搦症

E. 维生素D缺乏性佝偻病

90. 医师胡某与某药厂达成协议后，在开具处方时使用该药厂生产的药品，并收受了该药厂给予的提成。对于胡某的违法行为，有权决定给予行政处分并没收其违法所得的部门是

A. 药品监督管理部门

B. 工商行政管理部门

C. 公安部门

D. 消费者权益保护协会

E. 卫生健康主管部门

91. 女，60岁。右乳头脱屑、结痂半年，去

除右乳头表面痂皮，可见鲜红色糜烂创面，涂片细胞学检查见大而异形、胞质透明细胞，这种细胞称为

A. 印戒细胞
B. R-S 细胞
C. 佩吉特（Paget）细胞
D. 浆细胞
E. 类上皮细胞

92. 女，27 岁。劳累后心悸、气短 5 年，近 1 周间断咯血，无发热。查体：双颊紫红，口唇发绀，静脉无怒张；两肺未闻及干、湿啰音；心浊音界在胸骨左缘第 3 肋间向左扩大，心尖部局限性舒张期隆隆样杂音，第一心音亢进；肝不大，双下肢无水肿。本病诊断应首先考虑

A. 肺结核
B. 风湿性心脏病二尖瓣狭窄
C. 室间隔缺损
D. 扩张型心肌病
E. 风湿性心脏病二尖瓣关闭不全

93. 男，49 岁。胃溃疡病史 25 年，反复发作，给予抑酸对症治疗可好转。2 个月来，又有疼痛发作，经内科治疗 8 周不见好转，且逐渐消瘦，最大可能是

A. 消化性溃疡复发
B. 消化性溃疡癌变
C. 药物抗药，不敏感
D. 复合溃疡
E. 多发溃疡

94. 男，32 岁。3 天前受凉后出现寒战、高热，随之咳嗽，咳少量脓性痰伴右侧胸痛。查体：体温 39℃，急性病容，左侧口角疱疹，心率 110 次/分，律齐，血白细胞计数 $11.0\times10^9/L$，中性粒细胞占比 0.78。最可能的诊断是

A. 肺炎链球菌肺炎
B. 急性肺脓肿
C. 金黄色葡萄球菌肺炎
D. 干酪性肺炎
E. 肺炎支原体肺炎

95. 男，33 岁。有溃疡性结肠炎病史，4 天前出现脓血便，未行系统治疗。1 天前又出现高热、明显腹胀。查体：腹膨隆，明显压痛和反跳痛，肠鸣音减弱。腹部 X 线平片可见结肠扩张，结肠袋形消失。此患者最可能出现的并发症是

A. 结核性腹膜炎
B. 自发性腹膜炎
C. 中毒性巨结肠
D. 肠穿孔
E. 结肠狭窄

96. 男，40 岁。排便后肛门外剧烈疼痛，并出现一触痛性明显的肿块，最可能的诊断是

A. 内痔脱出嵌顿
B. 直肠息肉脱出
C. 肛周脓肿
D. 血栓性外痔
E. 肛裂并前哨痔

97. 男，65 岁。排便习惯改变、腹胀、乏力、消瘦 2 个月，直肠指检（-），粪便隐血（+），为明确诊断最适宜的检查是

A. 腹部 X 线平片
B. 血癌胚抗原（CEA）
C. 腹部 B 超
D. 腹腔镜
E. 结肠镜

98. 男，54 岁。阵发性胸痛 1 个月余，均发生于夜间睡眠中，每次持续约 30 分钟，胸痛发作时心电图 ST 段一过性抬高，最可能的诊断是

A. 急性心肌梗死
B. 急性心包炎
C. 变异型心绞痛
D. 稳定型心绞痛

E. 初发劳力性心绞痛

99. 男，50 岁。刺激性咳嗽，痰中带血 3 周，胸部 X 线正位片示右肺门阴影增大，确诊检查方法是
A. 胸部 CT
B. 胸部超声检查
C. 放射性核素肺扫描
D. 纤维支气管镜检和活检
E. 支气管动脉造影

100. 女，28 岁。活动后心悸、气短 1 个月。既往有游走性关节肿痛病史。查体：双颊呈紫红色，叩诊心包饱满，心尖部可闻及舒张期强杂音。该患者最可能的诊断是
A. 主动脉瓣关闭不全
B. 二尖瓣狭窄
C. 主动脉瓣狭窄
D. 肺动脉瓣狭窄
E. 二尖瓣关闭不全

101. 女，48 岁。胸痛每次发作 2 ~ 3 分钟，含硝酸甘油 1 ~ 2 秒后疼痛即消失。最可能的诊断是
A. 心绞痛
B. 心脏神经症
C. 心肌梗死
D. 胸膜炎
E. 心包炎

102. 男，58 岁。因肺源性心脏病、呼吸衰竭入院。入院查神志清楚，血气分析：PaO_2 30mmHg，$PaCO_2$ 60mmHg。吸氧后神志渐不清、昏迷，血气分析：PaO_2 70mmHg，$PaCO_2$ 80mmHg。患者病情恶化的原因最可能是
A. 感染加重
B. 心力衰竭加重
C. 气道阻力增加
D. 氧疗不当
E. 周围循环衰竭

103. 急性阑尾炎病人，当腹痛尚未转移至右下腹时，对诊断有重要意义的是
A. 已出现发热
B. 已有白细胞显著升高
C. 已有脐周压痛、反跳痛
D. 脐区及右下腹均有压痛、反跳痛
E. 压痛已固定在右下腹

104. 男，40 岁。今晨咯血 150ml，无发热。幼时起反复咳嗽、咳痰。查体：T 36.8℃，BP 120/70mmHg，左肺可闻及湿啰音。该患者最可能的诊断是
A. 肺结核
B. 支气管扩张症
C. 支气管肺癌
D. 慢性支气管炎
E. 支原体肺炎

105. 男婴，6 个月。患法洛四联症，近 2 天反复于哭闹时突然四肢抽搐，发绀加重，神志不清，呼吸急促，持续时间 2 ~ 3 分钟，主要原因是
A. 脑栓塞
B. 肺动脉梗阻
C. 心力衰竭
D. 脑炎
E. 心包炎

106. 男，71 岁。慢性阻塞性肺疾病（COPD）患者，长期家庭氧疗，近 10 天因呼吸困难增加氧流量，1 小时前被发现无法唤醒而就诊。查体：昏睡，球结膜充血水肿，双肺呼吸音低，双侧巴氏征阳性。动脉血气（鼻导管吸氧 1.5 升/分），PaO_2 为 71mmHg，$PaCO_2$ 为 76mmHg。该患者出现意识障碍最可能的原因是
A. 电解质紊乱
B. 脑梗死
C. 感染中毒性脑病
D. 二氧化碳潴留

E. 氧中毒

107. 男，45 岁。反复肝功能异常多年，尿少、双下肢水肿 2 年，加重 2 周。口服呋塞米 20mg，3 次/日，尿量由 500ml/d 增至 3500ml/d。1 天来昏睡，呼之有反应。患者意识障碍最可能的原因是

A. 脑血管意外

B. 肝肺综合征

C. 肝性脑病

D. 肝肾综合征

E. 低血容量性休克

108. 男，32 岁。发现血压升高 3 年。近 1 年血压持续为（170～200）/（130～140）mmHg，近 1 周头痛、视物模糊。眼底检查发现视神经乳头水肿。最可能的诊断为

A. 高血压脑病

B. 脑出血

C. 恶性高血压

D. 脑梗死

E. 短暂性脑缺血发作

109. 女，40 岁。产后卧床 5 天，突发左下肢肿胀、疼痛。查体：左股三角区压痛阳性，左大腿肿胀，皮温升高，小腿前静脉扩张，无压痛。该患者血栓形成最可能的部位是

A. 股静脉

B. 小隐静脉

C. 腘静脉

D. 大隐静脉

E. 髂-股静脉

110. 男，20 岁。3 天前受凉后出现咳嗽、咳白黏痰，发热 39℃，胸部 X 线片示左下肺大片渗出影，予青霉素静脉点滴，如有效则最先出现的是

A. 胸部 X 线片示片状阴影消散

B. 咳嗽好转

C. 体温降至正常

D. 痰色转黄

E. 痰量减少

111. 女，22 岁。突发右侧胸痛伴胸闷 1 小时。患者 1 小时前搬重物时突发右侧胸痛，疼痛剧烈，深呼吸时加重，伴刺激性咳嗽，继之出现胸闷，并进行性加重。查体：BP 100/65mmHg。最可能的诊断是

A. 急性肺栓塞

B. 自发性气胸

C. 主动脉夹层

D. 肋间神经痛

E. 急性心肌梗死

112. 男，69 岁。持续上腹痛伴呕吐 6 小时，腹痛逐渐加重，蜷曲位稍减轻，发病前曾与朋友聚餐。查体：巩膜无黄染，上腹部肌紧张，无反跳痛，墨菲（Murphy）征阴性，肠鸣音 3 次/分。最可能的诊断是

A. 急性胃炎

B. 急性胰腺炎

C. 急性胆囊炎

D. 消化性溃疡

E. 急性肠梗阻

113. 男，45 岁。间断上腹痛 3 年，加重 2 个月。胃镜检查发现胃角切迹溃疡，幽门螺杆菌阳性。其治疗方案首选

A. H_2 受体阻断药治疗，6 周复查胃镜

B. 胃黏膜保护药治疗，6 周复查胃镜

C. 质子泵抑制药+胃黏膜保护药治疗，4 周复查胃镜

D. 抗幽门螺杆菌治疗+质子泵抑制药治疗，8 周复查胃镜

E. 抗幽门螺杆菌治疗，2 周复查胃镜

114. 男，72 岁。咳嗽、咳痰 30 年，加重伴气短 10 天。查体：神志清楚，口唇发绀，桶状胸，双肺闻及少许干湿啰音。

胸部 X 线片示双肺纹理增粗、紊乱。血气分析：PaO_2 55mmHg，$PaCO_2$ 39mmHg。该患者发生呼吸衰竭最主要的机制是

A. 肺内分流
B. 弥散功能障碍
C. 机体氧耗量增加
D. 氧耗量减少
E. 通气/血流比例失调

115. 女，37 岁。突发心悸 10 分钟，心电图示心率 164 次/分，P 波与 QRS 波群无固定关系，QRS 波群时限 > 0.12 秒，可见室性融合波。最可能的诊断是

A. 心房扑动
B. 房性心动过速
C. 室性心动过速
D. 交界区心动过速
E. 窦性心动过速

116. 女，20 岁。3 个月来发热、盗汗、胸痛、腹胀。查体：巩膜无黄染，颈静脉无怒张，腹部移动性浊音（+）。腹水：比重 1.020，蛋白定量 40g/L，白细胞计数 600×10^6/L，单核细胞占比 0.80。最可能的诊断为

A. 缩窄性心包炎
B. 化脓性脑膜炎
C. 肝硬化腹水
D. 原发性腹膜炎
E. 结核性腹膜炎

A_3/A_4 型选择题

答题说明

以下提供若干个案例，每个案例下设若干道考题。请根据案例所提供的信息，在每一道考题下面的 A、B、C、D、E 五个备选答案中选择一个最佳答案。

（117～118 题共用题干）

女，45 岁。左乳房肿块 2 个月。无疼痛、发热。查体：左乳外上象限 5.5cm×3.0cm 肿块，质硬，边界不清楚，无压痛，与皮肤轻度粘连，与胸肌无粘连；左腋窝扪及一 2cm×1cm 质硬淋巴结，孤立，活动，无触痛；颈及锁骨上未扪及肿大淋巴结。胸部 X 线检查及肝脏 B 超未见异常。

117. 该患者初步诊断左乳腺癌，其临床分期是

A. $T_3N_1M_0$
B. $T_2N_1M_0$
C. $T_1N_1M_0$
D. $T_3N_2M_0$
E. $T_4N_2M_0$

118. 为明确诊断并决定新辅助化疗方法，最佳的检查方法是

A. 手术切除活检
B. 乳腺 B 超
C. 细针针吸细胞学
D. 空心针穿刺活检
E. 血清肿瘤标志物检测

（119～121 题共用题干）

男，65 岁。间断咳嗽、咳痰 10 年，多于秋冬季发作，近 3 年来活动耐力逐渐下降，2 天来再次出现咳嗽，平地行走即感气短。既往高血压病史 10 余年；吸烟 30 余年，每日 1 包。查体：血压 150/90mmHg，

口唇略发绀，颈静脉怒张，双侧肺下界位于肩胛线第 11 肋间，叩诊呈过清音，双肺呼吸音降低，呼气相延长，可闻及散在干、湿啰音，双下肢轻度水肿。

119. 该患者最可能的诊断是
   A. 支气管扩张症
   B. 左心衰竭
   C. 过敏性肺炎
   D. 慢性阻塞性肺疾病
   E. 支气管哮喘

120. 下列检查对明确诊断最有价值的是
   A. 动脉血气分析
   B. 超声心动图
   C. 支气管镜
   D. 胸部 X 线检查
   E. 肺功能

121. 为缓解患者的呼吸困难，下列措施中宜首先采取的是
   A. 静脉滴注硝普钠
   B. 皮下注射吗啡
   C. 静脉注射呋塞米
   D. 静脉滴注糖皮质激素
   E. 雾化吸入异丙托溴铵

（122～123 题共用题干）

女，58 岁。上腹不适、食欲缺乏 3 年。体重减轻、乏力半年。查体：贫血貌，上腹部轻压痛。Hb 88g/L，平均红细胞体积（MCV）115fl。胃镜检查示胃体皱襞稀疏，黏膜血管透见。

122. 对诊断最有意义的辅助检查是
   A. 血胃蛋白酶原
   B. 血抗线粒体抗体 M_2 亚型
   C. 血壁细胞抗体
   D. 血胃泌素
   E. 血白细胞

123. 该患者发生贫血最可能的机制是
   A. 蛋白质吸收障碍
   B. 内因子缺乏
   C. 铁利用障碍
   D. 慢性消化道失血
   E. 幽门螺杆菌感染

（124～126 题共用题干）

女，50 岁。活动后胸闷 1 年，夜间阵发性呼吸困难 4 天。查体：BP 130/80mmHg，P_2 亢进，心尖部可闻及舒张期隆隆样杂音，余瓣膜区未闻及杂音。

124. 该患者最可能的诊断是
   A. 二尖瓣关闭不全
   B. 主动脉瓣关闭不全
   C. 主动脉瓣狭窄
   D. 室间隔缺损
   E. 二尖瓣狭窄

125. 该患者最易出现的心律失常是
   A. 三度房室传导阻滞
   B. 室上性心动过速
   C. 心房扑动
   D. 室性心动过速
   E. 心房颤动

126. 该患者突发心悸，伴胸闷、喘憋。查体：BP 70/40mmHg，HR 160 次/分，心律绝对不齐。若发生于 24 小时内，首选治疗措施是
   A. 置入临时起搏器
   B. 静脉注射毛花苷 C
   C. 静脉应用胺碘酮
   D. 非同步直流电复律
   E. 同步直流电复律

（127～129 题共用题干）

男，30 岁。餐后突发右上腹及剑突下疼痛，疼痛放射到右肩及后背部，2 小时后疼痛加剧，伴恶心，并呕吐出所进食物，仍不缓解，急诊就医。既往有胃病及胆石症病史数年，间有胆绞痛发作。查体：痛苦病容，体温 37.2℃，呼吸 28 次/分，律齐，全腹胀，上腹肌紧张，压痛、反跳痛（+），移动性浊音（±）。白细胞计数 12×10^9/L，

血红蛋白 125g/L，尿淀粉酶 400U（温氏法，正常值 32U）。

127. 下列初步诊断中，不可能的是
    A. 胃十二指肠溃疡穿孔
    B. 急性胆囊炎
    C. 急性肠梗阻
    D. 急性胰腺炎
    E. 急性胃肠炎

128. 排除该项诊断的最主要根据是
    A. 患者有持续腹痛
    B. 尿淀粉酶轻度升高
    C. 上腹部存在肌紧张、反跳痛
    D. 患者体温轻度升高
    E. 患者有腹胀

129. 为了确立诊断，可选择的检查不包括
    A. 急诊 B 超检查
    B. 立位腹 X 线平片检查
    C. 血淀粉酶测定
    D. 诊断性腹腔穿刺检查
    E. 急诊上消化道 X 线钡餐检查

B_1 型选择题

答题说明

以下提供若干组考题，每组考题共用在考题前列出的 A、B、C、D、E 五个备选答案，请从中选择一个与问题关系最密切的答案。每个备选答案可能被选择一次、多次或不被选择。

（130～131 题共用备选答案）
    A. 葡萄球菌
    B. A 群链球菌
    C. 肺炎链球菌
    D. 脑膜炎球菌
    E. 淋病奈瑟菌

130. 有典型荚膜结构的病原体是
131. 引发猩红热的病原体是

（132～133 题共用备选答案）
    A. 中性粒细胞
    B. 嗜酸性粒细胞
    C. 嗜碱性粒细胞
    D. 淋巴细胞
    E. 单核细胞

132. 病毒感染的病灶内主要的细胞是
133. 金黄色葡萄球菌感染的病灶内主要的细胞是

（134～136 题共用备选答案）
    A. 舒张压
    B. 循环系统平均充盈压
    C. 平均动脉压
    D. 收缩压
    E. 脉压

134. 心动周期中，主动脉压的最高值是
135. 心动周期中，主动脉压的最高值与最低值之差是
136. 心动周期中，主动脉压的最低值是

（137～138 题共用备选答案）
    A. 对心肌有奎尼丁样作用
    B. 使突触间隙的去甲肾上腺素（NA）浓度下降
    C. 阻断 N 胆碱受体
    D. 阻断 DA 受体
    E. 阻断中枢 5-HT 受体

137. 氯丙嗪的作用机制为
138. 丙米嗪的作用特点为

（139～140 题共用备选答案）
    A. 粉尘粒径<20μm

B. 粉尘粒径<15μm

C. 粉尘粒径<10μm

D. 粉尘粒径<5μm

E. 粉尘粒径<1μm

139. 可吸入性粉尘指

140. 呼吸性粉尘指

（141～142 题共用备选答案）

A. 患者的权利

B. 患者的义务

C. 医生的权利

D. 医生的义务

E. 患者和医生共同的义务

141. 详细向患者讲清配合治疗的必要性，以获得患者与医师的合作是

142. 患者对经治医生不满意时，可以重新选择医生属于

（143～144 题共用备选答案）

A. 膀胱内灌注化疗

B. 经尿道膀胱肿瘤电切术

C. 膀胱部分切除术

D. 根治性膀胱切除术联合盆腔淋巴结清扫术

E. 全身化疗

143. 单发膀胱移行细胞癌，临床分期 T_1，治疗方法应选择

144. 膀胱镜检查发现膀胱右侧壁新生物，大小约 2.0cm×2.5cm，病理报告膀胱移行细胞癌，细胞分化三级，临床分期 T_3，应选择的治疗方法是

（145～146 题共用备选答案）

A. NYHA Ⅱ级

B. Killip Ⅱ级

C. Killip Ⅲ级

D. Killip Ⅰ级

E. NYHA Ⅳ级

145. 急性心肌梗死，肺部有湿啰音，但啰音范围小于 1/2 肺野，心力衰竭的分级为

146. 风湿性心脏病，休息时有心悸，呼吸困难或心绞痛，任何活动均可加重上述症状。判断为

（147～148 题共用备选答案）

A. 急性化脓性胆囊炎

B. AOSC

C. 急性出血性坏死性胰腺炎

D. 急性坏死性小肠炎

E. 绞窄性小肠梗阻

147. Murphy 征出现在

148. 查科（Charcot）三联征出现在

（149～150 题共用备选答案）

A. 由县级以上卫生行政部门处以罚款

B. 由县级以上卫生行政部门责令改正

C. 由县级以上卫生行政部门限期整顿

D. 依法赔偿

E. 依法追究刑事责任

149. 血站违反《中华人民共和国献血法》的规定，向医疗机构提供不符合国家规定标准的血液的，应当

150. 医疗机构的医务人员违反《中华人民共和国献血法》的规定，将不符合国家规定标准的血液用于患者，给患者健康造成损害的，应当

参考答案与解析

1. A 【解析】职业病的病因明确，主要应采取一级预防。冠心病、高血压、糖尿病，要按其特点，进行筛检、及早诊断和治疗，除针对其危险因素，致力于一级预防外，还应兼顾二和三级预防。病因和危险因素都不明，又难以觉察预料的疾病，可施行三级预防。故选 A。

2. A 【解析】导致心搏骤停的病理生理机制最常见的是室性快速性心律失常（心室颤动和室性心动过速），其次为缓慢性心律失常或心室停顿，持续性室性心动过速，较少见的为无脉性电活动。故选 A。

3. C 【解析】脓肿切开引流是治疗直肠肛管周围脓肿主要的治疗方法，诊断一旦明确，即应切开引流。肛门周围脓肿切开引流术在波动最明显处做与肛门呈放射状切口，不需要填塞以保证引流通畅。坐骨肛管间隙脓肿在压痛明显处用粗针头先作穿刺，抽出脓液后，在该处做一平行于肛缘的弧形切口，切口要引流通畅，可用手指探查脓腔。切口应距离肛缘 3～5cm，以避免损伤括约肌。故选 C。

4. C 【解析】门静脉高压症时如果曲张的食管胃底静脉破裂，即可发生急性大出血。外科治疗肝门静脉高压症主要是预防和控制食管胃底静脉破裂出血。故选 C。

5. C 【解析】健康促进是促使人们维护和提高他们自身健康的过程，是协调人类与环境的战略，它规定个人与社会对健康各自所负的责任。健康促进要运用倡导、赋权、协调三个基本策略，实现其目标。但从健康促进的定义可以看出，健康促进要求调动社会、政治和经济的广泛力量，改变影响人们健康的社会和物质环境条件，从而促进人们维护和提高他们自身健康的过程。因此，社会动员是其最基本也是最核心的策略。故选 C。

6. E 【解析】急性上消化道出血是指食管、胃、十二指肠以及空肠上段、胆道的出血，是临床常见急症之一。急诊胃镜检查是诊断上消化道出血病因的首选方法，不仅可以发现出血的部位和原因，而且有助于判断再出血的可能性，决定是否需要急诊手术。故选 E。

7. E 【解析】慢性呼吸衰竭的诊断，除根据原发疾病症状、体征，以及缺氧及二氧化碳潴留的表现外，动脉血气分析是确诊呼吸衰竭的重要依据。呼吸衰竭典型的动脉血气改变是 PaO_2 小于 60mmHg，伴或不伴 $PaCO_2$ 大于 50mmHg，临床上以伴有 $PaCO_2$ 大于 50mmHg（Ⅱ型呼吸衰竭）常见。故选 E。

8. D 【解析】肺毛细血管旁感受器在肺充血、肺水肿时可受刺激而引起呼吸快速反应，并引起低血压和心率减慢。动脉血压升高可刺激位于颈动脉窦和主动脉弓的压力感受器，引起压力感受性反射，反射效应是使心率减慢、外周阻力降低、升高的血压回降。延髓腹侧面化学感受器属于中枢化学感受器，感受脑脊液及局部细胞外液中的 H^+。血液中 H^+浓度变化主要通过刺激颈动脉体和主动脉体的感受器，调节呼吸运动。支气管壁内肺牵张感受器的主要刺激来源是气管和支气管的扩张。故选 D。

9. E 【解析】副溶血性弧菌，广泛生存于近岸海水和鱼贝类食物中，引起中毒的食品主要为海产品，以墨鱼、虾、蟹最多见，其次为盐渍食品和肉类、家禽和咸菜。故选 E。

10. A 【解析】肝硬化时门静脉压力升高，出现慢性淤血性脾大，镜下见脾窦扩张，窦内皮细胞增生、肿大，脾小体萎缩，红髓内纤维组织增生，部分可见含铁结节。故选 A。

11. D 【解析】急性胰腺炎是多种病因导致胰酶在胰腺内被激活后引起胰腺组织自身消化、水肿、出血甚至坏死的炎症反应。临床上表现为急性腹痛、恶心、呕吐、发热和血胰酶增高等特点；腹痛常是最早出现的症状，剧烈上腹痛呈束带状向腰部放射，取弯腰抱膝位可缓解疼痛。故选 D。

12. C 【解析】《医疗废物管理条例》规定医疗卫生机构和医疗废物集中处置单位，应当对医疗废物进行登记，登记内容应当包括医疗废物的来源、种类、重量或者数量、交接时间、处置方法、最终去向以及经办人签名等项目。登记资料至少保存 3 年。故选 C。

13. E 【解析】心理学家将动机冲突分为 4 种基本类型，即双趋冲突、双避冲突、趋避冲突、多重趋避冲突。故选 E。

14. A 【解析】慢性肺源性心脏病呼吸衰竭产生二氧化碳潴留时为Ⅱ型呼吸衰竭，其多由肺泡通气不足所致，表现为低氧血症和高碳酸血症。故选 A。

15. E 【解析】预防性抗结核治疗的适应证：①密切接触家庭内开放性结核者。②未接种卡介苗，而新近结核菌素试验呈阳性反应的 3 岁以下婴幼儿。③未接种卡介苗，结核菌素试验由阴性转为阳性的小儿。④近期患过百日咳或麻疹等传染病的小儿，结核菌素试验阳性者。⑤需长期应用肾上腺皮质激素或免疫抑制药治疗的结核菌素试验阳性小儿。方法为口服异烟肼或异烟肼联合利福平。故选 E。

16. A 【解析】血清抗幽门螺杆菌抗体测定为非侵入性间接检查幽门螺杆菌感染的方法，阳性表明受试者感染了幽门螺杆菌，但不表示目前胃内仍有幽门螺杆菌存在。故选 A。

17. A 【解析】治疗感染性心内膜炎时，甲型溶血性链球菌、牛链球菌、肺炎链球菌等对青霉素敏感，故治疗首选青霉素。对青霉素耐药的链球菌选用青霉素+庆大霉素，或者是万古霉素。故选 A。

18. E 【解析】周围型肺癌 X 线表现最常见的是肺野周围孤立性圆形或椭圆形块影，直径从 0.5cm 到 6.0cm 或更大。块影轮廓不规则，常呈现小的分叶或切迹，边缘模糊毛糙，常显示细短的毛刺影。周围型肺癌长大阻塞支气管管腔时，X 线表现为节段性肺炎或肺不张。癌肿中心部分坏死液化，可见厚壁偏心性空洞，内壁凹凸不平，继发感染时洞内可出现液平面，侵犯胸膜可引起胸腔积液。故选 E。

19. E 【解析】坏疽是指局部组织大块坏死并继发腐败菌感染，分为干性、湿性和气性等类型。湿性坏疽多发生于与外界相通的内脏，如肺、肠、子宫、阑尾及胆囊等，也可发生于动脉阻塞及静脉回流受阻的肢体。故选 E。

20. C 【解析】非甾体抗炎药是引起急性胃炎的常见药物因素，可通过抑制环氧合酶导致前列腺素的产生减少而削弱其对胃黏膜的保护作用。故选 C。

21. A 【解析】感觉是人脑对直接作用于感觉器官的客观事物的个别属性的反映，是最基本的认知过程。故选 A。

22. A 【解析】可根据血压突然下降或休克，颈静脉显著怒张，心音低弱、遥远等，称为贝克（Beck）三联征而做出心脏压塞的诊断。故选 A。

23. A 【解析】整体观念是中医学关于人体自身的完整性及人与自然、社会环境的统一性认识。故选 A。

24. C 【解析】资料是连续性的，目的是用线段升降表达事物的动态变化趋势，选择普通线图。故选 C。

25. A 【解析】细菌性痢疾，简称菌痢，病变主要累及乙状结肠和直肠。故选 A。

26. E 【解析】肝颈静脉回流征阳性指右心衰竭引起肝淤血肿大时，用手压迫肿大肝脏可使颈静脉怒张更明显。发生机制是压迫淤血的肝脏使回心血量增加，已充血的右心房不能接受更多的回心血量而使颈静脉压被迫上升所致，多见于右心衰竭所致的体循环淤血。左心衰竭以肺循环淤血及心排量降低为主要表现，随着病情的发展可依次出现劳力性呼吸困难、夜间阵发性呼吸困难、端坐呼吸、急性肺水肿，严重患者可于肺部听到哮鸣音，称“心源性哮喘”。故选 E。

27. C 【解析】肝掌是肝功能减退的临床表现，故选 C。

28. A 【解析】肺癌的血道转移常见于脑（最常见）、骨、肾上腺、肝等。故选 A。

29. A 【解析】缺氧状态下，葡萄糖生成乳酸的过程为糖的无氧酵解，称为糖酵解。故选 A。

30. E 【解析】组成蛋白质的 20 种氨基酸中，精氨酸、组氨酸和赖氨酸为碱性氨基酸，酸性氨基酸为天冬氨酸和谷氨酸 2 种氨基酸，其余 15 种均为中性氨基酸。故选 E。

31. A 【解析】核酸的一级结构，是指核酸分子中核苷酸的线性排列顺序，也称核苷酸序列；由于核苷酸的差异主要是碱基不同，因此也称碱基序列。故选 A。

32. A 【解析】临床输血技术规范中规定输血完毕后，医护人员将输血记录单（交叉配血报告单）贴在病历中，并将血袋送回输血科（血库）至少保存 1 天。故 A 选项描述错误，B、C、D、E 描述均正确。故选 A。

33. B 【解析】一级预防是针对病因所采取的预防措施即病因预防，它既包括针对健康个体的措施也包括针对整个公众的社会措施；而积极治疗疾病可以控制疾病的发展和恶化，使患者尽量恢复生活和劳动能力，属于二级或三级预防，不包括在病因预防的自我保健中。故选 B。

34. B 【解析】抗凝血酶Ⅲ由肝细胞和血管内皮细胞分泌，它是丝氨酸蛋白酶抑制物中一种最主要的抗凝物质。能与内源性途径产生的蛋白酶如凝血酶和凝血因子 FⅨa、FⅩa、FⅪa、FⅫa 等分子活性中心的丝氨酸残基结合而抑制其活性。故选 B。

35. A 【解析】双螺旋的稳定靠碱基堆积力和氢键的相互作用来共同维持。如果因为某种因素破坏了这两种非共价键力，导致 DNA 两条链完全解离，称为变性。DNA 变性常伴随一些物理性质的改变，如黏度降低、浮力密度增加、光吸收值的改变（减低、增强）。故选 A。

36. B 【解析】约 85% 的直肠癌延误诊断，是未行直肠指检所致。实际上直肠指检简单可行，还可判断扪及肿块的大小和浸润程度，是否固定，有无肠壁外、盆腔内种植性肿块等。故选 B。

37. B 【解析】红细胞在等渗的 0. 85% NaCl 溶液中可保持其正常形态和大小。若将红细胞悬浮于一系列浓度递减的低渗 NaCl 溶液中，水将在渗透压差的作用下渗入细胞，于是红细胞由正常双凹圆碟形逐渐胀大，成为球形；当 NaCl 浓度降至 0. 42% 时，部分红细胞开始破裂而发生溶血；当 NaCl 浓度降至 0. 35% 时，则全部红细胞发生溶血。故选 B。

38. A 【解析】在医患交往的过程中，医护人员应用通俗易懂的语言与患者进行交流，深入浅出地解释病情，以便建立良好的沟通方式，共同治愈疾病，在此过程中可采取封闭和开放式的提问，关注疾病本身和相关话题，重视患者的自我感受，了解患者的安全需要。故选 A。

39. E 【解析】单纯性下肢静脉曲张的主要临床表现为下肢浅静脉扩张、伸长、迂曲。病程进展、交通静脉瓣膜破坏后可出现踝部轻度肿胀和足靴区皮肤营养变化，包括皮肤萎缩、脱屑、瘙痒、色素沉着、皮肤和皮下组织硬结、湿疹和溃疡形成。不包括下肢淋巴水肿。故选 E。

40. C 【解析】α 受体阻断药具有阻断血管平滑肌 α_1 受体和直接扩张血管作用，能舒张外周血管，使血压下降，临床上可以治疗外周血管痉挛性疾病、去甲肾上腺素滴注外漏等。代表药物有酚妥拉明等。故选 C。

41. C 【解析】放射性核素治疗可用于甲状腺功能亢进症、甲状腺癌及转移灶、功能自主性甲状腺结节、嗜铬细胞瘤、骨转移瘤的同位素治疗及血液系统疾病等。故选 C。

42. B 【解析】《突发公共卫生事件应急条例》规定，有下列情形之一的，突发事件监测机构、医疗卫生机构和有关单位应当在 2 小时内向所在地县级人民政府卫生行政主管部门报告：①发生或者可能发生传染病暴发、流行的；②发生或者发现不明原因的群体性疾病的；③发生传染病菌种、毒种丢失的；④发生或者可能发生重大食物和职业中毒事件的。接到报告的卫生行政主管部门应当在 2 小时内向本级人民政府报告，并同时向上级人民政府卫生行政主管部门和国务院卫生行政主管部门报告。故选 B。

43. C 【解析】医疗机构发现甲类传染病时，应及时采取以下措施：①对患者、病原携带者，予以隔离治疗，隔离期根据医学检查结果确定。②对疑似患者，确诊前在指定场所单独隔离治疗。③对医疗机构内的患者、病原携带者、疑似患者的密切接触者，在指定场所进行医学观察和采取其他预防措施。④拒绝隔离治疗或隔离期未满擅自脱离隔离治疗的，可由公安机关协助医疗机构进行强制隔离。故选 C。

44. E 【解析】描述性研究可以回答所描述的事件存在于什么时间、什么地点、什么人群、数量多少。对这些问题的回答可以为病因研究提供线索、为疾病防治工作提供依据。它在揭示因果关系的探索过程中是最基础的步骤。故选 E。

45. E 【解析】幽门梗阻时胃内容物排空受阻，表现为上腹胀满不适，疼痛于餐后加重，并有恶心、呕吐，大量呕吐后症状可以缓解，主要特点是呕吐物含发酵酸性宿食、量大。严重呕吐、呕吐量大且主要为胃液（酸性），故可致失水和低氯低钾性碱中毒。上腹部可见胃型及胃蠕动波，清晨空腹时检查胃内有振水音。故选 E。

46. B 【解析】脂肪细胞中储存的甘油三酯经一系列脂肪酶依次催化，逐步水解释出甘油和游离脂肪酸，运送到全身各组织利用，此过程称为脂肪动员。酮体是脂酸在肝内进行正常分解代谢时所产生的中间产物，包括乙酰乙酸、β-羟丁酸和丙酮三种物质，是以乙酰 CoA 为原料，经酶催化而生成。故选 B。

47. E 【解析】维生素 C 缺乏症又称坏血病，因缺乏维生素 C（抗坏血酸）引起，临床特征为出血和骨骼病变。故选 E。

48. D 【解析】希波克拉底将气质分为 4 种：①多血质，主要表现为行动敏捷，活泼好动，善于交际；注意力易转移；兴奋性高而不强；外倾。②胆汁质，主要表现为精力充沛，不易疲劳。情绪易于冲动，自我控制力差，心境变化大；兴奋性高而强烈；明显外倾。③黏液质，主要表现为安静稳重，注意力稳定难以转移，喜怒不形于色；内倾。④抑郁质，动作迟钝，多愁善感。对事物和他人羞怯，不果断，缺乏信心，孤僻内向；严重内倾。故选 D。

49. A 【解析】急性左心衰竭时先取患者坐位，给予吸氧以及吗啡镇静，并快速利尿以缓解肺水肿，同时给予血管扩张药和洋地黄类药物。急性左心衰竭的症状主要为急性肺水肿，改善症状最有效的药物是利尿药。故选 A。

50. E 【解析】酶是一类生物催化剂，遵守一般催化剂的共同规律。它只能催化热力学上允许进行的反应，不能新生反应；只能使反应加速达到平衡点而不能改变平衡点；反应前后酶的质量不变。酶具有极高的催化效率，其高效催化是通过降低反应所需的活化能实现的。故选 E。

51. D 【解析】肉芽肿是由巨噬细胞及其演化的细胞局限性浸润和增生所形成的境界清楚的结节状病灶。故选 D。

52. D 【解析】血小板主要参与生理性止血过程，故输注血小板的主要目的是改善止血功能。凝血功能的改善需要输注凝血因子。故选 D。

53. D 【解析】肺结核咯血处置的目的是预防和抢救因咯血所致的窒息并防止肺结核播散，故需要注意保持呼吸道通畅，避免发生窒息。故选 D。

54. D 【解析】洋地黄中毒所致的心律失常有多源性室性期前收缩二联律（最多见）、心房颤动、房性期前收缩、房室传导阻滞等。快速性心律失常者，血钾不低用利多卡因或苯妥英钠，血钾低者行静脉补钾；有房室传导阻滞、缓慢心律失常者可用阿托品。故选 D。

55. B 【解析】急性胆管炎如胆道梗阻未能解除，感染未被控制，病情进一步发展，则可发生急性梗阻性化脓性胆管炎（AOSC）。AOSC 是胆管急性完全梗阻和化脓性感染的结果，梗阻的最常见原因是胆管结石。故选 B。

56. B 【解析】患者发生室性心动过速后，如果经药物治疗后不能很快纠正或一开始血流动力学即受到严重影响，如伴意识障碍、严重低血压或急性肺水肿，应立即采用同步电复律，不要因反复选用药物延误抢救。故选 B。

57. D 【解析】开放性气胸急救处理时，需先变为闭合性气胸。用无菌敷料如凡士林纱布、纱布、棉垫或清洁器材等制作不透气敷料和压迫物，封盖伤口，并加压包扎。送达医院后尽快行胸腔闭式引流术。故选 D。

58. E 【解析】胆道手术时，有以下情况时应该行胆总管探查术：①术前已证实或高度怀疑有胆总管结石，包括有梗阻性黄疸的临床表现和病史；反复发作胆绞痛、胆管炎；有胰腺炎病史；术中胆道造影证实有结石，胆道梗阻或胆管扩张。②手术中扪及胆总管内有结石、蛔虫或肿块，或发现胆总管扩张，直径 1cm 以上，管壁明显增厚；胆囊结石小，可通过胆囊管进入胆总管；或发现有胰腺炎表现，或行胆总管穿刺抽出脓性、血性胆汁或泥沙样胆色素颗粒。故选 E。

59. D 【解析】冠心病的主要危险因素：①血脂异常。②吸烟。③高血压。④糖尿病。⑤体力活动减少。⑥遗传因素。⑦年龄。⑧性别。⑨其他，如肥胖。⑩乙醇摄入。故选 D。

60. C 【解析】中老年人出现无痛性肉眼血尿，应首先想到泌尿系肿瘤，其中尤以膀胱肿瘤多见。故选 C。

61. B 【解析】烧瓶心是指胸部 X 线片上，心影呈烧瓶球样扩张，这是心包积液的特征性表现，故不选 A；靴形心是指心浊音界向左扩大，心腰界由钝角变为近似直角，使心浊音界呈靴形，其常见于主动脉瓣关闭不全，故 B 选项正确；梨形心又称二尖瓣型心，常见于二尖瓣病变等，故不选 D；缩窄性心包炎时可见心影正常、缩小或轻度增大，故不选 C。全心大常见于扩张型心肌病，故不选 E。综上所述，故选 B。

62. C 【解析】溃疡性结肠炎的并发症有中毒性巨结肠，是炎症波及结肠肌层及肌间神经丛，以致肠壁张力低下，呈阶段性麻痹，肠内容物和气体大量积聚，从而引起急性结肠扩张，肠壁变薄，病变多见于乙状结肠或横结肠。诱因有低血钾、钡剂灌肠，使用抗胆碱能药物或阿片类药物等。故选 C。

63. E 【解析】十二指肠残端破裂见于十二指肠残端处理不当或比尔罗特Ⅱ式输入袢梗阻。患者上腹部剧烈疼痛，伴发热。腹部检查有腹膜刺激体征，腹腔穿刺可得含胆汁的腹腔内液体。故选 E。

64. E 【解析】根据题干信息，提示患者为哮喘重度发作，一般药物治疗无效，已经发展为呼吸衰竭，应先通畅呼吸道，故进行气管插管和正压机械通气。故选 E。

65. A 【解析】本例可诊断为反流性食管炎。其药物治疗包括促胃肠动力药、抑酸药（H_2 受体阻断药、质子泵抑制药）、抗酸药。对反流性食管炎患者以及中、重度症状患者，质子泵抑制药的疗效优于 H_2 受体阻断药。故选 A。

66. B 【解析】患者为 23 岁女性，主要表现为间歇性吞咽困难，结合其检查结果，首先考虑为贲门失弛缓症。食管下段癌多见于 40 岁以上男性，典型表现为进行性吞咽困难，X 线钡餐检查见食管下段黏膜皱襞紊乱、粗糙或有中断现象，龛影、充盈缺损，不规则狭窄和管壁僵硬。食管炎主要表现为胃灼热、胸骨后疼痛、嗳气、吞咽困难等，X 线钡餐检查见受损食管黏膜皱襞粗乱，有时可见小龛影及食管管腔狭窄、钡剂潴留。食管瘢痕性狭窄常有吞服化学腐蚀药病史，晚期行食管造影能明确狭窄的部位和程度。食管平滑肌瘤行钡餐检查，可见“半月状”压迹。故选 B。

67. B 【解析】应严格掌握输血适应证，在临床输血实践中大力开展血液保护，尽量做到少出血、少输血、不输血和自体输血，以减少输血传播疾病和输血不良反应，防止因大量输血引发的相关并发症，降低同种异体输血需求及其风险，保护血液资源。异体输血风险较大，不作为首选，故选 B。

68. B 【解析】中年男性患者，表现为进行性吞咽困难，钡餐造影示食管下段黏膜紊乱，部分管壁僵硬，考虑食管癌可能。食管镜不仅能直观观察病变组织，还可取病变组织行病理学检查，能明确诊断。故选 B。

69. C 【解析】根据患者的心脏杂音特点，劳力性胸痛和呼吸困难、晕厥等症状，结合典型的超声心动图改变和彩色多普勒测定左室流出道压力阶差，可以诊断为肥厚型心肌病。肥厚型心肌病的超声心动图检查如下：①室间隔明显肥厚，室间隔厚度/左室后壁厚度>1.3～1.5。②二尖瓣前叶收缩期前移贴近室间隔。③左室流出道狭窄。④主动脉瓣收缩中期呈部分性关闭。故选 C。

70. C 【解析】卵巢滤泡囊肿为瘤样病变，多为单侧，直径≤8cm，囊性。卵巢型子宫内膜异位症，与子宫粘连，活动差，血清 CA125 可轻度升高。输卵管卵巢囊肿常有盆腔炎性疾病病史，两侧附件区有不规则条形囊性包块，边界较清，活动受限。卵巢皮样囊肿即成熟畸胎瘤，多为单房，腔内充满油脂和毛发。卵巢黏液性囊腺瘤，多为单侧，切面常为多房。故选 C。

71. D 【解析】严重创伤、大手术、大面积烧伤、颅内病变或多器官功能衰竭等可引起胃黏膜缺血、缺氧，胃黏膜屏障功能减弱，导致急性胃黏膜病变。中枢神经系统病变所致者称库欣（Cushing）溃疡，主要表现为呕血或黑便。患者无慢性肝病史，可排除 E。脑出血后出现呕血，无其他相关病史，故考虑为急性胃黏膜病变。故选 D。

72. B 【解析】根据患者症状表现、抗生素治疗无效及结肠镜结果，考虑为溃疡性结肠炎。患者腹泻频繁（>6 次/日）并有明显黏液脓血便，有发热（体温>37.5℃）诊断为重型。糖皮质激素适用于氨基水杨酸制剂疗效不佳的轻、中型患者，特别适用于重型活动期患者，故选 B。

73. C 【解析】队列研究是将一个范围明确的人群按是否暴露于某可疑因素或暴露程度分为不同的亚组，追踪各组的结局并比较其差异，从而判定暴露因素与结局之间有无关联及关联程度大小的一种观察性研究方法，用于检验病因假设和描述疾病的自然史。题目中是研究饮酒与心血管疾病死亡的关系，进行了分组、结局追踪，属于队列研究，故选 C。

74. E 【解析】该吸烟者已经开始了戒烟行为，并持续 1 个月，结合对行为改变阶段的划分，他目前处于行动阶段。当该吸烟者的戒烟行为持续 6 个月以上，他处于行为维持阶段。当该吸烟者有意进行戒烟，并计划半年内能开始，他处于打算阶段。当该吸烟者有意进行戒烟，并打算 1 个月内就开始戒烟，他处于准备阶段。若该吸烟者不认可戒烟行为，坚持不打算改变自己的行为，或计划于半年以后再开始戒烟，则处于无打算阶段。故选 E。

75. B 【解析】无论快速或者缓慢性心律失常，发作时心电图检查都是明确诊断最简单和最有效的方法。故选 B。

76. E 【解析】医疗干涉权，即医师在特殊情况下限制病人某些自主权利，以确保对患者应尽责任的目的。本例中，患者病情危重，其丈夫的选择很可能不利于诊治或产生不良后果，病人自主性与生命价值原则发生矛盾，此时可行使医疗干涉权。故选 E。

77. A 【解析】溃疡性结肠炎是一种病因尚不清楚的直肠和结肠慢性非特异性炎症性疾病，临床表现为腹泻、黏液脓血便、腹痛、全身表现和肠外表现，可因饮食不当、劳累、精神刺激、感染等诱因复发或加重症状。结肠镜检查是本病诊断的重要手段，病变明显处见弥漫性糜烂或多发性浅溃疡，根据患者表现及结肠镜检查结果，考虑为溃疡性结肠炎。故选 A。

78. A 【解析】厌恶疗法是一种通过轻微的惩罚来消除适应不良行为的方法。当某种适应不良行为即将出现或正在出现时，当即给予一定的痛苦刺激，如轻微的电击、针刺或催吐药，使其产生厌恶的主观体验。厌恶刺激有电击法、橡皮筋法等。故选 A。

79. B 【解析】患者为老年女性，有高血压病史，气急，咳粉红色泡沫样痰，双肺有干、湿啰音，心率加快，首先考虑为急性左心衰竭。治疗上给予吸氧、吗啡静脉注射、呋塞米静脉推注。硝普钠同时扩张动脉和静脉，降低心室的前、后负荷，常静脉滴注。根据病情选用正性肌力药。故选 B。

80. E 【解析】患者主要表现为颜面部及双下肢水肿、血尿，尿蛋白大于 3.5g/d，血浆蛋白小于 30g/L，考虑最可能为肾病综合征。肾静脉血栓形成是本病的并发症之一，可表现为突发患侧腰痛，血尿、少尿、尿蛋白增加、肾脏增大、肾功能减退。根据题干信息，首先考虑为肾静脉血栓形成。故选 E。

81. A 【解析】患者为青少年，急性起病，消化道症状明显，黄疸，肝功能损害，有乙肝疫苗接种史，首先考虑为黄疸型急性普通型肝炎，其病理特点包括肝细胞气球样变、炎细胞渗出、点状坏死、毛细胆管腔内胆栓形成，故B、C、D、E均正确。假小叶形成是肝硬化的特征性表现，故选A。

82. E 【解析】单盲设计中只有试验者知道受试者接受何种处理（如药物或手术），而受试者本人不知道；可避免来自受试者个人因素的影响，但不能排除试验者的主观因素。故选E。

83. B 【解析】Graves病大多数有典型的甲状腺功能亢进症的症状和体征，临床即可作出初步判断，辅以甲状腺功能检查确诊。血清TSH浓度的变化是反映甲状腺功能最敏感的指标，游离T_3、游离T_4是诊断临床甲状腺功能亢进症的主要指标。故选B。

84. C 【解析】患者既往无糖尿病史，血糖明显增高（大于33.3mmol/L），血钠增高，血酮体弱阳性，出现昏迷，考虑糖尿病非酮症性高渗性昏迷可能。故选C。

85. D 【解析】患者有高血压病史，规律服用抗高血压药，此次出现心悸、头晕，血压降低、心率减慢，考虑可能为心脏射血减少，心输出量减低所致。故选D。

86. E 【解析】常见的角色适应不良有以下几种情况。①角色行为缺如：病人未能进入病人角色，没有配合医疗活动恢复健康的想法与行为。虽然医师已做出疾病诊断，但病人尚未意识到自己已患病或不愿承认自己是病人。②角色行为冲突：个体在适应病人角色过程中，与其病前的各种角色发生心理冲突而引起行为的不协调。③角色行为减退：个体进入病人角色后，由于某种原因又重新承担起本应免除的社会角色的责任，放弃了病人角色去承担其他角色的活动。④角色行为强化：个体安于病人角色的现状，不愿重返原来的生活环境。⑤角色行为异常：病人无法承受患病或不治之症的挫折和压力，表现出悲观、绝望、冷漠，拒绝治疗，导致行为异常。故选E。

87. B 【解析】中位数是一组由小到大按顺序排列的观察值中位次居中的数值，用M表示。在全部观察值中，小于和大于中位数的观察值个数相等。根据题干信息，其中位数为$(4+7)/2=5.5$，故选B。

88. C 【解析】冠心病患者胆固醇（TC）及低密度脂蛋白（LDL）标准均要低于健康人的正常范围上限，该患者两指标均升高且TC升高为主，故可使用他汀类药物予以降脂稳定斑块治疗。他汀类药物属于β-羟基-β-甲戊二酸单酰辅酶A（HMG-CoA）还原酶抑制药，主要使肝细胞内胆固醇合成减少，有效降低三酰甘油（TG）和TC。烟酸及贝特类药用于降低甘油三酯。故选C。

89. D 【解析】患儿惊厥不伴发热，排除热性惊厥，结合多汗、枕秃、方颅等佝偻病表现，血钙降低，血磷升高，最可能为维生素D缺乏性手足搐搦症。故选D。

90. E 【解析】《中华人民共和国药品管理法》规定，医疗机构的负责人、药品采购人员、医师、药师等有关人员收受药品上市许可持有人、药品生产企业、药品经营企业或者代理人给予的财物或者其他不正当利益的，由卫生健康主管部门或者本单位给予处分，没收违法所得；情节严重的，还应当吊销其执业证书。故选E。

91. C 【解析】根据患者年龄、乳头脱屑和结痂糜烂等表现，考虑为乳头湿疹样乳腺癌，又称为Paget病，其恶性程度低、进展缓慢，以单侧发病为最常见。故选C。

92. B 【解析】风湿性心脏病二尖瓣狭窄的主要特征：①心脏听诊心尖区舒张中晚期低调的隆隆样杂音，呈递增型，局限性，左侧卧位时明显，可伴有舒张期震颤。②其他体征：

二尖瓣面容见于严重二尖瓣狭窄的患者，由于心输出量减低，患者两颧呈紫红色，口唇轻度发绀。四肢末梢亦见发绀。故选 B。

93. B 【解析】癌变多发生于长期胃溃疡患者，十二指肠溃疡患者几乎不发生癌变。该患者胃溃疡病史较长，此次疼痛服用抑酸药治疗后效果不佳，且出现消瘦，可能为癌变。故选 B。

94. A 【解析】肺炎链球菌肺炎患者常于发病前有受凉、淋雨史，起病急骤，高热寒战，全身肌肉酸痛，可有患侧胸部疼痛，呈急性热病容，面颊绯红，鼻翼扇动，皮肤灼热、干燥，口角及鼻周有单纯疱疹。心率增快，有时心律不齐。实验室检查血白细胞增多，中性粒细胞比例升高，并有核左移。根据患者症状表现，首先考虑为肺炎链球菌肺炎，故选 A。

95. C 【解析】中毒性巨结肠多发生在暴发型或重症溃疡性结肠炎患者，此时结肠病变广泛而严重，累及肌层与肠神经，肠壁张力减退，结肠蠕动消失，肠内容物与气体大量积聚，引起急性结肠扩张，一般以横结肠最严重。临床表现为病情急剧恶化，毒血症明显，有脱水和电解质平衡紊乱，出现腹胀、腹部压痛、肠鸣音消失等。根据患者表现，可能为中毒性巨结肠。故选 C。

96. D 【解析】血栓性外痔表现为肛周暗紫色卵圆形肿物，表面皮肤水肿、质硬、急性期触痛、压痛明显。根据题干信息，本例患者最可能是血栓性外痔。故选 D。

97. E 【解析】患者为中年男性，排便习惯改变、粪便隐血阳性、出现腹胀等消化道症状和乏力、消瘦等全身表现，考虑为肿瘤的可能性较大，结肠镜检查具有确诊价值。故选 E。

98. C 【解析】根据患者年龄、胸痛发作的时间和长短，考虑可能为心绞痛。心电图 ST 段一过性抬高是变异型心绞痛的特征。故选 C。

99. D 【解析】患者为老年男性，咳嗽且痰中带血，肺门阴影增大，考虑可能为中心型肺癌，肿瘤的确诊一般依靠病理，纤维支气管镜取病理可以确诊。故选 D。

100. B 【解析】根据患者有游走性关节肿痛病史、双颊紫红、心尖部杂音特点考虑为二尖瓣狭窄。风湿热是二尖瓣狭窄的重要病因，舒张期隆隆样杂音是二尖瓣狭窄最重要的体征，重度二尖瓣狭窄的患者两颊紫红，呈二尖瓣面容。故选 B。

101. A 【解析】典型心绞痛发作时，疼痛一般持续数分钟，经停止活动休息或含服硝酸甘油后缓解，与题干描述相符，故选 A。心脏神经症心肌梗死、胸膜炎、心包炎的胸痛呈持续性，硝酸甘油一般无效，故不选 C、D、E。

102. D 【解析】患者入院时血气分析提示为Ⅱ型呼吸衰竭，但神志清晰，治疗应给予低浓度吸氧；经过吸氧治疗后神志不清，血气分析提示 CO_2 潴留，发生了肺性脑病。最可能的原因是治疗时给予了高浓度吸氧，导致呼吸中枢抑制。故选 D。

103. E 【解析】右下腹麦氏点固定压痛是阑尾炎最主要和典型的体征，是诊断阑尾炎的重要依据。一般急性阑尾炎时，右下腹固定压痛在腹痛尚未转移至右下腹之前即可出现，较转移性腹痛更具有诊断意义。发热、白细胞升高仅可提示感染，对阑尾炎诊断无特异性。急性阑尾炎早期，腹痛多起于脐周部和上腹部，晚期阑尾穿孔、坏疽后，炎症蔓延至全腹腔，压痛、反跳痛和腹肌紧张等亦可遍及全腹。故选 E。

104. B 【解析】支气管扩张症患者多有童年患百日咳、麻疹、肺炎等病史，临床表现为慢性咳嗽、咳大量脓痰及反复咯血，病程长者可有消瘦、贫血、杵状指等症状，故选 B。

肺结核也有慢性咳嗽、咳痰、咯血，但常有低热、乏力、盗汗等表现，不选 A。慢性支气管炎也表现为慢性咳嗽、咳痰，以晨间咳嗽为主，咳白色黏液和浆液泡沫性痰，偶可带血，不选 D。支气管肺癌多为刺激性干咳，很少大咯血，多痰中带血，不选 C。支原体肺炎一般以刺激性干咳为主，可有肌痛，肺部无明显体征，不选 E。

105. B 【解析】根据题干信息，患者为哭闹引起的阵发性缺氧发作，主要是由在肺动脉漏斗部狭窄的基础上，突然发生该处肌部痉挛，引起一时性肺动脉梗阻，使脑缺氧加重所致。故选 B。

106. D 【解析】根据患者为 COPD，氧流量增加后出现意识障碍，查体球结膜充血水肿等，考虑为肺性脑病。本病是由于呼吸衰竭所致缺氧、二氧化碳潴留而引起的神经精神障碍综合征，故选 D。

107. C 【解析】肝性脑病是由严重肝病引起、以代谢紊乱为基础的中枢神经系统功能失调综合征，其主要表现为意识障碍、行为异常和昏迷。该患者有多年肝功能异常病史，尿少、双下肢水肿表现，此次大量利尿后出现意识障碍，考虑为电解质紊乱诱发的肝性脑病。故选 C。

108. C 【解析】部分高血压患者病情急骤发展，舒张压持续≥130mmHg，并有头痛，视物模糊，眼底出血、渗出和视神经乳头水肿，肾脏损害突出，持续蛋白尿、血尿与管型尿，称为恶性高血压。高血压脑病以脑病症状与体征为主，表现为弥漫性严重头痛、呕吐、意识障碍甚至昏迷、局灶性或全身性抽搐。短暂性脑缺血发作持续时间短，缓解期症状完全消失。脑出血多有意识障碍、偏瘫等表现。脑梗死有不同动脉支配区梗死表现，出现感觉或运动障碍。故选 C。

109. E 【解析】结合患者表现，考虑为下肢深静脉血栓形成。根据解剖部位分为三型。①中央型，即髂-股静脉血栓形成。起病急骤，全下肢明显肿胀，患侧髂窝、股三角区有疼痛和压痛，浅静脉扩张，患肢皮温及体温均升高。左侧发病多于右侧。故 E 正确。②周围型，又分为 2 种情况：局限于股静脉的血栓形成，主要特征为大腿肿痛；局限在小腿部的深静脉血栓形成，表现为突然出现小腿剧痛，患足不能着地踏平，行走时症状加重；小腿肿胀且有深压痛，Homans 征阳性。③混合型，即全下肢深静脉血栓形成。主要表现为全下肢明显肿胀、剧痛，股三角区、腘窝、小腿肌层都可有压痛，常伴有体温升高和脉率加速，病情进展可出现股青肿，如不及时处理，可发生静脉性坏疽。故选 E。

110. C 【解析】患者为青年男性，受凉后出现发热、咳嗽、咳痰，胸部 X 线片示左下肺大片渗出影，可能为肺炎链球菌肺炎。予青霉素治疗后，如有效则最先出现的应是体温下降，其次是咳嗽、咳痰症状减轻，最后是胸部 X 线片示渗出性病灶吸收。故选 C。

111. B 【解析】患者为年轻女性，搬重物时突发右侧胸痛伴胸闷，疼痛因呼吸而加剧，血压正常，考虑最可能的诊断是自发性气胸。急性肺栓塞常表现为呼吸困难、胸痛、咯血三联征。主动脉夹层常表现为突发胸骨后撕裂样剧痛，血压增高。肋间神经痛时疼痛沿肋间神经呈带状放射，其疼痛性质为刀割样、触电样灼痛。急性心肌梗死常表现为突然发作剧烈而持久的胸骨后或心前区压榨性疼痛，休息和含服硝酸甘油不能缓解，常伴有烦躁不安、出汗、恐惧或濒死感。故选 B。

112. B 【解析】急性胃炎时腹痛一般不会逐渐加重，与体位关系不大，故不选 A。急性胆囊炎时 Murphy 征阳性，不选 C。消化性溃疡一般为周期性疼痛，穿孔时可有腹部压痛、反跳痛、肌紧张，不选 D。急性肠梗阻表现为腹痛、呕吐、腹胀、停止排气排便，不选 E。大量饮酒和暴饮暴食可以引起急性胰腺炎，腹痛多位于中上腹，呈持续性、可有阵发性加剧，取弯腰抱膝位可缓解疼痛，故选 B。

113. D 【解析】消化性溃疡的治疗以抑制胃酸分泌和保护胃黏膜为主，伴有幽门螺杆菌感染的患者还需联合使用杀菌药物，胃溃疡患者使用质子泵抑制药的疗程为 6 ~ 8 周，十二指肠溃疡的患者使用的疗程为 4 周。对胃溃疡迁延不愈，需要排除恶性病变的，应多点活检，正规治疗 8 周后应复查胃镜，必要时再次活检和病理检查，直到溃疡完全愈合。故选 D。

114. B 【解析】老年患者，长期咳嗽、咳痰，近期加重伴气短，桶状胸，双肺闻及少许干湿啰音，双肺纹理增粗、紊乱，最可能为慢性阻塞性肺疾病急性加重；$PaO_2<60mmHg$，$PaCO_2<50mmHg$，提示并发Ⅰ型呼吸衰竭，主要机制是弥散功能障碍，常以低氧血症为主要表现。故选 B。

115. C 【解析】心室夺获与室性融合波的存在是确立室性心动过速诊断的最重要依据，故选 C。

116. E 【解析】患者为青年女性，有结核中毒症状，伴移动性浊音阳性，腹水检查提示为渗出液，综合考虑可能为结核性腹膜炎，故选 E。

117. A 【解析】乳腺癌的临床分期采用 TNM 分期，肿瘤最大直径>5cm 为 T_3，同侧腋窝可推动的淋巴结转移为 N_1，无远处转移为 M_0。根据题干信息可知，患者为 $T_3N_1M_0$，故选 A。

118. A 【解析】空心针穿刺活检、麦默通旋切术、切除活检是临床诊断乳腺癌最主要的方法。切除活检适用于较小的或位置较浅的肿瘤，既达到活检目的，也是一种治疗措施，是肿瘤活检的首选方式。故选 A。

119. D 【解析】根据该患者长期吸烟史，慢性咳嗽、咳痰且与季节相关，活动耐力下降，查体双侧肺呈肺气肿状态，考虑最可能的诊断为慢性阻塞性肺疾病。故选 D。

120. E 【解析】肺功能检查见气流受限是 COPD 诊断的必备条件，吸入支气管扩张药后第一秒用力呼气容积占用力肺活量的比值（FEV_1/FVC）为确定存在气流受限的界限。故选 E。

121. E 【解析】支气管扩张药是现有控制症状的主要措施，可依据患者病情严重程度选用 $β_2$ 肾上腺素受体激动药、抗胆碱能药、茶碱类药，故选 E。

122. C 【解析】患者长期上腹不适、食欲缺乏，出现贫血、体重减轻、乏力等表现，胃镜检查示胃体皱襞稀疏，黏膜血管透见，最可能为自身免疫性胃炎，检测血清壁细胞抗体、内因子抗体、维生素 B_{12} 水平，对诊断最有意义。故选 C。

123. C 【解析】当体内出现针对壁细胞或内因子的自身抗体时，自身免疫性的炎症反应导致壁细胞总数减少、泌酸腺萎缩、胃酸分泌降低；内因子减少可导致维生素 B_{12} 吸收不良，出现巨幼细胞贫血，即恶性贫血。故选 C。

124. E 【解析】二尖瓣狭窄的特征性表现为心尖部闻及舒张中晚期低调的隆隆样杂音。二尖瓣关闭不全的特征性表现为心尖部收缩期粗糙的吹风样杂音。主动脉瓣关闭不全的特征性表现为胸骨左缘第 3 ~ 4 肋间闻及舒张期叹气样杂音。主动脉瓣狭窄的特征性表现为胸骨右缘第 2 肋间粗糙而响亮的收缩期杂音。室间隔缺损表现为胸骨左缘第 3 ~ 4 肋间闻及粗糙响亮的收缩期杂音。故选 E。

125. E 【解析】心房颤动为二尖瓣狭窄最常见的心律失常，也是相对早期的并发症。故选 E。

126. E 【解析】患者考虑诊断为二尖瓣狭窄，现突发心悸，伴胸闷、喘憋，查体见血压严重偏低，心率快、心律绝对不齐（为房颤典型体征），提示出现休克和血流动力学紊乱，首选的治疗措施是同步直流电复律。置入临时起搏器常用于治疗三度房室传导阻滞。静脉注射毛花苷 C，常用于控制房颤的心室率。静脉应用胺碘酮为药物复律措施。非同步直流电复律主要用于治疗室颤。故选 E。

127. E 【解析】患者曾有胃病病史，此次餐后突发剑突下疼痛，有腹膜刺激征，考虑可能为胃十二指肠溃疡穿孔；A 正确。曾有胆石症病史，间有胆绞痛发作，此次餐后突发右上腹疼痛，考虑有急性胆囊炎的可能；B 正确。有胆石症病史，餐后突发剑突下疼痛，伴恶心、呕吐，尿淀粉酶升高，可能为急性胰腺炎；D 正确。餐后出现腹痛、恶心、呕吐、全腹胀等，符合急性肠梗阻的临床特点，C 正确。故选 E。

128. C 【解析】急性胃肠炎一般不出现上腹肌紧张、压痛、反跳痛等腹膜刺激征阳性。故选 C。

129. E 【解析】急腹症患者首选的影像学检查为 B 超。立位腹部 X 线平片有助于确诊胃十二指肠溃疡穿孔。血淀粉酶测定可确诊急性胰腺炎。诊断性腹腔穿刺检查常用于消化性溃疡穿孔、急性胰腺炎等疾病的诊断。急诊上消化道钡餐检查对上述几种疾病的诊断价值不大。故选 E。

130. C 131. B 【解析】肺炎链球菌有典型的荚膜结构，荚膜有抗吞噬作用，是肺炎链球菌的主要毒力因子，故 130 题选 C。A 群链球菌可引起淋巴管炎等化脓性感染、猩红热等中毒性疾病、风湿热等变态反应性疾病，故 131 题选 B。

132. D 133. A 【解析】淋巴细胞常见于慢性炎症、病毒感染等，故 132 题选 D。中性粒细胞是急性炎症（如化脓性炎症）及其他炎症早期最常见的炎症细胞，故 133 题选 A。嗜碱性粒细胞常见于某些超敏反应，嗜酸性粒细胞则常见于某些变态反应和寄生虫感染性炎症。

134. D 135. E 136. A 【解析】心室收缩时，主动脉压急剧升高，在收缩期的中期达到最高值，这时的动脉血压值称为收缩压。心室舒张时，主动脉压下降，在舒张末期动脉血压的最低值称为舒张压。收缩压和舒张压的差值称为脉搏压，简称脉压。一个心动周期中每一瞬间动脉血压的平均值，称为平均动脉压。简略估算，平均动脉压大约等于舒张压加 1/3 脉压。一般所说的动脉血压是指主动脉压。因为在大动脉中血压降落很小，故通常将在上臂测得的肱动脉压代表主动脉压。我国健康青年人在安静状态下测得的收缩压为 100 ~ 120mmHg，舒张压为 60 ~ 80mmHg，脉压为 30 ~ 40mmHg，平均动脉压在 100mmHg。故 134 题选 D，135 题选 E，136 题选 A。

137. D 138. A 【解析】氯丙嗪又名冬眠灵，主要阻断脑内边缘系统多巴胺（DA）受体，这是其抗精神分裂症作用的主要机制。故 137 题选 D。丙米嗪对心肌有奎尼丁样直接抑制作用，心血管疾病者慎用。故 138 题选 A。

139. B 140. D 【解析】空气动力学直径小于 15μm 的尘粒可进入呼吸道，称为可吸入性粉尘。空气动力学直径在 5μm 以下的粒子可到达呼吸道深部和肺泡区，称为呼吸性粉尘。故 139 题选 B，140 题选 D。

141. D　142. A　【解析】医生有义务向患者说明病情、诊断、治疗、预后等有关医疗情况；这种负责的、清楚的、简练的陈述，不仅是为了取得患者的合作；更重要的是对患者自主权的尊重。故 141 题选 D。患者具有医疗选择权，具体表现为患者在一定范围内可以自主选择医院、选择门诊急诊治疗、选择家庭病床、选择转院及异地治疗、选择医生、选择治疗方式等；故 142 题选 A。

143. B　144. D　【解析】非肌层浸润性膀胱癌（Tis、T_a、T_1 期）以经尿道肿瘤切除术为主要治疗方法，术后可辅助腔内化疗或免疫治疗。肌层浸润性膀胱癌（$T_2 \sim T_4$），根治性膀胱切除术联合盆腔淋巴结清扫术是其标准治疗方式，能减少局部复发和远处转移，提高病人生存率。故 143 题选 B，144 题选 D。

145. B　146. E　【解析】Killip 分级法用于评价心肌梗死患者心力衰竭严重程度：Ⅰ级是指无心力衰竭的临床症状和体征；Ⅱ级是有心力衰竭的临床症状和体征，肺部 50% 以下肺野湿啰音，出现第三心音，肺静脉压升高，胸部 X 线片见肺淤血；Ⅲ级是有严重的心力衰竭临床症状和体征，严重肺水肿，肺部 50% 以上肺野湿啰音；Ⅳ级是心源性休克的患者，故 145 题选 B。NYHA 心功能分级：Ⅰ级指心脏病患者日常活动量不受限制，一般活动不引起疲乏、呼吸困难等心力衰竭症状；Ⅱ级指心脏病患者体力活动轻度受限，休息时无自觉症状，一般活动下可出现心力衰竭症状；Ⅲ级指心脏病患者体力活动明显受限，小于平时一般活动即引起心力衰竭症状；Ⅳ级指心脏病患者不能从事任何体力活动。休息状态下也出现心力衰竭的症状，活动后加重，故 146 题选 E。

147. A　148. B　【解析】Murphy 征是肿大发炎的胆囊在吸气时随膈肌下移能被触及并感觉疼痛的体征，常见于急性胆囊炎。AOSC 即急性化脓性胆管炎的临床症状：牵涉性痛和/或放射痛，寒战、高热、恶心、呕吐，嗜睡、谵妄、昏迷，休克征象，黄疸，剑突下及右上腹部明显压痛及腹肌紧张，肝大及肝区显著叩击痛，胆囊肿大。Charcot 三联征是指腹部绞痛（右上腹部剧痛）、寒战高热及黄疸，即急性化脓性胆管炎的典型症状，其原因多为胆管结石。以 Charcot 三联征为典型表现的疾病是急性胆管炎。故 147 题选 A，148 题选 B。

149. B　150. D　【解析】血站违反《中华人民共和国献血法》的规定，向医疗机构提供不符合国家规定标准的血液的，由县级以上人民政府卫生行政部门责令改正；情节严重，造成经血液途径传播的疾病传播或者有传播严重危险的，限期整顿，对直接负责的主管人员和其他直接责任人员，依法给予行政处分；构成犯罪的，依法追究刑事责任。医疗机构的医务人员违反规定，将不符合国家规定标准的血液用于患者的，由县级以上地方人民政府卫生行政部门责令改正；给患者健康造成损害的，应当依法赔偿，对直接负责的主管人员和其他直接责任人员，依法给予行政处分；构成犯罪的，依法追究刑事责任。故 149 题选 B，150 题选 D。

210-2

2024 全国临床执业助理医师资格考试冲刺试卷与解析（一）

（医学综合笔试部分）

第二单元

考试日期：20××年×月×日

考试时间：13：30～15：30

考生姓名：________

准考证号：________

考 场 号：________

中国协和医科大学出版社

北 京

A_1 型选择题

答题说明

每一道考题下面有 A、B、C、D、E 五个备选答案，请从中选择一个最佳答案。

1. 系统性红斑狼疮的标志性抗体是
   A. 抗 RNP
   B. 抗双链 DNA
   C. 抗 Scl-70
   D. 抗 Sm
   E. 抗 rRNP
2. 对于骨盆骨折合并尿道损伤及失血性休克的患者，处理顺序是
   A. 骨盆骨折—尿道损伤—休克
   B. 休克—尿道损伤—骨盆骨折
   C. 休克—骨盆骨折—尿道损伤
   D. 尿道损伤—休克—骨盆骨折
   E. 同时处理休克和尿道损伤—骨盆骨折
3. 属于卵巢性索间质肿瘤的是
   A. 胚胎性癌
   B. 颗粒细胞瘤
   C. 绒毛膜癌
   D. 卵巢甲状腺肿
   E. 畸胎瘤
4. 下列疾病，骨髓有核红细胞出现“核老浆幼”现象的是
   A. 巨幼细胞贫血
   B. 急性红白血病
   C. 骨髓增生异常综合征
   D. 缺铁性贫血
   E. 再生障碍性贫血
5. 去除白细胞和血小板、肝炎病毒和抗 A、B 抗体的红细胞属于
   A. 浓缩红细胞
   B. 洗涤红细胞
   C. 冰冻红细胞
   D. 去白细胞红细胞
   E. 凝血因子
6. 水痘-带状疱疹病毒潜伏于感染神经节，当再激活时可发生带状疱疹，属于
   A. 既往感染
   B. 隐性感染
   C. 显性感染
   D. 潜伏性感染
   E. 病原携带状态
7. 下列关于肝肾综合征临床特点的叙述中，错误的是
   A. 自发性少尿或无尿
   B. 血钠升高
   C. 血肌酐升高
   D. 尿钠降低
   E. 血钠降低
8. 下列既能降低血糖又能促进蛋白质合成的激素是
   A. 糖皮质激素
   B. 甲状腺激素
   C. 胰岛素
   D. 抗利尿激素
   E. 生长激素
9. 反映糖尿病病情控制的检查是
   A. 血浆胰岛素水平
   B. 尿糖定性
   C. 口服葡萄糖耐量试验
   D. 血酮体水平
   E. 空腹及餐后 2 小时血糖
10. 下列关于中毒诊治过程的描述，错误的是

A. 待毒物标本检验结果汇报后治疗
B. 了解工作环境、毒物接触史
C. 留取可能含毒物的相关标本
D. 了解既往史、药物服用史
E. 进行系统的体格检查

11. 引起痈的常见致病菌是
A. 溶血性链球菌
B. 金黄色葡萄球菌
C. 粪链球菌
D. 产气荚膜杆菌
E. 白色葡萄球菌

12. 表现为排尿突然中断的疾病是
A. 尿路结石
B. 肾结石
C. 膀胱结石
D. 肾结核
E. 肾癌

13. 血清铁减低，总铁结合力增高及转铁蛋白饱和度减低见于
A. 地中海贫血
B. 感染性贫血
C. 缺铁性贫血
D. 再生障碍性贫血
E. 铁粒幼细胞性贫血

14. 关于苯丙酮尿症的遗传形式，正确的是
A. 常染色体显性遗传
B. 常染色体隐性遗传
C. X 连锁显性遗传
D. X 连锁隐性遗传
E. X 连锁不完全显性遗传

15. 当颅内压急剧升高时，患者可出现
A. 血压升高，脉搏减慢
B. 血压升高，脉搏加快
C. 血压下降，脉搏减慢
D. 血压下降，脉搏加快
E. 血压、脉搏无变化

16. 肠外营养最易发生的并发症是
A. 吸入性肺炎
B. 急性胆管炎
C. 急性胰腺炎
D. 急性胃肠炎
E. 全身性感染

17. 诊断胎儿窘迫的可靠依据是
A. 子宫收缩时胎心减慢，子宫收缩周期可恢复
B. 胎儿头皮血 pH 7.28
C. 胎心监护出现变异减速
D. 胎动时胎心率为 170 次/分
E. 胎心监护出现频发晚期减速

18. 糖尿病酮症酸中毒的特征性表现为
A. 昏迷
B. 呼气有烂苹果味
C. 呼吸深大
D. 二氧化碳结合力下降
E. 皮肤黏膜干燥、弹性下降

19. 卵巢分泌的性激素主要有
A. 促性腺激素、雄激素、孕激素
B. 卵泡刺激素、雄激素、孕激素
C. 雌激素、孕激素、雄激素
D. 黄体生成素、孕激素、雌激素
E. 催乳素、雌激素、孕激素

20. 无排卵性功能失调性子宫出血最常见的症状是
A. 出血时伴有下腹痛
B. 不规则子宫出血
C. 月经周期缩短
D. 经期延长
E. 贫血及全身不适

21. 子宫内膜异位症常见侵犯的部位是
A. 卵巢
B. 脐
C. 膀胱
D. 肾
E. 肺

22. 不属于尿路感染易感因素的是
A. 尿路梗阻

B. 糖尿病
C. 长期保留导尿
D. 附睾炎
E. 外阴皮肤慢性炎症

23. 属于精神分裂症阳性症状的是
A. 思维缺乏
B. 情感平淡
C. 幻觉、妄想
D. 情感淡漠
E. 意志减退

24. 下列属于成人中度烧伤的情况是
A. Ⅲ度烧伤面积小于 10%
B. 烧伤总面积达 31%～50%
C. Ⅱ度烧伤面积小于 10%
D. Ⅱ度烧伤面积小于 20% 伴休克
E. Ⅲ度烧伤面积 11%～20%

25. 属于左向右分流型先天性心脏病的是
A. 动脉导管未闭
B. 大血管错位
C. 肺动脉狭窄
D. 右位心
E. 法洛四联症

26. 骨折的特有体征是
A. 局部皮下瘀斑
B. 功能障碍
C. 异常活动
D. 轴向叩击痛
E. 局部压痛

27. 患者感到他的思维或行为被某种神秘的力量或仪器所控制是
A. 被害妄想
B. 疑病妄想
C. 夸大妄想
D. 钟情妄想
E. 被控制妄想

28. 高危儿主要指
A. 产后感染
B. 高危产妇分娩的新生儿
C. 出生体重≥2500g
D. 新生儿的兄姐有婴儿期死亡
E. 孕龄≥37 周或<42 周

29. 根据胎龄，早产儿的定义是
A. 28 周≤胎龄<37 足周的新生儿
B. 37 周<胎龄<40 周的新生儿
C. 37 周<胎龄<42 周的新生儿
D. 37 周≤胎龄<42 周的新生儿
E. 胎龄<28 周的新生儿

30. 新生儿甲状腺功能减退症常见于
A. 早产儿
B. 足月儿
C. 小于胎龄儿
D. 过期产儿
E. 低出生体重儿

31. 急性脊髓炎的护理不包括
A. 压疮的防治
B. 排尿障碍的处理
C. 防止呼吸道感染
D. 肢体保持足下垂位
E. 泌尿道感染的预防

32. 下面哪项符合正常产褥期子宫复旧的规律
A. 产后 1 周子宫于腹部不可及
B. 产后 4 周时宫颈完全恢复正常形态
C. 产后 30 天，子宫体恢复正常大小
D. 产后 4 天时宫颈内口关闭
E. 产后宫底每天下降 3cm

33. 内生性软骨瘤的治疗方案应选择
A. 病灶刮除术及植入松质骨
B. 肿瘤段切除
C. 必要时可行人工关节置换手术
D. 截肢术
E. 放疗、化疗、手术相结合

34. 泌尿男性生殖系结核的原发灶多在
A. 骨关节
B. 肠道
C. 肺

D. 淋巴结

E. 腹膜

35. 小儿语言发育三个阶段的顺序是

A. 发音、理解、表达

B. 理解、表达、发音

C. 表达、理解、发音

D. 听觉、发音、理解

E. 模仿、表达、理解

36. 颅内压升高患者的一般处理中，下列哪项是不正确的

A. 注意观察意识，瞳孔及生命体征的变化

B. 频繁呕吐时，予以禁食，用脱水药

C. 意识不清、痰多者做气管切开，吸痰

D. 做高位灌肠以疏通大便

E. 静脉补液以保持尿量

37. 按贫血的病因及发病机制，下列哪项组合是错误的

A. 红细胞破坏过多——慢性感染性贫血

B. 红细胞生成减少——再生障碍性贫血

C. 红细胞慢性丢失过多——缺铁性贫血

D. 骨髓红细胞生成被干扰——伴随白血病的贫血

E. 造血原料缺乏——巨幼细胞贫血

38. 髂内动脉前干分支不直接供血的是

A. 卵巢

B. 子宫

C. 阴道

D. 膀胱

E. 输卵管

39. 有关吉兰-巴雷综合征的治疗措施，以下哪项不正确

A. 主要包括对症支持疗法和针对病因治疗两方面

B. 保持呼吸道通畅，定时翻身拍背

C. 预防肺不张及呼吸道感染

D. 呼吸困难严重，缺氧症状明显，也尽量不行气管切开

E. 本病与免疫发病有关，血浆交换疗法可用于治疗本病

40. 不符合精神检查原则的是

A. 在交谈过程中需注意非言语性交流

B. 建立良好的医患关系

C. 先问一般性问题，后问实质性问题

D. 先提开放式问题，后提封闭式问题

E. 对患者的症状可与其辩论纠正

41. 急性肾小球肾炎治疗不包括

A. 降压

B. 抗感染

C. 低盐及限制液体入量

D. 糖皮质激素

E. 利尿

42. 妊娠妇女尿中与胎儿胎盘功能关系密切的激素是

A. 雌酮

B. 雌二醇

C. 雌三醇

D. 孕酮

E. 睾酮

43. 营养性维生素 D 缺乏性佝偻病，早期诊断的可靠指标是

A. 多汗、烦躁、夜惊

B. 方颅、肋骨串珠等骨骼畸形

C. 钙磷乘积<30

D. 干骺端临时钙化带消失

E. 血清 25-(OH)D_3 水平降低

44. 人体铁吸收率最高的部位是

A. 十二指肠及空肠上段

B. 空肠及回肠上段

C. 升结肠及横结肠上段

D. 胃及十二指肠上段

E. 回肠及升结肠上段

45. 分娩时主要的产力是
A. 腹肌收缩力
B. 肛提肌收缩力
C. 膈肌收缩力
D. 圆韧带收缩力
E. 子宫收缩力
46. 人类维生素 D 的主要来源是
A. 蛋黄
B. 猪肝
C. 母乳
D. 皮肤合成
E. 牛奶
47. 离断肢体保存的方法是
A. 浸泡于 75% 乙醇中
B. 乳酸林格液浸泡
C. 10% 福尔马林溶液浸泡
D. 用无菌或清洁敷料包扎后干燥冷藏
E. 置于 37℃ 恒温箱中
48. 风疹的隔离期为
A. 出疹后 5 天
B. 出疹后 10 天
C. 出疹后 14 天
D. 出疹后 3 周
E. 出疹后 4 周
49. 小儿生长发育最迅速的时期是
A. 婴儿期
B. 幼儿期
C. 学龄前期
D. 学龄期
E. 青春期
50. 单纯性髋关节后脱位首选的治疗方法是
A. 皮牵引
B. 骨牵引
C. Allis 手法复位
D. 手术切开复位
E. Hippocrates 手法复位
51. 对抑郁患者的木僵描述，下列哪项是错误的
A. 面无表情
B. 不吃不喝
C. 意识障碍
D. 对体内外刺激无反应
E. 呆坐呆立
52. 格雷夫斯（Graves）病时，血清激素水平变化中哪一组是正确的
A. 三碘甲腺原氨酸（T_3）↑、甲状腺素（T_4）↑、促甲状腺激素（TSH）↓
B. T_3↑、总 T_4↑、TSH↑
C. 总 T_3↓、总 T_4↓、TSH↑
D. 总 T_3↑、游离 T_4↑、TSH↑
E. 总 T_3↓、反 T_3↓、TSH↓
53. 肾细胞癌最常见的病理类型是
A. 嫌色细胞癌
B. 透明细胞癌
C. 未分类肾细胞癌
D. 乳头状肾细胞癌
E. 集合管癌
54. 惊恐障碍的特点不包括
A. 呈发作性，一般持续 5～20 分钟
B. 突然的惊恐体验，伴濒死感、窒息感或失控感
C. 发作时可有意识障碍，事后不能回忆
D. 有时有回避行为
E. 是焦虑障碍的一种类型
55. 催化产生丙酮酸的是
A. 己糖激酶
B. 乳酸脱氢酶
C. β-羟基-β-甲戊二酸单酰辅酶 A（HMG-CoA）还原酶
D. 丙酮酸羧化酶
E. 琥珀酰 CoA 合成酶
56. 高催乳素血症的药物治疗首选
A. 赛庚啶
B. 溴隐亭

C. 奥曲肽
D. 酮康唑
E. 孕酮

57. 对胎儿附属物的构成，描述不恰当的是
A. 胎膜由羊膜和平滑绒毛膜组成
B. 叶状绒毛膜是构成胎盘的主要部分
C. 羊膜为光滑、无血管、无神经、无淋巴的半透明薄膜
D. 脐带一端连于胎儿腹壁脐轮，另一端附着于胎盘母体面
E. 胎盘由羊膜、叶状绒毛膜和底蜕膜构成

58. 子宫脱垂最常见的病因是
A. 习惯性便秘
B. 肥胖体型
C. 长期重体力劳动
D. 分娩损伤
E. 慢性咳嗽

A_2 型选择题

答 题 说 明

每一道考题是以一个小案例出现的，其下面都有 A、B、C、D、E 五个备选答案。请从中选择一个最佳答案。

59. 女，28 岁。体检发现镜下血尿、蛋白尿半年。无高血压、糖尿病病史。父母体健。查体：BP 110/80mmHg，下肢无水肿。尿红细胞 10 ~ 15 个/高倍视野，90% 变形；尿蛋白定量 0.4g/d。血肌酐 72μmol/L；补体正常；抗核抗体阴性。该患者最可能的诊断是
A. 肾病综合征
B. 慢性肾小球肾炎
C. 急性肾小球肾炎
D. 无症状性血尿和/或蛋白尿
E. 慢性间质性肾炎

60. 男孩，16 岁。左胫腓骨闭合性骨折，管形石膏外固定，3 小时后左小腿出现胀痛，并持续加重，足趾麻木，被动牵拉痛。对其首要的处理是
A. 给予镇痛药物，继续观察
B. 立即拆除石膏
C. 给予脱水药，继续观察
D. 给予抗生素治疗
E. 不需特殊处理

61. 女，17 岁。鼻塞、流涕、咽痛、发热 1 天后出现肉眼血尿，伴随面部水肿。BP 140/100mmHg，尿蛋白（+++）。为明确诊断，最有价值的进一步检查是
A. 双肾 CT
B. 肾脏 B 超
C. 24 小时尿蛋白定量
D. 肾活检
E. 尿沉渣镜检

62. 女，29 岁，体型肥胖。婚后 2 年未孕，月经周期 45 ~ 60 天，月经量少，血黄体生成素与卵泡刺激素的比值（LH/FSH）>2。该患者的内分泌特征不包括
A. 高胰岛素血症
B. 胰岛素抵抗
C. 雌酮/雌二醇比例倒置
D. 高孕激素血症
E. 高雄激素血症

63. 男，43 岁，建筑工人。作业时不慎从

3m 处跌落，昏迷 20 分钟后头痛、恶心与呕吐，3 小时后又昏迷。怀疑为
A. 脑挫伤
B. 硬脑膜外血肿
C. 硬脑膜下血肿
D. 蛛网膜下腔血肿
E. 脑疝

64. 女，40 岁。脸色苍白、乏力 1 年余，月经周期延长，临床疑有内分泌腺体功能低下。此时不需做的检查是
A. 动态功能抑制试验
B. 动态功能兴奋试验
C. 靶腺激素测定
D. 影像学检查
E. 自身抗体测定

65. 男，21 岁。发热、咳嗽 3 天入院。胸部 X 线片示右下肺叶实变，或呈小叶状浸润，其中有单个或多发的液气囊腔。血 WBC $13 \times 10^9/L$。该患者最可能感染的病原菌是
A. 肺炎克雷伯菌
B. 肺炎支原体
C. 结核分枝杆菌
D. 肺炎链球菌
E. 金黄色葡萄球菌

66. 女，45 岁。不慎被汽车撞伤左下肢。查体：左膝部及小腿淤血、肿胀、疼痛，膝关节屈伸受限，足背动脉触诊不清，足背屈、外翻功能障碍。其中符合腓总神经损伤的表现是
A. 足背屈、外翻功能障碍
B. 小腿淤血，肿胀
C. 足背动脉触诊不清
D. 膝关节屈伸受限
E. 小腿疼痛、活动受限

67. 女，32 岁。月经后 12 天进行输卵管结扎，术后 3 周阴道少量出血，2 天后排出粉色膜状物，下腹突然剧痛，向肛门放射，腹部有明显压痛、反跳痛，移动性浊音（+），后穹隆饱满，宫颈举痛。可能的诊断是
A. 不全流产
B. 盆腔感染
C. 黄体破裂
D. 痛经
E. 输卵管妊娠破裂

68. 女，28 岁。原发不孕，月经减少 4 个月。妇科检查：子宫稍小，活动欠佳，双侧可触及不规则包块，质硬。诊断性刮宫未发现异常。本例最可能的诊断是
A. 子宫内膜异位症
B. 盆腔炎性疾病后遗症
C. 卵巢肿瘤
D. 输卵管结核
E. 子宫腺肌病

69. 男，32 岁。腹泻 3 个月，粪便每日 7～10 次，稀便，无脓血及黏液。有吸毒史 2 年。查体：T 37.5℃，消瘦，神志清楚，肛门周围可见疱疹。实验室检查：粪便镜检偶见白细胞。为明确诊断，最重要的检查是
A. 抗单纯疱疹病毒 IgM
B. 抗 EB 病毒（EBV）IgM
C. 结核抗体
D. 抗巨细胞病毒（CMV）IgM
E. 抗人类免疫缺陷病毒（HIV）

70. 男，24 岁。2 天前突感左侧阴囊部疼痛，伴高热。检查发现左侧阴囊明显肿大，患者考虑为
A. 慢性附睾炎
B. 急性膀胱炎
C. 慢性肾盂肾炎
D. 睾丸扭转
E. 急性附睾炎

71. 初孕妇，27 岁。妊娠 38 周。骨盆外测量：骶耻外径 18.5cm，髂嵴间径 27cm，

坐骨结节间径 7.5cm。本例孕妇的骨盆应诊断为

A. 单纯扁平骨盆
B. 佝偻病性扁平骨盆
C. 均小骨盆
D. 漏斗型骨盆
E. 偏斜骨盆

72. 女，33 岁。半年来逐渐出现坐立不安，搓手顿足，心情抑郁，悲观厌世，多次自杀未遂，感觉大脑迟钝，行动迟缓。可初步诊断为

A. 焦虑症
B. 恐惧症
C. 精神分裂症
D. 应激相关障碍
E. 抑郁症

73. 女，20 岁。发热、贫血、出血 10 天，伴关节痛。查体：肝脾轻度肿大，颈部淋巴结肿大。血常规：白细胞计数 35×10^9/L，血红蛋白 60g/L，血小板计数 80×10^9/L。首先考虑为

A. 风湿热
B. 病毒感染
C. 急性白血病
D. 淋巴瘤
E. 系统性红斑狼疮

74. 女，64 岁。2 型糖尿病病史 10 年，近 2 个月出现双下肢水肿。查体：BP 140/100mmHg，神志清楚，营养差，甲状腺无肿大，双肺未闻及干、湿啰音，心率 70 次/分，律齐，肝脾未触及，双下肢明显水肿。实验室检查：空腹血糖 9.6mmol/L，血清胆固醇 7.6mmol/L，低密度脂蛋白胆固醇 4.6mmol/L，血浆白蛋白 28g/L。为明确水肿原因，首先应进行检查的是

A. 双肾 CT
B. 双肾 B 超
C. 糖化血红蛋白
D. 胰岛素释放试验
E. 尿蛋白定量

75. 女，48 岁。双手关节反复肿痛伴晨僵 1 年余，近 2 周来疼痛加重伴晨僵，活动后可缓解。首先考虑的诊断是

A. 骨关节炎
B. 痛风
C. 银屑病关节炎
D. 类风湿关节炎
E. 风湿性关节炎

76. 患儿，男，2 岁。因间断性抽搐就诊，不会走路和说话。皮肤色泽浅，可见湿疹，头发较黄，双肺听诊无异常。确诊该病的检查是

A. 血钙测定
B. 尿三氯化铁试验
C. 血氨基酸分析
D. 血清三碘甲腺原氨酸（T_3），甲状腺素（T_4），促甲状腺激素（TSH）测定
E. 染色体核型分析

77. 女，20 岁。足癣多年，近 1 周发热，右小腿出现片状红斑，腹股沟淋巴结肿大、疼痛。最可能的致病菌是

A. 乙型溶血性链球菌
B. 铜绿假单胞菌
C. 梭状芽孢杆菌
D. 金黄色葡萄球菌
E. 表皮葡萄球菌

78. 男，41 岁。2 周前搬重物时出现腰部疼痛，排便时加重，并向左下肢放射，逐渐出现左小腿皮肤感觉减退。查体：腰部活动受限，左侧直腿抬高 40° 出现左下肢放射性疼痛。腰椎 X 线片未见异常。最可能的诊断是

A. 腰扭伤
B. 腰椎间盘突出症

C. 腰椎肿瘤
D. 腰椎管狭窄症
E. 强直性脊柱炎

79. 女，19 岁。夜间排尿后突然右下腹剧痛，随后感恶心，并呕吐 2 次。平素月经规则。妇科检查：子宫右侧可触及手拳大小囊实性包块，触痛，推移后疼痛加剧。首先考虑
A. 急性阑尾炎
B. 急性附件炎
C. 卵巢黄体破裂
D. 卵巢囊肿蒂扭转
E. 输卵管妊娠破裂

80. 女，38 岁。因阴部有块状物脱出而就诊。妇科检查：阴道前壁脱出，超过处女膜缘，部分宫体与宫颈露于阴道口外，宫颈较长。其临床分度为
A. Ⅰ度，轻型
B. Ⅰ度，重型
C. Ⅱ度，轻型
D. Ⅱ度，重型
E. Ⅲ度

81. 男，63 岁。2 型糖尿病 14 年，血压升高 5 年，尿蛋白定量 2.6g/d，血肌酐 132μmol/L。其蛋白尿性质应为
A. 肾小球性
B. 功能性
C. 肾小管性
D. 溢出性
E. 分泌性

82. 女，25 岁。乏力 3 个月。查体：BP 170/105mmHg。实验室检查：Hb 84g/L。尿常规：蛋白（++），颗粒管型 2～3 个/低倍视野。血尿素氮（BUN）12.3mmol/L，血肌酐（Scr）276.8μmol/L。针对该患者，不应采取的措施是
A. 控制血压
B. 根据尿量适当限水
C. 高蛋白饮食
D. 低钠饮食
E. 低磷饮食

83. 患者男，50 岁。慢性肝炎史 20 年，5 年前出现食管黏膜下静脉曲张，3 个月前发现肝右叶拳头大肿物，甲胎蛋白阳性。患者的初步诊断是
A. 慢性肝炎
B. 慢性肝炎伴肝硬化
C. 肝硬化伴肝细胞性肝癌
D. 慢性肝炎伴食管静脉曲张
E. 慢性肝炎伴胆管上皮癌

84. 男，18 岁。右足和右小腿被开水烫伤，有水疱伴剧痛。创面基底部肿胀发红。该患者烧伤面积和深度的诊断为
A. 5% 浅Ⅱ度
B. 5% 深Ⅱ度
C. 10% 浅Ⅱ度
D. 10% 深Ⅱ度
E. 30% 浅Ⅱ度

85. 男，30 岁。腹痛、腹泻 2 周，粪便 4～8 次/天，便量多，为暗红色，有腥臭味，肉眼可见血液及黏液。无发热，左下腹隐痛。粪便镜检：WBC 10～15 个/高倍视野，RBC 满视野。该患者最可能的诊断是
A. 细菌性痢疾
B. 肠伤寒合并肠出血
C. 阿米巴痢疾
D. 溃疡性结肠炎
E. 血吸虫病

86. 正常小儿，身长 88cm，体重 12.5kg，出牙 16 颗，现会双脚跳，会用勺子吃饭。其最可能的年龄是
A. 1 岁
B. 3 岁
C. 2 岁
D. 4 岁

E. 5 岁

87. 男，50 岁。持续高热、头痛、恶心、呕吐、食欲缺乏伴腹泻 3 天。查体：皮肤及巩膜轻度黄染，面部及前胸部明显充血，双腋下可见细小的出血点。实验室检查：血白细胞计数 18.2×10^9/L，血小板计数 60×10^9/L，GPT 80U/L，TBil 45μmol/L，尿蛋白（+++）。最可能的诊断是

A. 流行性脑脊髓膜炎

B. 中毒型细菌性痢疾

C. 急性黄疸型肝炎

D. 败血症

E. 肾综合征出血热

88. 女，40 岁。右上腹阵发性绞痛，伴恶心、呕吐 3 小时。体温 37℃，右上腹轻压痛，Murphy 征（-）。既往 B 超检查：胆囊内有小结石。对该病人首先考虑胆囊结石合并

A. 急性胆囊炎

B. 急性胆管炎

C. 急性胆绞痛

D. 急性胰腺炎

E. 急性胃炎

89. 女，42 岁。肉眼血尿 1 个月余。静脉尿路造影（IVU）显示双肾功能正常，右肾盂有充盈缺损 1.5cm×1.2cm，尿细胞学检查发现肿瘤细胞。治疗方法首选

A. 放疗

B. 右肾输尿管全切术

C. 化疗

D. 右肾切除术

E. 肿瘤切除术

90. 女，31 岁。2 年前因胃出血行胃大部切除术。近 1 年半来头晕、乏力，面色逐渐苍白，平时月经量稍多。实验室检查：Hb 76g/L，RBC 3.1×10^{12}/L，WBC 5.3×10^9/L，网织红细胞占比 0.015。在进行体格检查时，不可能出现的体征是

A. 皮肤干燥，毛发干燥易脱落

B. 步态不稳，深感觉减退

C. 口腔炎、舌乳头萎缩

D. 指甲变脆，变平或匙状甲

E. 心尖部收缩期吹风样杂音

91. 女，30 岁。出现阴道分泌物增多，伴有鱼腥味，性生活后加重。妇科检查：外阴阴道口及尿道口无充血，分泌物灰白色，稀薄，黏附于阴道壁。该患者诊断应考虑为

A. 滴虫阴道炎

B. 外阴阴道假丝酵母菌病

C. 急性淋病

D. 萎缩性阴道炎

E. 细菌性阴道病

92. 女，35 岁。外阴痒 1 周，妇科检查：阴道黏膜覆以膜状物，擦除后露出红肿黏膜面。正确的处理应是

A. 局部用克林霉素软膏

B. 阴道内放置硝酸咪康唑栓

C. 阴道内放置甲硝唑片

D. 阴道内放置尼尔雌醇片

E. 外阴部用 0.5% 醋酸液洗涤

93. 男，20 岁。右大腿前皮肤烧伤 3 小时。面积约为 8%，布满数个大水疱，创面湿润，痛觉明显。其创面处理应是

A. 苯扎溴铵消毒烧伤处，包扎

B. 烧伤处涂碘酒，覆盖敷料

C. 将水疱消毒后穿刺抽液，定时换药

D. 消毒后将水疱全部剪除，包扎

E. 暴露伤口，观察

94. 小儿，5 岁。发热 10 天，热型不定，伴刺激性咳嗽，咳出少量黏稠痰。查体：精神尚可，双肺呼吸音粗糙及少许喘鸣音。X 线显示肺门阴影明显增浓。根据病例诊断最大的可能是

A. 呼吸道合胞病毒肺炎

B. 腺病毒肺炎
C. 葡萄球菌肺炎
D. 支原体肺炎
E. 衣原体肺炎

95. 女婴，1 天，足月产。出生 1 分钟阿普加评分 3 分。查体：P 90 次/分，R 30 次/分，嗜睡，面色微绀，前囟饱满，心音低钝，四肢肌张力差，拥抱反射消失。最可能的诊断是
A. 新生儿肺透明膜病
B. 新生儿湿肺
C. 新生儿缺氧缺血性脑病
D. 胎粪吸入综合征
E. 新生儿低血糖

96. 男婴，10 个月。长期腹泻，近 1 个月发现其面色渐发黄，不愿活动，外观虚胖，皮肤散在出血点，头部时而震颤，该患儿血象应有的改变是
A. 红细胞以大者为多，其总数减低大于血红蛋白减低
B. 红细胞以大者为多，其总数减低小于血红蛋白减低
C. 红细胞以小者为多，其总数减低大于血红蛋白减低
D. 红细胞以小者为多，其总数减低小于血红蛋白减低
E. 红细胞与血红蛋白成比例减低

97. 女，55 岁。间断上腹部不适 2 年。经检查诊断为“慢性胃炎并幽门螺杆菌感染”。医师建议其服用奥美拉唑 20mg、阿莫西林 1.0mg、克拉霉素 0.5mg，均每日 2 次。上述药物的服用疗程应为
A. 1~2 天
B. 3~5 天
C. 7~14 天
D. 20~30 天
E. >30 天

98. 女，56 岁。购物时感头晕、恶心、乏力，随即意识消失，摔倒在地，约 1 分钟自行苏醒，无大小便失禁，无遗留意识或肢体功能障碍。其意识丧失最可能的病因为
A. 分离（转换）障碍
B. 低血糖症
C. 迷走神经张力异常增高
D. 短暂性脑缺血发作
E. 心律失常

99. 女，35 岁。因误服有机磷农药半小时，意识障碍逐渐加重入院。经洗胃、导泻、应用阿托品、氯解磷定，对症支持等治疗后意识恢复，症状好转。3 天后患者突然出现视物模糊、面瘫、呼吸困难，并再次出现意识障碍，大小便失禁。查体：T 36.7℃，P 65 次/分，R 15 次/分，BP 135/75mmHg，肌力 3 级，SpO_2 93%。目前出现的情况最可能的原因是
A. 有机磷农药中毒加重
B. 急性有机磷农药中毒迟发型脑病
C. 中间型综合征
D. 急性脑卒中
E. 急性有机磷农药中毒迟发型多发性神经病变

100. 男，50 岁。2 个月前出现肋骨、锁骨疼痛，并逐渐加重，活动后疼痛加剧。胸部 X 线检查：胸部出现串珠样改变。最可能的诊断是
A. 多发性骨髓瘤
B. 骨肉瘤
C. 带状疱疹
D. 转移性骨肿瘤
E. 老年性骨质疏松症

101. 男，56 岁。上腹部创伤致高位肠瘘 5 天，血压 90/60mmHg，血 pH 7.2，HCO_3^- 15mmol/L。该患者的酸碱失衡类型是
A. 呼吸性碱中毒

B. 代谢性碱中毒
C. 呼吸性酸中毒
D. 代谢性酸中毒
E. 呼吸性酸中毒合并代谢性碱中毒

102. 女，30岁。自诉发热伴心前区隐痛，呼吸困难。查体：体温39.2℃，血压107/78mmHg，心率110次/分，颈静脉怒张。心电图示ST段抬高，诊断为急性心包炎。治疗方法是
A. 使用非甾体抗炎药
B. 心包穿刺
C. 使用糖皮质激素
D. 使用β受体阻断药
E. 心包切除术

103. 女，20岁。外伤后有血性脑脊液自鼻腔溢出，应采取的处置是
A. 鼻腔填塞压迫止血
B. 鼻腔冲洗
C. 给予抗生素治疗
D. 腰椎穿刺放血性脑脊液
E. 头低位以利引流

104. 男，46岁。间断发热2周，伴寒战、大汗，于9月10日就诊。发病前10日曾去泰国旅游，有蚊虫叮咬史。查体：T 40.5℃，P 100次/分，R 23次/分，BP 125/80mmHg，心肺未见异常，腹软，肝肋下未触及，脾肋下可触及。血常规：Hb 98g/L，RBC 2.4×10^{12}/L，WBC 8.5×10^{9}/L。该患者最可能的诊断是
A. 疟疾
B. 斑疹伤寒
C. 钩端螺旋体病
D. 伤寒
E. 流行性感冒

105. 男孩，8岁。智力低下，疾病发作时出现强烈的点头、屈体样动作，持续此姿势5~8秒，常摔伤头部，伴颜面青紫、瞳孔散大。该患儿的发作类型是
A. 肌阵挛发作
B. 强直性发作
C. 复杂部分性发作
D. 全面性强直-阵挛发作
E. 发作性睡病

106. 女，30岁。第1胎，妊娠34周，有原发性高血压病史，合并妊娠期高血压疾病。3小时前突然出现腹痛，阴道流血，色鲜红，如月经量。查体：血压70/40mmHg，脉搏110次/分，宫底在剑突下2指，子宫硬，肌壁松弛不完全，胎心音消失。肛查：颈管未消失，宫颈口未开。最恰当的处理是
A. 立即扩张宫口，破膜，缩宫素静脉滴注引产
B. 立即人工破膜，等待自然分娩
C. 以抢救休克为主，因死胎，不急于引产
D. 抢救休克，尽快行剖宫产术结束分娩
E. 人工破膜加缩宫素静脉滴注引产

107. 女，28岁。产后8个月，经期延长，基础体温呈双相，但高温相下降迟缓。应考虑诊断为
A. 妊娠
B. 无排卵性功能失调性子宫出血
C. 黄体功能不足
D. 子宫内膜不规则脱落
E. 稽留流产

108. 一新生儿，出生时身体红，四肢发绀，呼吸频率24次/分，不规则，心率90次/分，四肢能活动，弹足底有皱眉反应。最可能的诊断是
A. 新生儿轻度缺氧缺血性脑病
B. 新生儿中度缺氧缺血性脑病
C. 新生儿重度窒息
D. 新生儿重度缺氧缺血性脑病

E. 新生儿轻度窒息

109. 女，30 岁。因甲状腺功能亢进症行甲状腺切除术后 3 小时，切口进行性肿胀，患者出现呼吸困难，紧急行气管插管后，呼吸困难解除。下一步最佳处理措施是

A. 静脉注射止血药物
B. 静脉应用广谱抗生素
C. 静脉注射葡萄糖酸钙
D. 拆开手术切口探查
E. 静脉应用大剂量激素

110. 女，32 岁。药物流产后 3 日，左下腹痛伴发热 2 日。妇科检查：阴道脓性分泌物，宫颈举痛，子宫饱满，压痛（+），右附件区明显压痛。最可能的诊断是

A. 卵巢巧克力囊肿破裂
B. 急性阑尾炎
C. 卵巢黄体破裂
D. 异位妊娠破裂
E. 急性盆腔炎

111. 男，27 岁。病程 5 年，性格孤僻，不上班，将自己的东西都卖掉，流浪街头，睡门洞，在饭店讨饭吃，时有自言自语，经常呼唤着因病过世的母亲的名字。精神检查：意识清，衣着不整，表情淡漠，对人冷淡，常对人冷笑，孤僻离群，时有奇怪想法，如“不能利用出现的一种倾向掩盖另一种倾向”。躯体及神经系统检查无异常。该患者的诊断最可能是

A. 分裂性人格
B. 精神分裂症
C. 抑郁症
D. 精神发育迟滞
E. 脑器质性精神障碍

A_3/A_4 型选择题

答 题 说 明

以下提供若干个案例，每个案例下设若干道考题。请根据案例所提供的信息，在每一道考题下面的 A、B、C、D、E 五个备选答案中选择一个最佳答案。

（112～114 题共用题干）

初产妇，27 岁。妊娠 32 周，阴道少量流血及规律腹痛 2 小时。肛门检查：宫颈管消失，宫口开大 1.5cm。

112. 该患者最可能的诊断是

A. 先兆早产
B. 胎盘早剥
C. 前置胎盘
D. 晚期流产
E. 早产临产

113. 该患者不恰当的处理措施是

A. 静脉滴注硫酸镁
B. 使用缩宫素引产
C. 使用少量镇静药
D. 口服沙丁胺醇
E. 左侧卧位

114. 为促使胎儿肺成熟，应给予

A. 5% 葡萄糖液
B. 三磷酸腺苷
C. 倍他米松
D. 硝苯地平
E. 辅酶 A

(115～117 题共用题干)

女婴，10 个月。腹泻伴呕吐 5 日。大便 10 余次/日，呈蛋花汤样，呕吐 2～3 次/日，尿量减少。查体：体重 8kg，眼窝凹陷，皮肤弹性差，四肢尚暖。实验室检查：血钠 125mmol/L，粪便镜检 WBC 0～2 个/高倍视野。

115. 患儿可能的诊断是
A. 轮状病毒肠炎
B. 金黄色葡萄球菌肠炎
C. 空肠弯曲菌肠炎
D. 抗生素相关性腹泻
E. 真菌性肠炎

116. 该患儿腹泻脱水的程度与性质是
A. 重度低渗性脱水
B. 中度等渗性脱水
C. 中度低渗性脱水
D. 轻度低渗性脱水
E. 轻度等渗性脱水

117. 第一天补液所采用的液体种类是
A. 1/4 含钠液
B. 1/3 含钠液
C. 1/2 含钠液
D. 2/3 含钠液
E. 等张含钠液

(118～120 题共用题干)

女，47 岁。近 2 年月经周期紊乱，血量多，此次又阴道流血 20 余天，伴头晕、心悸，查体：轻度贫血貌，子宫、附件正常。

118. 该患者首先考虑的诊断是
A. 子宫肌瘤
B. 宫颈息肉
C. 无排卵性功能失调性子宫出血
D. 排卵性功能失调性子宫出血
E. 子宫腺肌病

119. 对上述患者，下一步处置应为
A. 氨甲苯酸
B. 大剂量雌激素
C. 大剂量雄激素
D. 刮宫
E. 大剂量孕激素

120. 若患者病理结果为子宫内膜重度不典型增生，下一步治疗应为
A. 观察病情
B. 全子宫切除
C. 再次刮宫
D. 放疗
E. 全子宫+双附件+盆腔淋巴结切除

(121～122 题共用题干)

男，25 岁。头部外伤昏迷 5 分钟后清醒，送医院途中再度陷入昏迷，伴呕吐。查体：浅昏迷，双侧瞳孔等大等圆，光反射迟钝，左侧肢体肌力 4 级，巴宾斯基征阳性。

121. 最可能的诊断是
A. 脑震荡
B. 脑挫裂伤
C. 硬脑膜外血肿
D. 硬脑膜下血肿
E. 脑内血肿

122. 若行 CT 检查，典型表现是
A. 颅内无异常
B. 颅内散在点状高密度影
C. 颅内圆形高密度影
D. 颅骨内板下新月形高密度影
E. 颅骨内板与脑表面之间双凸镜形高密度影

(123～124 题共用题干)

男，20 岁。3 年前无明显诱因渐起孤僻少语，不愿参加集体活动，甚至与父母也很少交流，上课时注意力不集中，成绩下降。个人生活懒于料理。

123. 该患者的主要症状为
A. 行为障碍
B. 认知功能障碍

C. 阳性症状

D. 阴性症状

E. 思维联想障碍

124. 该患者最适宜做的检查是

A. 全面的精神检查

B. MRI 检查

C. 脑电图

D. 超声检查

E. 血清学检查

（125～126 题共用题干）

女，25 岁。发热伴下肢和腹部皮肤瘀斑 5 天，查体：双下肢和腹部皮肤有多处瘀斑，双侧颈部、腋窝和腹股沟可触及淋巴结肿大，活动无压痛，最大者为 2.0cm×2.5cm；胸骨压痛（+），腹软，肝肋下 1.5cm，脾肋下 2cm。实验室检查：Hb 78g/L，WBC 18×10^9/L，分类可见原始细胞和幼稚细胞，血小板（PLT）25×10^9/L，网织红细胞 0.002。

125. 为明确诊断，首选的检查是

A. 骨髓细胞学检查

B. 淋巴结活检

C. 骨髓活检

D. 腹部 B 超

E. 抗核抗体（ANA）谱

126. 明确诊断后，首选的治疗措施是

A. ABVD 方案化疗

B. VDLP 方案化疗

C. 给予大剂量糖皮质激素

D. DA 方案化疗

E. CHOP 方案化疗

（127～129 题共用题干）

男，30 岁。3 个月来双下肢无力、双下肢麻木，逐渐发展到腰部，背部疼痛且咳嗽时加剧。查体：左半侧 T_8 以下痛温觉消失；右下肢肌力 3 级，腱反射亢进，腹壁和提睾反射消失，巴宾斯基（Babinski）征阳性，右下肢足趾振动觉、位置觉消失。

127. 可能的诊断为

A. T_8 附近脊髓髓内病变

B. 左 T_8 附近脊髓髓外病变

C. 右 T_8 附近脊髓髓外病变

D. T_8 附近脊髓休克性病变

E. 右 T_8 附近脊髓髓内病变

128. 病变脊髓处，MRI 表现为

A. 脊髓呈梭形膨大，广泛低信号

B. 中央管扩大呈空腔

C. 脊髓不膨大，髓内广泛点状高信号

D. 脊髓外高信号肿块

E. 正常脊髓

129. 该脊髓损害为

A. 布朗－塞卡综合征（脊髓半切综合征）

B. 脊髓后角损害

C. 脊髓横贯性损害

D. 脊神经根损害

E. 脊髓后索和侧索联合损害

B_1 型选择题

答题说明

以下提供若干组考题，每组考题共用在考题前列出的 A、B、C、D、E 五个备选答案，请从中选择一个与问题关系最密切的答案。每个备选答案可能被选择一次、多次或不被选择。

（130～131 题共用备选答案）

A. 子宫收缩乏力
B. 软产道裂伤
C. 胎盘剥离不全
D. 胎盘部分植入
E. 胎盘部分粘连

130. 胎盘剥离延缓，胎盘剥离后阴道流血不止，有血块，检查子宫轮廓不清，应诊断为

131. 胎儿娩出后立即出现持续性阴道流血，色鲜红，子宫轮廓清楚，应诊断为

（132～133 题共用备选答案）

A. 乙肝疫苗
B. 流感疫苗
C. 麻疹、腮腺炎和风疹联合病毒活疫苗
D. 脊髓灰质炎疫苗
E. 百白破混合制剂

根据国家免疫规划疫苗儿童免疫程序，请回答

132. 新生儿期接种的疫苗应是

133. 生后 2 个月时应接种的疫苗是

（134～135 题共用备选答案）

A. 甲状腺囊肿切除术
B. 胃十二指肠溃疡胃大部切除术
C. 胃癌根治术
D. 异位妊娠破裂
E. 腹股沟斜疝修补术

134. 属于限期手术的是

135. 属于急诊手术的是

（136～137 题共用备选答案）

A. 睾丸鞘膜积液
B. 精索鞘膜积液
C. 交通性鞘膜积液
D. 左斜疝
E. 精液囊肿

136. 男，28 岁。左阴囊内肿块半年，时有挤压痛，不影响活动。查体：左阴囊肿大，触之睾丸上部有一鹅卵大小囊性肿块，牵拉睾丸可随之活动，挤压不变小，睾丸可触及正常大小，透光试验阳性，应诊断为

137. 男，15 岁。阴囊内肿块，每日起床或站立后肿块缓慢增大，平卧位缩小。透光试验阳性。最可能的诊断为

（138～139 题共用备选答案）

A. 肌无力
B. 干燥综合征
C. 黏液性水肿面容
D. 皮肤紫癜
E. 病理性骨折

138. 与 Graves 病有关的症状为

139. 与原发性甲状腺功能减退症有关的症状为

（140～141 题共用备选答案）

A. 贫血，网织红细胞占比 0.2，Coombs 试验（+）
B. 贫血，黄疸，哈姆（Ham）试验

（+）

C. 贫血，网织红细胞减少，骨髓巨核细胞减少

D. 贫血，红细胞体积小，成熟红细胞苍白区扩大

E. 贫血，红细胞体积正常，末梢血原始粒细胞>40%

140. 自身免疫性溶血性贫血

141. 缺铁性贫血

（142～143 题共用备选答案）

A. 抗核抗体

B. 抗 Sm 抗体

C. 抗双链 DNA 抗体

D. 抗磷脂抗体

E. 类风湿因子

142. 特异性高，但与 SLE 活动性无关

143. 特异性高，效价随 SLE 病情缓解而下降

（144～145 题共用备选答案）

A. 尿红细胞形态正常

B. 尿中可见白细胞管型

C. 尿红细胞形态异常

D. 尿中多见红细胞

E. 尿中可见粗大上皮细胞管型

144. 肾小球源性血尿

145. 非肾小球源性血尿

（146～148 题共用备选答案）

A. <400ml/d

B. <300ml/d

C. <200ml/d

D. <500ml/d

E. <600ml/d

146. 学龄儿童少尿

147. 学龄前儿童少尿

148. 婴幼儿少尿

（149～150 题共用备选答案）

A. MOPP 方案

B. ESHAP 方案

C. ABVD 方案

D. CHOP 方案

E. VLDP 方案

149. 治疗结节硬化型霍奇金淋巴瘤首选的方案是

150. 治疗弥漫性大 B 细胞淋巴瘤首选的方案是

参考答案与解析

1. D 【解析】抗 Sm 抗体是诊断系统性红斑狼疮（SLE）的标志性抗体，特异性达99%，与疾病活动性无关。故选 D。

2. B 【解析】一般骨折本身不会危及病人生命，由其导致的血管损伤易引起失血性休克，故首先处理休克，必要时手术纠正；保证病人生命体征平稳前提下，下一步修复尿道损伤，同时也可避免尿液外渗到盆腔，引起严重并发症；最后处理骨盆骨折。故选 B。

3. B 【解析】胚胎性癌、绒毛膜癌、畸胎瘤（卵巢甲状腺肿为高度特异性畸胎瘤）均属于卵巢生殖细胞肿瘤，颗粒细胞瘤属于卵巢性索间质肿瘤。故选 B。

4. D 【解析】缺铁性贫血时，骨髓象增生活跃或明显活跃；以红系增生为主，粒系、巨核系无明显异常；红系中以中、晚幼红细胞为主，其体积小、核染色质致密、胞浆少、边缘不整齐，有血红蛋白形成不良的表现，即所谓的“核老浆幼”现象。故选 D。

5. B 【解析】洗涤红细胞是指全血或悬浮红细胞经过离心后，将上层血浆等液体去除，再以无菌等渗溶液洗涤 3 次，加入适量无菌等渗溶液或红细胞保存液混匀制成，其特点是内含少量血浆、无功能白细胞及血小板，去除了肝炎病毒和抗 A、B 抗体。故选 B。

6. D 【解析】潜伏性感染指病原体感染人体后，由于机体的免疫功能不足以清除病原体，而将其局限化，但不引起显性感染，病原体长期潜伏于机体内，一旦人体免疫功能下降，才引起显性感染，如单纯疱疹、带状疱疹、疟疾、结核等。故选 D。

7. B 【解析】肝肾综合征是在严重肝病基础上发生的肾衰竭。发病机制主要是全身血流动力学的改变，使肾小球滤过率下降，其临床表现是自发性少尿或无尿、血肌酐升高、氮质血症、低血钠和低尿钠等。故选 B。

8. C 【解析】胰岛素可刺激蛋白质和脂肪合成，抑制蛋白质和脂肪分解，可以降低血液中氨基酸和 α-酮酸的浓度，同时胰岛素刺激肝脏和肌肉细胞对葡萄糖的吸收及肝糖原的合成，使血液中葡萄糖的含量降低。故选 C。

9. E 【解析】血清胰岛素水平测定有助于鉴别糖尿病类型。尿糖定性为诊断糖尿病的重要线索。口服葡萄糖耐量试验主要用于血糖高于正常，但又没有达到糖尿病诊断标准的可疑病例的确诊。血酮体水平常用于糖尿病酮症酸中毒的诊断。空腹血糖及餐后 2 小时血糖可用于确诊糖尿病，也能反映糖尿病的病情控制情况，E 正确。故选 E。

10. A 【解析】对于急性中毒者，应常规留取残余的毒物或可能含毒的标本，必要时进行毒物分析或细菌培养，并对中毒现场和环境进行调查、取证，也可用相应的特效解毒药试验治疗，A 项说法错误，故选 A。

11. B 【解析】痈是指多个相邻毛囊及其周围组织的急性细菌性化脓性感染，也可由多个疖融合而成，致病菌以金黄色葡萄球菌多见。故选 B。

12. C 【解析】突发或活动后出现腰部疼痛伴血尿，尤其是有典型肾绞痛发作者，应考虑为肾或输尿管结石；排尿中断伴膀胱刺激症状者应考虑有膀胱结石；排尿困难、点滴状排尿伴尿痛者应考虑尿路结石。故选 C。

13. C 【解析】血清铁降低、总铁结合力升高、转铁蛋白饱和度降低见于典型的缺铁性贫血患者，而与其他类型贫血不符。故选 C。

14. B 【解析】苯丙酮尿症（PKU）是苯丙氨酸代谢途径中肝内苯丙氨酸羟化酶缺乏所致的氨基酸代谢病，患儿尿液中排出大量苯丙酮酸，是氨基酸代谢障碍中较常见的一种，属常染色体隐性遗传病。故选 B。

15. A 【解析】实验证明当颅内压急剧升高时，患者可出现血压升高，脉搏减慢，这是全身血管加压反应。故选 A。

16. E 【解析】全身性感染是肠外营养时最易发生的并发症，主要是导管性脓毒症，应注意无菌操作、避免导管多用途、及时换管。吸入性肺炎属于肠内营养的并发症。故选 E。

17. E 【解析】急性胎儿窘迫的主要表现如下。①产时胎心率异常：是急性胎儿窘迫的重要征象，正常胎心基线为 110～160 次/分。缺氧早期，胎心基线代偿性加快；缺氧晚期，胎心基线减速或重度变异减速。当胎心基线率<100 次/分，基线变异≤5 次/分，伴频繁晚期减速或重度变异减速，提示胎儿缺氧严重。②羊水胎粪污染。③胎动异常。④酸中毒：胎儿头皮血 pH<7.20，PaO_2<10mmHg，$PaCO_2$>60mmHg，可诊断为胎儿酸中毒。故选 E。

18. B 【解析】糖尿病酮症酸中毒表现为昏迷、呼吸深大、二氧化碳结合力下降、皮肤黏膜干燥、弹性下降，但均无特异性。呼气有烂苹果味，即酮味，是糖尿病酮症酸中毒的特异性表现。故选 B。

19. C 【解析】卵巢合成及分泌的性激素均为甾体激素，主要有雌激素（雌二醇及雌酮）、孕激素和少量雄激素。故选 C。

20. B 【解析】无排卵性功能失调性子宫出血临床上最常见的症状是不规则子宫出血，特点是月经周期紊乱，经期长短不一，出血量时多时少，甚至大量出血。有时先有短时间的停经，然后发生子宫出血。有时一开始表现为不规则出血。也有时周期尚准，仅表现为经血量增多、经期延长。出血期无下腹痛或其他不适，出血多者可出现贫血。故选 B。

21. A 【解析】子宫内膜异位症病灶多数位于卵巢、子宫骶韧带、子宫下部后壁浆膜层以及直肠陷凹、乙状结肠的腹膜层和直肠阴道隔。其中以侵犯卵巢者最常见，约占 80%。故选 A。

22. D 【解析】尿路梗阻引起尿流不畅，细菌不易被冲洗清除，而在尿流郁积处大量繁殖。再加上梗阻以上部位的尿路组织所受压力增加，影响了组织的血液供应和正常的生理功能，降低了黏膜的抵抗力，故易发生感染。糖尿病无症状细菌尿的发生率为 20%，而且易出现并发症，如肾脓肿、肾周脓肿及急性肾乳头坏死等。长期保留导尿易发生尿路感染，如停留尿管 1 天，感染率约 50%，3～4 天，则可达 90% 以上。外阴皮肤慢性炎症也易引起尿路感染，如女性尿道旁腺炎、外阴炎等。而附睾炎为男性病，不影响排尿，也不会蔓延到输尿管，不属于尿路感染易感因素。故选 D。

23. C 【解析】精神分裂症的临床表现主要是思维障碍、幻觉、情感障碍和行为障碍。其中妄想、幻觉等明显精神病性症状称为“阳性症状”；情感淡漠、社交退缩等精神衰退症状称为“阴性症状”。故选 C。

24. A 【解析】烧伤深度的判定如下。①轻度烧伤：Ⅱ度烧伤面积在 10% 以下。②中度烧伤：Ⅱ度烧伤面积在10%～30%，或Ⅲ度烧伤面积不足10%。③重度烧伤：烧伤总面积在30%～50%，或Ⅲ度烧伤面积为10%～20%，或Ⅱ、Ⅲ度烧伤面积不足上述百分比但已发生休克等并发症、较重的复合伤、呼吸道烧伤。④特重烧伤：总面积在50%以上，或Ⅲ度烧伤面积20%以上，或有严重并发症。故选A。

25. A 【解析】左向右分流型先天性心脏病，是指在心脏左、右心腔间存在异常通道，导致血液出现由左至右的分流，在临床上没有发绀表现的先天性心脏病。其中，房间隔缺损、室间隔缺损、动脉导管未闭是较常见的左向右分流型先天性心脏病。故选A。

26. C 【解析】骨折的特有体征包括畸形、异常活动、骨擦音或骨擦感。三种体征只要出现一种即可诊断骨折，未见三种体征不能排除骨折。故选C。

27. E 【解析】被控制妄想，指坚信自己意志被外部势力或外部意志所取代或控制而不能自主。用于描述被动综合征，以突出的被控制妄想与假性幻觉为主。故选E。

28. B 【解析】高危儿：①孕龄<37周或≥42周。②出生体重<2500g。③巨大儿（≥4000 g）。④出生后1分钟Apgar评分≤4分。⑤产时感染。⑥高危孕产妇的胎儿。⑦手术产儿。⑧新生儿的兄姐有新生儿期死亡。⑨双胎或多胎儿。故选B。

29. A 【解析】我国多把28周≤胎龄<37周（259天）出生的新生儿称为早产儿，这一定义不考虑体重。国外早产儿多指孕周满20周至不满37周，体重在500g至不足2500g者。故选A。

30. D 【解析】甲状腺功能减退症患儿常为过期产，出生体重常大于第90百分位，身长和头围可正常，前、后囟大，胎便排出延迟，生后常有腹胀、便秘、脐疝，易被误诊为先天性巨结肠。故选D。

31. D 【解析】急性脊髓炎患者应每2小时翻身1次，以免皮肤长期受压。可在小腿部垫一气圈，将足部悬起，促进血液循环，而非下垂位。有经济条件者可用电动充气气褥。加强营养，增强机体的抵抗力。长期卧床的患者应保持足部功能位，以利于愈后的康复锻炼。故选D。

32. B 【解析】子宫在产后1周缩小至约妊娠12周大小；产后10天，在腹部扪不到子宫底；产后6周恢复到非妊娠期的子宫大小。产后1周，宫颈外形及宫颈内口恢复至未孕状态；产后4周时，宫颈完全恢复至正常形态。故选B。

33. A 【解析】如内生软骨瘤诊断成立，则应行病灶刮除术及自体骨植骨术。手术疗效较好。手术中应特别注意勿将软骨块移植到软组织中。如果需要第二次手术，则应将第1次入路经过的组织一并切除。如果有恶性变或复发可采用局部整块切除。必要时可做截肢术。故选A。

34. C 【解析】泌尿、男性生殖系统结核是全身结核的一部分，多继发于肺结核，少数继发于骨关节结核或消化道结核。故选C。

35. A 【解析】语言发育必须具备正常的发音器官、听觉和大脑语言中枢，与周围人的交往促进了语言的发育。小儿语言发育三个阶段的顺序是发音、理解、表达。故选A。

36. D 【解析】凡有颅内压升高的患者，应留院观察。密切观察意识、瞳孔、血压、呼吸、脉搏及体温的变化。频繁呕吐者应暂禁食，以防吸入性肺炎。对意识不清的患者及咳痰困难者要考虑做气管切开术，以保持呼吸道通畅。用轻泻药来疏通大便，不能让患者用力排便，不可做高位灌肠，以免颅内压骤然升高。静脉补液以保持尿量。故选 D。

37. A 【解析】贫血按病因和发病机制可分为红细胞生成减少、红细胞破坏过多和失血过多。①红细胞生成减少：干细胞增生异常，如造血干细胞异常（再生障碍性贫血）、红系祖细胞异常（纯红细胞再生障碍性贫血、肾衰竭性贫血）；造血原料缺乏或利用障碍，如维生素 B_{12} 缺乏或叶酸缺乏（巨幼细胞贫血）、铁缺乏或失利用（缺铁性贫血）；原因不明的或多机制，如白血病、骨髓增生异常综合征、慢性病性贫血。②红细胞破坏过多：溶血性贫血。③失血过多：失血性贫血。故慢性感染性贫血应属于红细胞生成减少。故选 A。

38. A 【解析】卵巢动脉是自腹主动脉发出的，不是髂内动脉前干的分支。子宫动脉（其输卵管支分布于输卵管）、阴道动脉（可分布于膀胱顶、膀胱颈）和阴部内动脉是髂内动脉前干的分支。故选 A。

39. D 【解析】吉兰-巴雷综合征的治疗主要包括对症支持、针对病因治疗。措施：①加强呼吸功能的维护，保持呼吸道通畅，对可能发展为呼吸麻痹者，宜早行气管插管和机械通气。故 A 正确，D 错误。②肺部并发症的防治，定期翻身、拍背，定期充分吸痰，并注意无菌操作，预防肺部感染，早期选用适量抗生素。故 B、C 正确。③防止电解质紊乱，有条件时对重症患者进行心、肺功能监护。④保证足够的营养、水分和休息。⑤血浆交换疗法。故 E 正确。故选 D。

40. E 【解析】精神检查时常需与患者进行良好的沟通，其技巧包括倾听、接受、肯定、澄清、善于提问、重构、代述和鼓励患者表达，不包括与患者辩论纠正，故选 E。

41. D 【解析】急性肾小球肾炎的治疗以休息及对症治疗为主，急性肾衰竭者应予透析，待其自然恢复。不宜应用激素及细胞毒类药物。故选 D。

42. C 【解析】雌三醇是胎盘产生的一种雌激素，并在孕妇血和尿中检测到，雌三醇可用于检测胎盘功能并预测胎儿的健康状况，目前雌三醇测定也是围产期监护的一项重要指标。故选 C。

43. E 【解析】佝偻病早期血清 25-(OH)D_3 即明显降低，是可靠的诊断标准。其正常值为 10～60μg/L。故选 E。

44. A 【解析】食物中铁以三价铁为主，必须在酸性环境中或有还原剂如维生素 C 存在下还原成二价铁才便于吸收。十二指肠和空肠上段肠黏膜是吸收铁的主要部位。故选 A。

45. E 【解析】影响分娩的四大因素为产力、产道、胎儿及精神心理因素。其中产力包括子宫收缩力、腹壁肌和膈肌收缩力、肛提肌收缩力。其中子宫收缩力是临产后的主要产力。故选 E。

46. D 【解析】体内维生素 D 的主要为皮肤内 7-脱氢胆固醇经紫外线照射生成。故选 D。

47. D 【解析】断肢在行再植手术之前应用无菌或清洁敷料包扎后干燥冷藏。故选 D。

48. A 【解析】风疹是由风疹病毒引起的一种儿童常见的病毒性发疹性传染病，其临床特征为全身症状轻，皮疹类似于轻型麻疹，为持续约 3 天的斑丘疹，枕后、耳后和颈后淋巴结肿大及压痛。一般隔离患者至出疹后 5 天。故选 A。

49. A 【解析】婴儿期是第一个生长高峰，以后生长速度逐渐减慢，至青春期生长速度又加快，出现第二个生长高峰。但婴儿期生长发育最迅速。故选 A。

50. C 【解析】髋关节脱位复位时需肌肉松弛，必须在全身麻醉或椎管内麻醉下行手法复位。常用 Allis 手法复位，即提拉法。故选 C。

51. C 【解析】木僵指患者不言不语、不吃不喝、不动，言语活动和动作行为处于完全的抑制状态，大小便潴留。由于吞咽反射的抑制，大量唾液积存在口腔内，侧头时顺着口角外流。但抑郁症患者的意识是清晰的。故选 C。

52. A 【解析】Graves 病的诊断首先是甲状腺功能亢进症的诊断即高代谢症状和体征，甲状腺肿大，血清总 T_4、游离 T_4 增高，TSH 降低，故选 A。

53. B 【解析】肾癌组织病理多种多样。透明细胞癌是其主要构成部分，占肾癌的 70%~80%。此外还有颗粒细胞癌和梭形细胞癌。故选 B。

54. C 【解析】惊恐发作是一种突如其来的惊恐体验，其症状往往是患者自我感受到的表现，患者在某些情况下突然感到惊恐、失控感、发疯感、崩溃感、好像死亡将来临，惊恐万状，四处呼救，同时伴有严重的自主功能失调，起病快，终止也快，其表现将持续数分钟或几十分钟的急性症状，发作呈自限性，但没有意识障碍。故选 C。

55. B 【解析】糖无氧氧化的最后两步反应：①磷酸烯醇式丙酮酸在丙酮酸激酶的催化下生成丙酮酸；②丙酮酸在乳酸脱氢酶的催化下生成乳酸，此反应可逆。B 正确。己糖激酶可催化葡萄糖生成葡糖-6-磷酸。HMG-CoA 还原酶是胆固醇合成的关键酶。丙酮酸羧化酶可催化丙酮酸生成草酰乙酸。琥珀酰 CoA 合成酶可催化琥珀酰 CoA 生成琥珀酸。故选 B。

56. B 【解析】溴隐亭是一种半合成麦角碱衍生物，为多巴胺受体激动药，可抑制催乳素（PRL）合成和释放，并直接作用于垂体肿瘤和 PRL 细胞遏制肿瘤生长和阻抑 PRL、生长激素（GH）、促甲状腺激素（TSH）和促肾上腺皮质激素（ACTH）分泌。溴隐亭疗法适用于各种类型高催乳素血症，也是垂体腺瘤的首选疗法。故选 B。

57. D 【解析】脐带是连接胎儿与胎盘的条索状组织，一端连于胎儿腹壁脐轮，另一端附着于胎盘胎儿面。故选 D。

58. D 【解析】分娩损伤是子宫脱垂最主要的病因，盆底组织发育不良或退行性病变，以及长期腹压增加亦是其原因。故选 D。

59. B 【解析】患者为慢性病史，血尿、蛋白尿、变形红细胞尿，支持慢性肾小球肾炎的诊断，故选 B。该患者无大量尿蛋白和低蛋白血症，肾病综合征可能性不大，不选 A。急性肾小球肾炎常为急性起病，出现血尿、蛋白尿、水肿和高血压，并可伴有一过性氮质血症，不选 C。无症状性血尿和/或蛋白尿既往称为隐匿肾小球肾炎，系指无水肿、高血压及肾功能损害，而仅表现为肾小球性血尿和/或蛋白尿的一组肾小球疾病，不选 D。慢性间质性肾炎首先出现肾小管功能损害，表现为夜尿多、低比重及低渗透压尿，肾性糖尿乃至范科尼（Fanconi）综合征，而后出现肾小球功能受损等表现，不选 E。

60. B 【解析】管形石膏外固定后，如遇持续剧烈疼痛、患肢麻木、颜色发紫和皮温下降，则首先考虑是石膏绷带包扎过紧引起的肢体受压，应立即将石膏拆除减压。故选 B。

61. D 【解析】患者为青少年，发病前有上呼吸道感染，随后出现水肿、血尿、蛋白尿，伴有血压升高，因此考虑为急性肾小球肾炎。确诊该病最有意义的检查为肾活检。故选 D。

62. D 【解析】患者血 LH/FSH ≥ 2，则高度怀疑为多囊卵巢综合征，结合其有肥胖、不孕、月经稀发的表现，考虑为多囊卵巢综合征。本病的内分泌特征有雄激素过多、雌酮过多、黄体生成素与卵泡刺激素的比值（LH/FSH）增大、胰岛素过多，不包括高孕激素血症，故选 D。

63. B 【解析】硬脑膜外血肿患者意识变化的典型特征是昏迷—清醒—再昏迷，即意识障碍有“中间清醒期”，伤后有短暂的原发性昏迷。在血肿未形成前意识恢复，当血肿形成增大，颅内压升高可出现再次昏迷。故选 B。

64. A 【解析】诊断内分泌疾病时，常使用兴奋试验或抑制试验来进行功能诊断。兴奋试验的目的是检测内分泌腺的激素储备量，抑制试验多适用于激素分泌亢进的情况。该患者疑为内分泌腺体功能低下，故不需做抑制试验，其他选项均有助于诊断及鉴别诊断。故选 A。

65. E 【解析】葡萄球菌肺炎是急性肺化脓性炎症，多急骤起病，高热、寒战、胸痛，脓性痰，病变较大或融合时可有肺实变体征。外周血白细胞计数明显升高，中性粒细胞比例增加，核左移。胸部 X 线检查显示肺段或肺叶实变，可早期形成空洞，或呈小叶状浸润，其中有单个或多发的液气囊腔。结合题干，该患者最可能感染的病原菌为金黄色葡萄球菌。故选 E。

66. A 【解析】腓总神经易在腘部及腓骨小头处损伤，导致小腿前外侧伸肌麻痹，出现足背屈、外翻功能障碍，呈内翻下垂畸形。患者有外伤史，症状表现符合上述特点，故选 A。

67. E 【解析】患者为青年女性，输卵管结扎术后 3 周出现阴道出血、排膜状物，突感下腹部疼痛，有移动性浊音、腹部压痛、反跳痛，考虑可能有腹腔积血。结合其后穹隆饱满，宫颈举痛，考虑为输卵管妊娠破裂，故选 E。

68. D 【解析】生殖器结核好发于 20 ~ 40 岁妇女，常见临床表现为不孕、月经失调、下腹坠痛及发热、盗汗等全身症状。子宫一般发育较差，若附件受累，在子宫两侧可触及条索状的输卵管或输卵管与卵巢等粘连形成的大小不等及形状不规则的肿块，质硬、表面不平，呈结节状突起，或可触及钙化结节。本例符合上述特点，考虑为输卵管结核。子宫内膜异位症常有继发性痛经，进行性加重。盆腔炎性疾病后遗症常有慢性盆腔痛，若为输卵管病变，则在子宫一侧或两侧触到呈索条状增粗的输卵管，并有轻度压痛。子宫腺肌病常见子宫增大。故选 D。

69. E 【解析】患者有流行病学史（吸毒史），依据发热、皮疹、腹泻、消瘦等表现，考虑可能为艾滋病。HIV 抗体阳性最有助于确立诊断，故选 E。

70. E 【解析】急性附睾炎发病突然，全身症状明显，可有畏寒、高热，患侧阴囊明显肿胀、阴囊皮肤发红、发热、疼痛，并沿精索、下腹部以及会阴部放射。根据患者的表现考虑为急性附睾炎，故选 E。

71. D 【解析】漏斗型骨盆的特点是中骨盆及骨盆出口平面均明显狭窄，使坐骨棘间径和坐骨结节间径缩短，坐骨切迹宽度小于 2 横指，耻骨弓角度小于 90°，坐骨结节间径加出口后矢状径小于 15cm。该孕妇除坐骨结节间径小于正常值外，其余均正常，属于漏斗形骨盆。故选 D。

72. E 【解析】抑郁症的主要症状包括兴趣下降或缺乏、“三无”症状（无望、无助和无价值）、“三自”症状（自责、自罪和自杀）。结合患者表现，考虑为抑郁症。故选 E。

73. C 【解析】患者急性起病，以发热、出血、贫血为主要表现，有肝、脾、淋巴结肿大，伴关节痛，白细胞计数增多，符合急性白血病的诊断，C 正确。风湿热主要表现为心脏炎、游走性关节炎、舞蹈病、环形红斑和皮下小结，实验室检查白细胞计数增多伴核左移，常有轻度贫血、血小板计数正常，故不选 A。病毒感染时一般全身症状较轻，血常规常以淋巴细胞比例增高为主，故不选 B。淋巴瘤临床表现以进行性无痛性淋巴结肿大为主，白细胞计数多正常或轻度增多，故不选 D。系统性红斑狼疮主要表现有蝶形红斑、皮疹、脱发、尿蛋白等，血清抗核抗体、抗双链 DNA 抗体阳性，与患者表现不符，不选 E。

74. E 【解析】糖尿病肾病常见于病史超过 10 年的患者，其主要诊断指标是微量蛋白尿。根据题目中患者的糖尿病病史、临床表现，考虑患者为糖尿病肾病的可能性较大，蛋白丢失造成患者营养差、水肿、低蛋白血症，故选 E。

75. D 【解析】患者病史较长，双手关节反复肿胀伴晨僵，活动后缓解，符合类风湿关节炎的临床诊断，故本题选 D。骨关节炎的主要改变是关节软骨面的退行性变和继发性的骨质增生，表现为关节疼痛和活动不灵活，A 错误。痛风是尿酸堆积造成的，尿酸结晶堆积在软骨、软组织、肾脏以及关节处，在关节处的沉积会造成剧烈的疼痛，B 错误。银屑病关节炎即关节病型银屑病，病程迁延，易复发，晚期形成关节强直，导致残疾，C 错误。风湿性关节炎是风湿热的主要表现之一，多以急性发热及关节疼痛起病，典型表现是轻度或中度发热，游走性多关节炎，E 错误。

76. C 【解析】患儿间断性抽搐，发育落后，皮肤色泽浅，头发较黄，可见湿疹，考虑苯丙酮尿症可能。血氨基酸分析可提供生化诊断依据，同时可鉴别其他可能的氨基酸、有机酸代谢缺陷。尿三氯化铁试验一般用于对较大婴儿和儿童的初筛。故选 C。

77. A 【解析】根据患者表现，可能为丹毒。其临床表现为起病急，局部出现界限清楚之片状红疹，颜色鲜红，并稍隆起，压之褪色。皮肤表面紧张炽热，迅速向四周蔓延，右小腿烧灼样痛，是由乙型溶血性链球菌所致的急性真皮炎症。故选 A。

78. B 【解析】根据患者有弯腰劳动史，腰痛、左下肢放射痛及左小腿皮肤感觉障碍，直腿抬高试验阳性，X 线片未见异常，首先考虑为腰椎间盘突出症。故选 B。

79. D 【解析】卵巢囊肿蒂扭转为常见的妇科急腹症，典型症状是突然发生一侧下腹剧痛，常伴恶心、呕吐。妇科检查触及肿物张力大，压痛，尤以瘤蒂部压痛明显。患者表现符合卵巢囊肿蒂扭转的特点，故选 D。

80. D 【解析】子宫脱垂分度：①Ⅰ度，宫颈外口距处女膜缘小于 4cm，尚未达到处女膜缘为轻型；宫颈外口已达处女膜缘，在阴道口能见到宫颈为重型。②Ⅱ度，宫颈已脱出于阴道口外，宫体仍在阴道内为轻型；部分宫体脱出至阴道口外为重型。③Ⅲ度，宫颈及宫体全部脱出至阴道口外。故选 D。

81. A 【解析】根据患者糖尿病病程，考虑为糖尿病肾病的可能性较大。肾小球性蛋白尿可分为选择性蛋白尿和非选择性蛋白尿。前者尿中以白蛋白为主，见于微小病变性肾病和早期糖尿病肾病；后者尿中有大分子量的蛋白，见于其他各种肾小球疾病。故选 A。

82. C 【解析】根据该患者血压升高，Hb 减少，BUN 和 Scr 升高，尿液检查的改变可初步考虑为肾功能不全。此类患者在饮食和营养治疗方面既要保证能量的供应，又要限制蛋白质的摄入，即主要给予碳水化合物和脂肪供应、低蛋白饮食，故选项 C 错误。尽可能地减少钠、钾、氯、磷的摄入，故应采取选项 D 和 E。应控制血压，并且要坚持“量入为出”的原则控制液体入量，故应采取选项 A 和 B。故选 C。

83. C 【解析】食管黏膜下静脉曲张是肝硬化失代偿期的表现。患者有慢性肝炎史，可能为乙肝病毒肝炎后肝硬化。目前出现肝大、甲胎蛋白阳性，初步考虑为肝硬化伴肝细胞性肝癌。故选 C。

84. C 【解析】深Ⅱ度烧伤时也可有水疱，但去疱皮后，创面微湿，红白相间，痛觉较迟钝。根据患者表现诊断为浅Ⅱ度。烧伤面积为（双足 7% + 双小腿 13%）/2 = 10%。故选 C。

85. C 【解析】细菌性痢疾常有畏寒高热，可有黏液脓血便，常伴里急后重。肠伤寒多表现为长期高热，可有腹部不适、腹胀，便秘或腹泻，下腹轻压痛；肠出血多发生于病程 2 ~ 3 周，出血量大者可出现黑便或暗红色血便、循环血量不足的表现等。血吸虫病常有疫水接触史，表现为发热、变态反应及消化道症状。溃疡性结肠炎也可见黏液脓血便，但一般无腥臭味。阿米巴痢疾患者少有发热，粪便为暗红色果酱状、量中等、有腐败腥臭味，以血为主，血中带脓。该病例符合阿米巴痢疾的特点。故选 C。

86. C 【解析】正常发育小儿 1 岁时身高达 75cm，2 岁时身高达 87cm。1 岁时体重约 9kg，2 ~ 12 岁时体重(kg) = 年龄(岁) ×2+8。乳牙 3 岁出齐，2 岁内乳牙数约等于其月龄减 4 ~ 6。1 岁左右逐渐会走，弯腰取东西，能说出物品及自己的名字；18 个月能认识和指出身体各部分；2 岁能双脚跳，会用勺子吃饭。结合该小儿发育特点，其最可能为 2 岁。故选 C。

87. E 【解析】肾综合征出血热的临床特征为出血、发热、肾脏损害。发热时伴全身中毒症状，以头痛、腰痛、眼眶痛最为突出，消化道症状明显，发热 2 日后出现小血管损伤，可有颜面、颈及上胸部皮肤明显充血潮红。发病早期即可出现蛋白尿，尿量减少，肾区有叩击痛。结合该患者发病特点，首先考虑为肾综合征出血热，故选 E。

88. C 【解析】患者无明显感染征象，没有 Charcot 三联征（腹痛寒战、高热、黄疸），Murphy 征（-），排除急性胆管炎和急性胆囊炎。患者压痛局限在右上腹，无后腰部放射痛，不考虑急性胰腺炎。急性胃炎常表现为上腹部不适，恶心呕吐，剑突下轻压痛。该患者既往有胆囊结石，右上腹阵发性绞痛，伴恶心、呕吐，首先考虑胆囊结石合并急性胆绞痛。故选 C。

89. B 【解析】根据患者有肉眼血尿、肾盂充盈缺损、尿中发现肿瘤细胞，初步诊断为肾盂癌。治疗选择手术，需切除患侧肾脏及全长输尿管，还应切除输尿管开口部位的膀胱壁。故选 B。

90. B 【解析】胃大部切除术后，可引起胃酸分泌不足，食物快速进入空肠，绕过十二指肠，均使铁吸收减少。该患者有头晕、乏力、面色苍白等贫血表现，实验室检查示红细胞计数、血红蛋白水平降低，结合其手术史，考虑最可能为缺铁性贫血。步态不稳，深感觉减退是巨幼细胞贫血的临床表现。故选 B。

91. E 【解析】滴虫阴道炎主要症状是阴道分泌物增多及外阴瘙痒，分泌物特点为稀薄脓性、黄绿色、泡沫状、有臭味，故不选 A。外阴阴道假丝酵母菌病主要表现为白带增多，呈白色豆渣样或凝乳样，外阴痒，可伴外阴、阴道烧灼感，故不选 B。急性淋病常有不洁性交史，阴道分泌物常为脓性，故不选 C。萎缩性阴道炎又称老年性阴道炎，与患者年龄不符，故不选 D。故选 E。

92. B 【解析】外阴阴道假丝酵母菌病主要表现为外阴阴道瘙痒、阴道分泌物增多，部分患者有外阴部灼痛、性交痛及排尿痛。外阴水肿、红斑，小阴唇内侧及阴道黏膜上附有白色块状物，擦除后露出红肿黏膜面，急性期可见糜烂及浅表溃疡。本病例为外阴阴道念珠菌病的表现，治疗以抗真菌药为主，常用唑类抗真菌药。故选 B。

93. C 【解析】患者烧伤部位出现大水疱，疼痛明显，诊断为浅Ⅱ度烧伤。创面可用 1：1000 苯扎溴铵或 1：2000 氯己定清洗、移除异物；浅Ⅱ度水疱皮应予保留，水疱大者可用消毒空针抽去水疱液。深度烧伤的水疱皮应予清除。故选 C。

94. D 【解析】支原体肺炎的临床表现为发病缓慢，早期有乏力、头痛、咽痛等症状，多为中等度发热，突出症状为阵发性刺激性咳嗽，可有少量黏痰或脓性痰，也可有血痰，部分患者无明显症状。肺部检查多数无阳性体征，部分患者可有干、湿啰音。实验室检查血白细胞计数正常或稍增多，痰液尤其是支气管吸出分泌物培养分离出肺炎支原体可确诊。胸部 X 线片检查无特异性，常为间质性肺炎或实质性肺炎等表现。综上该患者最可能诊断为支原体肺炎。故选 D。

95. C 【解析】新生儿缺氧缺血性脑病指在围产期窒息而导致脑的缺氧缺血性损害，临床出现一系列脑病表现，围产期窒息是本症的主要病因。根据该患儿出生 1 分钟阿普加评分，考虑为重度窒息，结合其发绀、嗜睡等临床表现，考虑为新生儿缺氧缺血性脑病。故选 C。

96. A 【解析】根据患儿表现初步考虑为营养性巨幼细胞贫血，其主要临床特点是大细胞性贫血、神经精神症状、骨髓中出现巨幼红细胞、维生素 B_{12} 和/或叶酸治疗有效。血常规表现为以大红细胞为主，红细胞计数的减少比血红蛋白水平的减少更为明显。故选 A。

97. C 【解析】根除幽门螺杆菌治疗方案，疗程可为 7 天、10 天或 2 周。研究报道显示长疗程的疗效优于短疗程。故选 C。

98. D 【解析】短暂性脑缺血发作好发于中老年人，患者多伴有高血压、动脉粥样硬化、糖尿病或高血脂等脑血管病危险因素，常表现为一过性脑缺血，临床症状一般不超过 1 小时，CT 检查无阳性发现。根据题干信息，考虑患者最可能为短暂性脑缺血发作。故选 D。

99. C 【解析】有机磷农药中毒迟发型多发性神经病变主要发生在急性中毒症状消失后 2～3 周，故不选 E。中间型综合征多发生在重度中毒后 24～48 小时和复能药用量不足的患者，表现为经治疗胆碱能危象消失、意识清醒或未恢复意识、迟发性多发神经病发生前，突然出现颈项肌、四肢近端肌无力和第Ⅲ、Ⅶ、Ⅸ、Ⅹ对脑神经支配的肌肉无力，可引起通气障碍性呼吸困难或衰竭，可导致死亡。结合患者表现，考虑为中间型综合征，故选 C。

100. A 【解析】多发性骨髓瘤早期主要症状是骨痛，主要病变在扁骨，骨髓瘤细胞对骨骼的浸润和破坏，常导致骨质疏松、溶骨性破坏和病理性骨折。骨肉瘤好发部位为股骨远端、胫骨近端和肱骨近端的干骺端，X 线片可见 Codman 三角或呈“日光射线”形态。带状疱疹好发于肋间神经、脑神经和腰骶神经支配区域，皮损沿某一周围神经呈带状排列，一般不超过中线。转移性骨肿瘤好发于躯干骨，有原发肿瘤病史。老年性骨质疏松症骨痛常为弥漫性，无固定部位，检查不能发现压痛区。故选 A。

101. D 【解析】肠瘘可导致体内碱性物质丢失，结合其 pH 明显降低，首先考虑为代谢性酸中毒，故选 D。

102. B 【解析】呼吸困难是心包积液最主要的症状，大量积液时可出现颈静脉怒张、肝肿大和肝颈静脉回流征阳性。根据题干信息，考虑患者心包积液量较大，心包穿刺可以解除心脏压塞和减轻大量渗液引起的压迫症状。故选 B。

103. C 【解析】根据题干信息，患者为脑脊液鼻漏。治疗上需预防颅内感染，不可堵塞或冲洗，故 A、B 项均错误。不做腰椎穿刺，D 错误。取头高位卧床休息，E 错误。避免用力咳嗽、打喷嚏和擤涕，同时给予抗生素，故 C 正确。

104. A 【解析】本患者有典型的发热、寒战、大汗，伴有贫血、脾大，且近期有去泰国旅游、被蚊虫叮咬的流行病学史，故首先考虑为疟疾。故选 A。

105. A 【解析】肌阵挛发作表现为快速、短暂、触电样肌肉收缩，可遍及全身，也可限于某个肌群或某个肢体，常成簇发生，声、光等刺激可诱发。强直性发作多见于弥漫性脑损害的儿童，睡眠中发作较多。表现为与强直-阵挛性发作中强直期相似的全身骨骼肌强直性收缩，常伴有明显的自主神经症状，如面色苍白等，如发作时处于站立位可剧烈摔倒。发作持续数秒至数十秒。复杂部分性发作、全面性强直-阵挛发作，均有意识障碍。发作性睡病以日间发作性过度睡眠、猝倒发作和夜间睡眠障碍为主要临床表现。故选 A。

106. D 【解析】根据患者的孕周、合并妊娠期高血压疾病、腹痛、阴道流血及胎心音消失等结果，考虑为Ⅲ级胎盘早剥。处理不及时，严重危及母儿生命，应积极纠正休克、及时终止妊娠、处理相应并发症。剖宫产指征之一为Ⅲ级胎盘早剥，产妇病情恶化，胎儿已死，不能立即分娩者，故选 D。

107. D 【解析】子宫内膜不规则脱落的临床表现为月经周期正常，经期延长，长达 9~10 天，基础体温双相型，但下降缓慢；子宫内膜病理表现为混合型。黄体功能不足常见月经周期缩短，月经频发，有时月经周期虽在正常范围内，但卵泡期延长、黄体期缩短，以致患者不易受孕或在孕早期流产；子宫内膜活检显示分泌反应不良；基础体温双相型，但排卵后体温上升缓慢，上升幅度偏低，维持时间短于 11 日。故选 D。

108. E 【解析】Apgar 评分是临床上评价刚出生新生儿窒息程度的一种简易方法，评分越高表明窒息程度越轻。躯干红、四肢发绀计 1 分，弹足底有些动作计 1 分，四肢能活动计 1 分，心率<100 次/分计 1 分，呼吸不规则计 1 分，共计 5 分，4~7 分为轻度窒息，故选 E。

109. D 【解析】患者为甲状腺功能亢进症术后 3 小时出现呼吸困难，切口进行性肿胀，考虑可能为切口内积血、气管受压导致的呼吸困难，故下一步处理措施是进行手术切口探查，故选 D。

110. E 【解析】急性盆腔炎常见症状为下腹痛、发热、阴道分泌物增多，盆腔检查穹隆触痛明显，宫颈举痛，宫体稍大，有压痛，子宫两侧压痛明显，患者体征符合急性盆腔炎表现，故选 E。卵巢巧克力囊肿破裂多发生于经期前后或性交后，可引起突发性剧烈腹痛，伴恶心、呕吐和肛门坠胀，类似于输卵管妊娠破裂，排除 A。急性阑尾炎主要表现为转移性右下腹痛，故排除 B。卵巢黄体破裂常为下腹一侧突发痛，检查无肿块触及，一侧附件压痛，故排除 C。异位妊娠破裂主要表现为停经史、腹痛、阴道流血，故排除 D。

111. B 【解析】精神分裂症多发于青壮年，常有感知、思维、情感、意志行为障碍和精神活动的不协调，一般没有意识障碍和智能障碍，自知力不全或缺乏。该患者出现一些古怪观念，工作能力下降、社会活动退缩，社会功能水平下降，情感淡漠，表现为缺乏目的性的行为，故最可能的诊断是精神分裂症。故选 B。

112. E 【解析】妊娠满 28 周至不足 37 周，出现规律子宫收缩（20 分钟≥4 次或 60 分钟≥8 次），伴宫颈展平≥80%，宫颈扩张 1cm 以上，诊断为早产临产。部分可伴有少量阴道流血或阴道流液。该患者表现符合早产临产的特点，故选 E。

113. B 【解析】早产的治疗原则为若胎膜完整，胎儿存活，无胎儿窘迫，无宫内感染，无严重妊娠合并症及并发症时，应抑制子宫收缩，尽可能延长至孕 34 周。主要治疗包括卧床休息、促胎肺成熟、抑制子宫收缩（β 肾上腺素能受体激动药、硫酸镁、阿托西班、钙通道阻滞药和前列腺素合成酶抑制药）和控制感染等治疗，故选 B。

114. C 【解析】妊娠<34 周，1 周内有可能分娩的孕妇，应使用糖皮质激素促胎儿肺成熟。故选 C。

115. A 【解析】轮状病毒肠炎，多发于 6～24 个月婴儿，常伴发热和上呼吸道感染，病初即有呕吐，常先于腹泻，黄色水样便或蛋花样便带少量黏液，无腥臭味，常伴发脱水和酸中毒，A 正确。金黄色葡萄球菌肠炎典型大便为暗绿色，量多带黏液，少数为血便，镜检见大量白细胞，排除 B。空肠弯曲菌肠炎常起病急，热性惊厥，腹泻频繁，为黏液状大便，带脓血，有腥臭味，排除 C。抗生素相关性腹泻常有长期使用广谱抗生素史，排除 D。真菌性肠炎表现为大便次数增多，稀黄，泡沫较多，带黏液，可见豆腐渣样细块，偶见血便，镜检可见真菌芽生孢子和假菌丝，排除 E。

116. C 【解析】患儿血清钠低于 130mmol/L，为低渗性脱水。轻度脱水时眼窝稍凹陷，皮肤弹性好；重度脱水时常伴有循环衰竭。结合患儿表现考虑为中度脱水。故选 C。

117. D 【解析】补液的液体应根据脱水性质（等渗、低渗、高渗）分别选用，一般等渗性脱水用 1/2 张含钠液，低渗性脱水用 2/3 张含钠液，高渗性脱水用 1/3 张含钠液。故选 D。

118. C 【解析】无排卵性功能失调性子宫出血多见于青春期和绝经过渡期，最常见的症状是子宫不规则出血，表现为月经周期紊乱，经期长短不一且出血量多少不一，时多时少。出血期无下腹疼痛或其他不适，持续时间长或出血多者可导致贫血。排卵性功能失调性子宫出血多发生于生育期女性，患者有周期性排卵，临床上有可辨认的月经周期。故选 C。

119. D 【解析】刮宫可迅速止血，并具有诊断价值，对于绝经过渡期及病程长的生育期患者应首先考虑刮宫术。故选 D。

120. B 【解析】子宫切除术适用于药物治疗效果不佳、无生育要求、年龄较大、病理诊断为子宫内膜复杂型增生或不典型增生患者。患者目前没有发展到浸润癌，不需要进行淋巴结清扫。故选 B。

121. C 【解析】硬脑膜外血肿典型的临床表现为有中间清醒期，伤后有一过性的意识障碍后清醒，经过一段时间后再度进入昏迷。该患者有头部外伤史，表现符合硬脑膜外血肿的临床特征，故选 C。

122. E 【解析】CT 检查可直接显示硬脑膜外血肿，表现为颅骨内板与脑表面之间的双凸镜形或弓形高密度影。硬脑膜下血肿的CT检查可表现为颅骨内板下新月形高密度影。故选E。

123. D 【解析】精神分裂症单纯型以阴性症状为主症。多以青少年起病，病情进展缓慢，主要表现为个人行为的某些方面发生显著而持久的总体性质改变，表现为丧失兴趣、缺乏目的、懒散、自我专注及社会退缩，极少有幻觉、妄想或仅出现一过性幻觉妄想。根据题干信息，故最可能的诊断为精神分裂症单纯型。故选D。

124. A 【解析】精神分裂症是以特征性的思维和知觉歪曲、情感不恰当或迟钝为特点。患者考虑最可能的诊断为精神分裂症单纯型，最适宜的检查是全面的精神检查。故选A。

125. A 【解析】患者为青年女性，急性起病，表现为发热、出血、贫血，淋巴结和肝脾大，胸骨压痛，血涂片分类可见原始和幼稚细胞，考虑为白血病。淋巴结和肝脾大多见于急性淋巴细胞白血病（ALL）。骨髓细胞学检查可明确诊断，故选A。

126. B 【解析】ALL常用诱导缓解化疗方案有VP（长春新碱、泼尼松）；成人常用VDP（VP+柔红霉素）或VDLP（VDP+左旋门冬酰胺酶）。故选B。

127. C 【解析】当脊髓髓外硬膜内病变时，因压迫症状而出现对侧损伤平面以下浅感觉（痛温觉）障碍，同侧损伤平面以下深感觉（位置觉、振动觉）障碍，同侧肢体呈上运动神经元性损害。根据患者表现，考虑右T_8附近脊髓髓外病变可能。故选C。

128. D 【解析】该患者考虑脊髓髓外病变，髓外肿瘤血流丰富，呈高信号肿块。脊髓髓内病变的MRI检查为梭形膨大影。中央管扩大呈空腔为脊髓空洞症的MRI表现。故选D。

129. A 【解析】脊髓病变或肿瘤生长，体积增大，脊髓受到挤压而逐渐出现脊髓传导束受压症状。典型体征为脊髓半切综合征，表现为病变节段以下，同侧上运动神经元性瘫痪及触觉和深感觉的减退，对侧病变平面2～3个节段以下的痛温觉丧失。故选A。

130. A 131. B 【解析】引起产后出血的主要原因为子宫收缩乏力、胎盘因素、软产道损伤及凝血功能障碍。子宫收缩乏力引起的产后出血，出血发生在胎盘剥离后，流出的血液能凝固。查体见宫底升高，子宫质软、轮廓不清，阴道流血多。故130题选A。软产道损伤引起的产后出血，胎儿娩出后立即发生阴道流血，色鲜红、能凝固，子宫轮廓清楚。故131题选B。若胎儿娩出后10分钟内胎盘未娩出，阴道大量流血、色暗红，应考虑胎盘部分剥离、嵌顿，胎盘部分粘连或植入。凝血功能障碍时，在孕前或妊娠期已有出血倾向，胎儿娩出后阴道持续流血且血液不凝，止血困难。

132. A 133. D 【解析】儿童1岁以内需要完成的计划免疫包括乙肝疫苗、卡介苗、脊灰灭活/减毒活疫苗、百白破混合制剂、麻疹、腮腺炎和风疹联合病毒活疫苗、乙脑减毒/灭活疫苗、A群流脑多糖疫苗。其中新生儿期接种的疫苗是乙肝疫苗、卡介苗。生后2个月时应接种的疫苗是脊灰灭活疫苗。麻疹、腮腺炎和风疹联合病毒活疫苗在8个月时初次接种；百白破混合制剂在生后3个月初次接种。故132题选A，133题选D。

134. C 135. D 【解析】限期手术指在较短的时期内必须进行的手术，如果一直拖延不进行手术治疗，会对患者的生命构成一定的威胁，限期手术多指癌症患者，但是也包括其他疾病的手术，如恶性肿瘤等会继续增长，需限期进行根治术，故134题选C。急诊手术多见于创伤、急腹症、大出血、急性感染等，如急性胰腺炎、急性阑尾炎、急性胆囊炎、幽门梗阻、异位妊娠破裂、腹部钝性伤后的急性腹痛等，故135题选D。

136. B　137. C　【解析】睾丸可触及，排除睾丸鞘膜积液。透光试验阳性排除左斜疝、精液囊肿。挤压不变小排除交通性鞘膜积液。精索鞘膜积液（精索囊肿）多为于腹股沟或睾丸上方，积液囊与睾丸分界明显，故 136 题选 B。交通性鞘膜积液是由于精索部位鞘突在出生后仍未闭合，造成腹腔内液体与鞘膜囊内液体相通，站立时肿物出现，平卧时消失，透光实验阳性，故 137 题选 C。

138. A　139. C　【解析】甲状腺功能亢进症性肌病表现为近端肌肉进行性无力、萎缩，以肩胛带、骨盆带肌群受累为主，故 138 题选 A。黏液性水肿多见于原发性甲状腺功能减退症严重者，多在冬季寒冷时发病，故 139 题选 C。

140. A　141. D　【解析】自身免疫性溶血性贫血实验室检查可见红细胞破坏增加、红系代偿性增生、红细胞寿命缩短，Coombs 试验（+）多见于温抗体型自身免疫性溶血性贫血，故 140 题选 A。缺铁性贫血呈小细胞低色素性贫血，红细胞体积小、中央淡染区扩大，故 141 题选 D。

142. B　143. C　【解析】抗 Sm 抗体特异性高，有助于早期和不典型 SLE 患者的诊断，但与疾病活动无相关性，故 142 题选 B。抗双链 DNA 抗体特异性高，对确诊 SLE 及判定活动性参考价值大，故 143 题选 C。

144. C　145. A　【解析】根据尿中红细胞形态可以判断血尿来源，新鲜尿沉渣相差显微镜检查，变形红细胞尿为肾小球源性，均一形态正常红细胞尿为非肾小球源性。故 144 题选 C，145 题选 A。

146. A　147. B　148. C　【解析】儿童少尿标准：每日尿量学龄儿童<400ml，学龄前儿童<300ml，婴幼儿<200ml。故 146 题选 A，147 题选 B，148 题选 C。

149. C　150. D　【解析】霍奇金淋巴瘤的治疗上主要采用化疗加放疗的综合治疗，常应用 ABVD 方案（多柔比星、博来霉素、长春地辛、达卡巴嗪），完全缓解率优于 MOPP 方案，此方案中没有烷化剂，不易引起第二肿瘤和不育症，为目前临床首选化疗方案。故 149 题选 C。侵袭性淋巴瘤以化疗为主，必要时补充局部放射治疗，化疗以 CHOP 方案为主。弥漫性大 B 细胞淋巴瘤为 B 细胞侵袭性淋巴瘤，故 150 题选 D。

210-1

2024全国临床执业助理医师资格考试冲刺试卷与解析（二）

（医学综合笔试部分）

第一单元

考试日期：20××年×月×日

考试时间：9：00～11：00

考生姓名：________

准考证号：________

考 场 号：________

中国协和医科大学出版社

北 京

A_1 型选择题

答题说明

每一道考题下面有 A、B、C、D、E 五个备选答案，请从中选择一个最佳答案。

1. 医学伦理学的基本原则不包括
   A. 有利原则
   B. 不伤害原则
   C. 知情原则
   D. 自主原则
   E. 公正原则
2. 心搏骤停最重要的诊断依据是
   A. 大动脉搏动消失
   B. 手足抽搐
   C. 桡动脉搏动消失
   D. 呼吸断续
   E. 呼之不应
3. 患者排柏油样便最可能出血的部位是
   A. 胃
   B. 回肠
   C. 空肠
   D. 乙状结肠
   E. 直肠
4. 肝硬化最常见的并发症是
   A. 上消化道大量出血
   B. 感染
   C. 肝性脑病
   D. 原发性肝癌
   E. 门静脉血栓形成
5. 在病例对照研究中，估计某因素与某疾病关联强度的指标是
   A. 比值比
   B. 某因素的暴露率
   C. 某人群中该病的发病率
   D. 某人群中该病的患病率
   E. 某人群中该病的罹患率
6. 食管癌患者有持续性胸背痛，多提示
   A. 癌已侵犯食管外组织
   B. 癌肿部有炎症
   C. 有远处血行转移
   D. 癌肿较长
   E. 食管气管瘘
7. 容易并发脓气胸的肺炎是
   A. 肺炎链球菌肺炎
   B. 支原体肺炎
   C. 病毒性肺炎
   D. 肺炎克雷伯菌肺炎
   E. 葡萄球菌肺炎
8. 脂褐素大量增加最常见于
   A. 细胞萎缩
   B. 细胞坏死
   C. 细胞凋亡
   D. 细胞水样变性
   E. 细胞玻璃样变性
9. 不属于食品污染的是
   A. 肉类制品检出过量亚硝酸盐
   B. 压榨花生油过程中换入黄曲霉毒素
   C. 河豚中检出河豚毒素
   D. 粮食中残留有机磷农药
   E. 动物性食品中检查出沙门菌
10. 一般不会出现蜘蛛痣的部位是
    A. 面部
    B. 胸部
    C. 上肢
    D. 颈部
    E. 腹部
11. 结肠癌最早出现的症状是

A. 贫血
B. 腹部肿块
C. 排便习惯改变
D. 腹部隐痛
E. 肠梗阻症状

12. 抑制结核分枝杆菌 DNA 与细胞壁合成的抗结核药是
A. 异烟肼
B. 利福平
C. 吡嗪酰胺
D. 乙胺丁醇
E. 链霉素

13. “比奈-西蒙量表”属于一种
A. 人格测验
B. 智力测验
C. 投射测验
D. 评定量表
E. 神经心理测验

14. Ⅱ型呼吸衰竭时患者肺功能改变主要是
A. 动-静脉样分流增加
B. 通气/血流比例失调
C. 肺泡通气功能障碍
D. 弥散功能障碍
E. 机体氧耗量增加

15. 慢性阻塞性肺疾病（COPD）的主要特征是
A. 大气道阻塞
B. 小气道阻塞
C. 双肺哮鸣音
D. 桶状胸
E. 胸部 X 线片显示肺野透亮度增加

16. 慢性萎缩性胃体胃炎的发病原因主要是
A. 慢性缺氧
B. 与胆汁反流有关
C. 与长期吸烟、饮酒有关
D. 由 B 型萎缩性胃炎（胃窦胃炎）发展而来
E. 与自身免疫有关

17. 感染性心内膜炎的抗生素治疗原则是
A. 在血培养结果回报之前避免使用抗生素
B. 体温正常后需及时停药
C. 连续使用足量敏感抗生素
D. 应尽量使用抗生素 4 ~ 8 周
E. 需联合使用 2 种抗生素

18. 下列选项属于“阳”的属性特点的是
A. 下降
B. 静止
C. 寒冷
D. 洪脉
E. 面色晦暗

19. 有关肿瘤细胞分化的叙述，错误的是
A. 恶性肿瘤的分化程度不同，其恶性程度亦不同
B. 恶性肿瘤可分为高分化、中分化与低分化（或未分化）
C. 酶的活性并不随分化程度的高低而增高或降低
D. 未分化显示高度恶性，核分裂较多
E. 高分化接近正常分化程度，恶性程度低

20. 可引起男子乳房女性化和妇女多毛症的药物是
A. 甘露醇
B. 螺内酯
C. 呋塞米
D. 糖皮质激素
E. 氢氯噻嗪

21. 医患沟通中的非言语沟通形式不包括
A. 目光接触
B. 引导话题
C. 面部表情
D. 人际距离
E. 身段姿态

22. 最有助于诊断感染性心内膜炎的辅助检查是

A. 胸部 X 线检查
B. 心电图
C. 超声心动图
D. 心血管造影
E. 心脏 CT

23. 结核性胸腔积液的治疗过程中，进行胸腔穿刺抽液，每次抽液量不宜超过1000ml，是为了避免
A. 发生复张性肺水肿
B. 发生胸膜反应
C. 发生胸痛
D. 发生脱水
E. 发生感染

24. 两样本均数比较的 t 检验，差别有统计学意义时，P 越小，说明
A. 越有理由认为两总体均数的差别很大
B. 越有理由认为两总体均数不同
C. 两总体均数的差别越大
D. 两总体均数的差别不大
E. 越有理由认为两样本均数不同

25. 不属于宫颈癌临床表现的是
A. 绝经后阴道流血
B. 接触性阴道流血
C. 血性白带
D. 不孕
E. 阴道排液

26. 下列各项中，对诊断急性肺水肿最有特征性的是
A. 气促、发绀、烦躁不安
B. 肺动脉瓣第二心音亢进
C. 心尖区可闻及奔马律
D. 肺部有哮鸣音
E. 呼吸困难伴咳粉红色泡沫样痰

27. 下列提示出血坏死型胰腺炎的检查结果是
A. 血淀粉酶明显升高（5 倍以上）
B. 血脂肪酶明显升高（5 倍以上）
C. 血钾<2.5mmol/L
D. 血钙<2.0mmol/L
E. 血钠<125.0mmol/L

28. 属于不可逆性病变的是
A. 水泡变性
B. 脂肪变性
C. 核碎裂
D. 线粒体肿胀
E. 内质网扩张

29. 长期饥饿时体内能量的主要来源是
A. 葡萄糖
B. 泛酸
C. 磷脂
D. 胆固醇
E. 甘油三酯

30. 下列氨基酸可在体内转化为 γ-氨基丁酸（GABA）的是
A. 谷氨酸
B. 色氨酸
C. 苏氨酸
D. 天冬氨酸
E. 蛋氨酸

31. 下列哪种碱基只存在于 mRNA 而不存在于 DNA 中
A. 腺嘌呤
B. 胞嘧啶
C. 鸟嘌呤
D. 尿嘧啶
E. 胸腺嘧啶

32. 关于溶血反应的治疗，哪项是不恰当的
A. 肝素治疗
B. 20% 甘露醇 250ml 快速静脉滴注
C. 减慢输血速度至每分钟 10 滴
D. 5% 碳酸氢钠 250ml 静脉滴注
E. 输血浆

33. 疾病的流行强度，大体可用下面哪项中的术语表示
A. 暴发、流行、大流行、周期性

B. 散发、流行、暴发、大流行

C. 散发、流行、大流行、周期性

D. 短期波动、季节性、周期性、大流行

E. 季节性、流行、暴发、长期变动

34. 亚硝酸盐食物中毒的机制是

A. 生成高铁血红蛋白

B. 溶血作用

C. 胆碱酯酶活性抑制药

D. 毛细血管扩张

E. 巯基酶失活

35. 关于酶的活性中心，叙述正确的是

A. 酶原有能发挥催化作用的活性中心

B. 由一级结构上相互邻近的氨基酸组成

C. 必需基团存在的唯一部位

D. 可与底物特异结合，将底物转化为产物

E. 含结合基团和催化基团

36. 周围型肺癌的典型 X 线影像特点不包括

A. 胸壁空洞，内见液平

B. 团块呈分叶状

C. 胸膜凹陷征

D. 孤立性团块影

E. 团块有毛刺

37. 红细胞不具有

A. 运输氧和二氧化碳的能力

B. 较强的缓冲能力

C. 止血和凝血能力

D. 渗透脆性

E. 悬浮稳定性

38. 依据个体的心理和行为是否符合其社会生活环境与行为规范来判断心理是否健康的研究角度属于

A. 生理学角度

B. 经验学角度

C. 文化学角度

D. 认知学角度

E. 行为学角度

39. 下肢静脉曲张的主要原因是

A. 长时间站立

B. 静脉壁薄弱、静脉瓣膜缺陷和浅静脉内压升高

C. 髂股静脉血栓形成

D. 妊娠子宫

E. 盆腔内肿瘤

40. 儿童时期发育最迟的系统是

A. 呼吸系统

B. 循环系统

C. 淋巴系统

D. 生殖系统

E. 神经系统

41. 筛查原发性甲状腺功能减退症的最佳实验室指标为

A. 总甲状腺素（T_4）

B. 总三碘甲腺原氨酸（T_3）

C. 游离 T_4、游离 T_3

D. 促甲状腺素（TSH）

E. 反 T_3

42. 解决医疗纠纷的途径不包括

A. 申请人民调解

B. 双方自愿协商

C. 申请行政调解

D. 向人民法院提起诉讼

E. 患方不鉴定、不起诉，采取严重干扰医院秩序的行为

43. 以下属于公共卫生工作特有的伦理原则是

A. 生命价值原则

B. 尊重自主原则

C. 最优化原则

D. 隐私保密原则

E. 全社会参与原则

44.《突发公共卫生事件应急条例》规定，医疗卫生机构应当对传染病做到

A. 早发现、早观察、早隔离、早治疗

B. 早发现、早观察、早治疗、早康复
C. 早发现、早报告、早隔离、早治疗
D. 早发现、早报告、早隔离、早康复
E. 早预防、早发现、早治疗、早康复

45. 下列哪项不是溃疡性结肠炎的手术适应证
A. 中毒性巨结肠
B. 肠穿孔
C. 癌变
D. 暴发型溃疡性结肠炎
E. 脓肿和瘘管形成

46. 酮体生成过多的主要原因是
A. 摄入脂肪过多
B. 肝内脂肪代谢紊乱
C. 脂肪运转障碍
D. 肝功能低下
E. 糖供给不足或利用障碍

47. 生物转化中第一相反应最主要的是
A. 水解反应
B. 还原反应
C. 加成反应
D. 氧化反应
E. 脱羧反应

48. 关于情绪与情感的特点，下列说法正确的是
A. 情绪较为稳定
B. 情感反应较深沉
C. 情绪反应较深沉
D. 情感与生理性需要有关
E. 情感是人和动物共有的

49. 奥美拉唑的临床应用适应证是
A. 胃肠平滑肌痉挛
B. 萎缩性胃炎
C. 消化道功能紊乱
D. 慢性腹泻
E. 消化性溃疡

50. 调节氧化磷酸化速率的主要因素是
A. O_2
B. CO_2
C. ADP
D. 呼吸链组成
E. 电子传递链的氧化还原电位

51. 不属于血栓结局的是
A. 机化
B. 硬化
C. 溶解
D. 软化
E. 钙化

52. 体内缺铁初期的最早最可靠的诊断依据是
A. 典型的小细胞低色素性贫血
B. 血清总铁结合力增高
C. 血清铁减低
D. 血清转铁蛋白饱和度下降
E. 骨髓贮存铁减少或缺乏

53. 关于疝临床类型，下列描述错误的是
A. 嵌顿性疝和绞窄性疝临床上很难完全区分
B. 疝囊颈部粘连是导致难复性疝的常见原因
C. 儿童斜疝嵌顿后很少发生绞窄
D. Richter 疝是嵌顿疝
E. Littre 疝是非嵌顿疝

54. 早期诊断股骨头缺血性坏死最有价值的检查是
A. CT
B. X 线
C. 血管造影
D. MRI
E. B 超

55. 急性梗阻性化脓性胆管炎最为关键的治疗是
A. 静脉滴注大量抗生素
B. 输液，补充血容量
C. 纠正酸中毒
D. 营养支持

E. 胆道减压手术

56. 左心衰竭最早出现的症状是
  A. 劳力性呼吸困难
  B. 心源性哮喘
  C. 咳粉红色泡沫样痰
  D. 端坐呼吸
  E. 夜间阵发性呼吸困难

57. 不符合张力性气胸病理生理改变的是
  A. 患侧肺萎缩，纵隔向健侧移位
  B. 严重皮下肿胀气肿
  C. 纵隔扑动
  D. 胸膜口形成活瓣
  E. 血压下降，脉速

58. 肝硬化患者全血细胞减少最主要的原因是
  A. 营养吸收障碍
  B. 骨髓造血功能低下
  C. 脾功能亢进
  D. 上消化道出血
  E. 肝肾综合征

59. 使快速心房颤动的心室率减慢应首选
  A. 利多卡因
  B. 苯妥英钠
  C. 普鲁卡因胺
  D. 洋地黄
  E. 奎尼丁

60. 关于上尿路结石的治疗，下列不确切的是
  A. 结石引起肾病前应手术
  B. 双侧肾结石，应先在简单安全一侧行手术
  C. 双侧输尿管结石，先取梗阻重一侧
  D. 一侧肾结石一侧输尿管结石，先取输尿管结石
  E. 结石引起梗阻，肾功能严重受损应手术

61. 急性前壁心肌梗死最常见的心律失常是
  A. 心房颤动
  B. 预激综合征
  C. 房室传导阻滞
  D. 室性期前收缩及室性心动过速
  E. 非阵发性心动过速

62. 腹腔空腔脏器损伤的主要临床表现是
  A. 腹内出血
  B. 腹膜炎
  C. 胃肠道症状
  D. 全身感染表现
  E. 休克

A_2 型选择题

答 题 说 明

每一道考题是以一个小案例出现的，其下面都有 A、B、C、D、E 五个备选答案。请从中选择一个最佳答案。

63. 女，46 岁。阵发性腹痛 7 天，伴呕吐 3 天入院，无发热。查体：腹膨隆，见肠型，肠鸣音亢进，有气过水声。腹部 X 线平片见有多个液平，呈阶梯状。可能的诊断是
  A. 高位小肠梗阻
  B. 低位小肠梗阻
  C. 结肠梗阻
  D. 坏死性小肠炎
  E. 结肠癌

64. 男，45 岁。间断咳嗽 2 年。每年均于秋季出现，干咳为主，夜间明显，伴憋气，常常影响睡眠，白天症状常不明显。使用多种药物抗感染治疗无效，持续 1～2 个月后症状可自行消失。本次入秋后再次出现上诉症状，查体未见明显异常。胸部 X 线片未见明显异常，肺通气功能正常。为明确诊断，宜采取的进一步检查措施是

A. 肺部 CT

B. 支气管镜

C. 睡眠呼吸监测

D. 血气分析

E. 支气管激发试验

65. 男，26 岁。周期性上腹痛 3 年。空腹及夜间加重，进食后缓解。^{13}C 尿素呼气试验阳性。最重要的预防复发措施是

A. 胃黏膜保护药维持治疗

B. 抗酸药维持治疗

C. 外科手术

D. 内镜治疗

E. 根除幽门螺杆菌治疗

66. 男，65 岁。间断上腹痛、腹胀 25 年，10 年前经胃镜检查诊断为“慢性萎缩性胃炎伴肠化生”。3 个月来上腹痛加重，影响睡眠，并有间断呕吐、黑便，体重下降 8kg。最可能的诊断是

A. 慢性胃炎急性发作

B. 胃癌

C. 十二指肠溃疡并幽门梗阻

D. 胃淋巴瘤

E. 胃息肉

67. 男，32 岁。因患再生障碍性贫血需要输血，当输入红细胞悬液约 200ml 时，突然畏寒、发热，呕吐 1 次，尿呈酱油样，血压 75/45mmHg。最可能的原因是

A. 非溶血性发热性输血反应

B. 溶血性输血反应

C. 变态反应

D. 细菌污染反应

E. 循环超负荷

68. 男，70 岁。上腹痛 1 年，进食后加重，大便 10 次/天，可见脂肪滴。查体：中腹部压痛（+）。腹部 B 超示胰腺多发钙化灶。应给予的药物是

A. 解痉药、镇痛药

B. 胰酶制剂

C. 消炎利胆药物

D. 钙化灶阻滞药

E. 质子泵抑制药

69. 男，35 岁。反复活动后心悸、气促、下肢水肿半年。查体：双肺底少许湿啰音。心脏明显扩大，心率 110 次/分，律齐，可闻及舒张期奔马律。肝肋下 3cm，下肢水肿（+）。超声心动图示全心扩大，室壁运动呈弥漫性减弱，心包少量积液。尿蛋白（+）。最可能的诊断是

A. 慢性肾炎

B. 缺血性心肌病

C. 肝硬化

D. 扩张型心肌病

E. 结核性心包炎

70. 女，36 岁。月经量增多 2 年。妇科检查：子宫增大，如孕 3 个月大小，形态不规则、质硬。该患者最可能的诊断是

A. 子宫内膜癌

B. 早期妊娠

C. 子宫肌瘤

D. 弥漫型子宫腺肌病

E. 急性子宫内膜炎

71. 男，51 岁。上腹部胀痛 8 个月，突发剧痛 2 小时。消瘦，贫血貌，左锁骨上淋巴结肿大 1.8cm×1.5cm，质硬，全腹肌紧张，上腹明显压痛、反跳痛（+）。腹部 X 线透视可见膈下游离气体。下一步

治疗最合理的术式为

A. 胃造瘘术
B. 胃癌根治术
C. 穿孔修补术
D. 胃空肠吻合术
E. 姑息性胃大部切除术

72. 女，23 岁。寒战、高热、腹泻 5 小时就诊。自述腹泻 4 次，开始为稀水样便，继之便中带有黏液和脓血，伴下腹疼痛。实验室检查：血 WBC 14.2×10^9/L，粪常规 WBC 15～20 个/高倍视野。首选的病原治疗药物是

A. 喹诺酮类
B. 大环内酯类
C. 四环素类
D. 氨基糖苷类
E. β-内酰胺类

73. 为探讨血清胆固醇水平对冠心病的影响，根据血清胆固醇水平将 1000 名 35 岁以上男性人群分为两组。一组胆固醇水平高于临界值为暴露组，共 500 人；其余 500 人血清胆固醇在正常范围内作为对照组。随访 5 年，暴露组有 45 人发病，对照组有 10 人发病，该研究中胆固醇水平高于临界值者患冠心病的相对危险度是

A. 10.0
B. 1.0
C. 4.5
D. 45
E. 2.0

74. 某年全国流行性脑脊髓膜炎发病率高达 200/10 万，而其他年份流行性脑脊髓膜炎一般发病率为 10/10 万～20/10 万。该年流行性脑脊髓膜炎的流行强度为

A. 大流行
B. 散发
C. 暴发
D. 长期变异
E. 流行

75. 男，48 岁。突发心悸，喘憋 1 小时，既往有扩张型心肌病、慢性心力衰竭病史。窦性心动过缓 5 年，心率 50～60 次/分。接诊时查体：T 36.3℃，P 94 次/分，BP 150/70mmHg，心率 160 次/分，心律不齐，S_1 强弱不等，双肺可闻及湿啰音。该患者喘憋的最可能诱因是

A. 心肌炎
B. 过敏
C. 心房颤动
D. 电解质紊乱
E. 感染

76. 女，50 岁。因子宫肌瘤行全子宫切除术。术中医生发现患者左侧卵巢有病变应切除，在未征得患者及其家属同意的情况下，将左侧卵巢与子宫一并切除。术后患者恢复良好。该案例中，医生违背的临床诊疗伦理原则是

A. 知情同意原则
B. 患者至上原则
C. 守信原则
D. 最优化原则
E. 保密原则

77. 男，45 岁。慢性腹泻 6 年。每日大便 3～4 次，便中有少量黏液脓血，抗生素治疗无效。查体：T 36.5℃，P 80 次/分，R 18 次/分，BP 120/80mmHg。双肺呼吸音清，未闻及干湿啰音，心律齐，腹软，无压痛。结肠镜检查：直肠、乙状结肠多发糜烂及浅溃疡。首选的药物是

A. 口服硫唑嘌呤
B. 口服柳氮磺吡啶
C. 静脉应用环孢素
D. 口服泼尼松
E. 静脉应用甲泼尼龙

78. 患儿，男，7 岁。今年来多次从睡眠中惊叫一声醒来，表情恐惧，呼吸急促，出汗。持续数分钟，对家人的呼唤没有相应的反应。早晨起来后往往不能回忆。脑电图检查无特殊发现。最可能的诊断是

A. 神经衰弱

B. 分离性障碍

C. 梦魇

D. 夜惊

E. 睡行症

79. 女，58 岁。反复咳嗽、咳痰 15 年，气短 5 年。近 1 周来发热、气促、双下肢水肿入院。查体：BP 140/90mmHg，唇发绀，颈静脉怒张，桶状胸，双肺叩诊呈过清音，可闻及干、湿啰音，P_2 亢进，心率 110 次/分，可闻及期前收缩（3 次/分），剑突下见心脏搏动，肝大（右肋下 4.5cm），质软，压痛（+）、肝颈静脉回流征阳性，下肢凹陷性水肿。该患者首选的治疗是

A. 有效控制感染

B. 快速推注强心药

C. 快速推注强利尿药

D. 快速纠正心律失常

E. 快速静脉滴注扩血管药物

80. 男，15 岁。扁桃体炎 2 周，颜面部水肿，尿量减少 3 天。查体：BP 160/80mmHg。实验室检查：尿蛋白（++），尿红细胞 20 ~ 30 个/高倍视野，红细胞管型 1 ~ 2 个/低倍视野，血补体 C3 降低。该患者肾脏病变最可能的病理类型是

A. 微小病变型肾病

B. 系膜增生性肾小球肾炎

C. 系膜毛细血管性肾小球肾炎

D. 毛细血管内增生性肾小球肾炎

E. 膜性肾病

81. 男，40 岁。10 年前发现乙型肝炎表面抗原阳性，未规律诊治。近日食欲缺乏。肝穿刺可见假小叶，其正确的诊断是

A. 肝癌

B. 慢性乙型肝炎

C. 肝结核

D. 肝淋巴瘤

E. 乙型肝炎肝硬化

82. 随机选择 2 岁组儿童 1000 名进行免疫接种预防某病的试验，观察了 10 年，结果表明 80% 的免疫接种者未得病，由此研究者认为

A. 该疫苗预防有效，因为有较高的免疫率

B. 该疫苗预防效果欠佳，因为有 20% 儿童生病

C. 不能下结论，因为未进行统计学检验

D. 不能下结论，因为未设对照组

E. 不能下结论，因为 10 年观察时间不够长

83. 女，21 岁。心悸、怕热、多汗 3 个月，考虑为格雷夫斯（Graves）病。白细胞 $4.0\times10^9/L$，中性粒细胞 $2.5\times10^9/L$，给予甲巯咪唑和美托洛尔治疗。2 周后复查白细胞 $1.0\times10^9/L$，中性粒细胞 $0.4\times10^9/L$，中性粒细胞缺乏最可能的原因是

A. 粒细胞分布异常

B. β 受体阻断药副作用

C. 甲状腺功能亢进症病情加重

D. 抗甲状腺药物副作用

E. 叶酸或维生素 B_{12} 缺乏

84. 男，45 岁。体胖，平素食欲佳，近 1 个月饮水量逐渐增多，每日约 5000ml 左右，尿量多，空腹血糖 6.7mmol/L（20mg/dl），尿糖（+）。为确诊糖尿

病，可选择的检查是

A. 24 小时尿糖定量

B. 24 小时尿 C 肽测定

C. 尿微量白蛋白测定

D. 口服葡萄糖耐量试验

E. 24 小时尿酮体定量

85. 女，48 岁。风湿性心脏瓣膜病 10 年，喘憋 1 天。查体：BP120/70mmHg，端坐位，双肺可闻及湿啰音，心率 106 次/分，心律齐，心尖部可闻及舒张期杂音，双下肢无水肿。缓解患者喘憋的首选药物为

A. 美托洛尔

B. 胺碘酮

C. 呋塞米

D. 普罗帕酮

E. 地高辛

86. 一位年轻医师查房时，建议住院的某老年高血压患者注意清淡饮食，该患者则认为自己的生活经验比这位医生丰富，故没有听从医师建议。出现上述情况的最根本原因是

A. 患者常常自以为是

B. 医生没有丰富的经验

C. 医生太年轻，说话没分量

D. 没有建立良好的医患关系

E. 患者的角色行为缺如

87. 某医院抽样调查 100 名健康人血清胆固醇数值（mmol/L），资料呈正态分布。经计算平均数为 4.8000，标准差为 0.7920，则标准误为

A. 7.920

B. 0.7920

C. 0.0079

D. 0.0480

E. 0.0792

88. 男，35 岁。入院诊断为扩张型心肌病，心功能Ⅳ级。心电图示心率 96 次/分，心房颤动。血清钾 6.5mmol/L，血清钠 130mmol/L，该患者不宜用

A. 硝普钠

B. 呋塞米

C. 螺内酯

D. 地高辛

E. 阿司匹林

89. 某研究者在社区进行糖尿病患病率调查时，首先将全区的人群按经济条件分为好、较好、差三类，然后每一类各随机抽取 1/100 的人做调查。该研究者使用的抽样方法分别是

A. 整群抽样，机械抽样

B. 系统抽样，单纯随机抽样

C. 机械抽样，分层抽样

D. 分层抽样，单纯随机抽样

E. 单纯随机抽样，系统抽样

90. 医疗卫生机构发现重大食物中毒事件后，应当在规定的时限内向所在地县级卫生行政部门报告。该时限是

A. 2 小时

B. 6 小时

C. 1 小时

D. 12 小时

E. 24 小时

91. 女，60 岁。绝经 8 年后阴道不规则流血 1 个月。糖尿病病史 4 年。查体：体重 87kg，子宫如孕 2 个月妊娠大小，稍软。B 超示子宫膜 1.8cm，其内探及 1.2cm×0.8cm 不均质回声光团，有丰富血流信号。最可能的诊断是

A. 子宫内膜癌

B. 子宫内膜炎

C. 子宫内膜瘤

D. 黏膜下子宫肌瘤

E. 子宫内膜息肉

92. 男，58 岁。诊断为急性心肌梗死，经治疗后好转。入院第 5 天，患者突发呼吸

困难、咳嗽、咳粉红色泡沫样痰。查体：BP 150/90mmHg，心尖部可闻及4/6级收缩期杂音。该患者突发呼吸困难的最可能原因为

A. 肺栓塞进展为肺梗死
B. 再次发生肺栓塞
C. 乳头肌功能失调
D. 哮喘急性发作
E. 肺部感染加重

93. 男，32岁。十二指肠球部溃疡患者，3天来上腹痛加重，反复呕吐，为胃内容物及咖啡样物，共3次，量共约500ml，无宿食，吐后疼痛缓解，最可能合并

A. 幽门梗阻
B. 穿孔
C. 上消化道出血
D. 癌变
E. 弥漫性腹膜炎

94. 女，30岁。发热、咳嗽、右胸痛3天。查体：体温40℃，呼吸急促，右上肺叩诊呈浊音，可闻及支气管呼吸音。血白细胞计数 $20\times10^9/L$，中性粒细胞占比0.92，准备用青霉素治疗，但皮肤试验阳性。此时应首先考虑使用的抗菌药物为

A. 氨苄西林
B. 庆大霉素
C. 左氧氟沙星
D. 四环素
E. 磺胺类药物

95. 男，36岁。1年来反复出现脓血便，抗生素系统治疗无效。结肠镜检查发现病变位于直肠和乙状结肠，黏膜弥漫性充血水肿，颗粒不平，质脆，血管纹理消失。最可能的诊断为

A. 结肠癌
B. 溃疡性结肠炎
C. 细菌性痢疾
D. 克罗恩病
E. 肠结核

96. 女，25岁。排便时肛门痛15天。查体：膝胸位于肛门12点处见纵行皮肤裂口，有新鲜血迹，其下方见一小皮垂。最可能的诊断是

A. 混合痔
B. 内痔脱出
C. 肛裂
D. 外痔
E. 直肠息肉

97. 男，50岁。发热、贫血、消瘦3个月，阵发性右下腹痛转为持续性，腹泻黏液血便，右下腹触及包块。诊断上可能性最大的是

A. 肠结核
B. 慢性阑尾炎
C. 肠套叠
D. 升结肠癌
E. 右髂窝脓肿

98. 男，40岁。因心前区剧痛12小时诊断为急性前壁心肌梗死住院。心电监护示频发室性期前收缩和短阵室性心动过速。首选的抗心律失常药物是

A. 胺碘酮
B. 利多卡因
C. 溴苄胺
D. 酒石酸美托洛尔
E. 美西律

99. 女，67岁。因右侧胸腔积液给予规律三联试验性抗结核治疗2个月，近2天出现视力异常。导致上述表现最可能的原因是

A. 类赫氏反应
B. 溶血性尿毒综合征
C. 乙胺丁醇不良反应
D. 异烟肼不良反应

E. 利福平不良反应

100. 男，70 岁。反复心悸，头晕和黑蒙 1 个月。查体：BP 70/40mmHg，心率 36 次/分，律齐。心电图示三度房室传导阻滞。为防止患者反复心悸、黑蒙，最适宜的治疗措施是
A. 静脉滴注异丙肾上腺素
B. 继续观察，暂不处理
C. 口服阿托品
D. 静脉滴注多巴酚丁胺
E. 植入心脏永久起搏器

101. 男，68 岁。近 1 周晨起锻炼时感胸痛，持续 10 余分钟，休息后可缓解，1 年前体检时发现糖化血红蛋白（HbA1c）为 8.3%，查体未见明显异常。胸痛发作时心电图示 $V_1 \sim V_6$ 导联 ST 段压低。该患者胸痛最可能的病因是
A. 心绞痛
B. 肋软骨炎
C. 肥厚型心肌病
D. 心肌梗死
E. 肺血栓栓塞

102. 男，38 岁。脓毒症休克患者，动脉血气分析示代谢性酸中毒，Ⅰ型呼吸衰竭。下列治疗措施中可能造成组织缺氧加重的是
A. 静脉滴注糖皮质激素
B. 静脉滴注小剂量多巴胺
C. 快速补充晶体液
D. 快速补充碳酸氢钠
E. 补充胶体液

103. 男，40 岁。初起头痛，乏力，恶心呕吐，先脐周痛后转移至右下腹痛，应考虑为
A. 重感冒
B. 急性胆囊炎
C. 急性胃肠炎
D. 输尿管结石
E. 急性阑尾炎

104. 男，34 岁。间断咯血 5 年。曾行胸部 CT 示右肺中叶和左肺下叶囊状支气管扩张。近 2 年咯血频率逐渐增加，曾 3 次因为大咯血住院治疗。经静脉滴注垂体后叶激素及抗感染治疗控制。患者希望更好地控制咯血，最适宜的医疗建议是
A. 手术治疗
B. 支气管镜介入治疗
C. 注射肺炎球菌疫苗
D. 支气管动脉栓塞术
E. 注射流感疫苗

105. 男孩，6 岁。患唐氏综合征，消瘦、乏力、气短、多汗。近 1 年来发生持久青紫。查体：营养发育差，于胸骨左缘 3、4 肋间闻及粗糙的全收缩期杂音，可触及震颤，肺动脉第二心音亢进，X 线检查以右室大为主。此例可能的诊断是
A. 房间隔缺损
B. 小型室间隔缺损（Roger 病）
C. 风湿性心脏病
D. 艾森门格综合征
E. 动脉导管未闭

106. 哮喘患者，PaO_2 60mmHg，$PaCO_2$ 60mmHg，pH 7.34。判断病情严重的主要根据是
A. 双肺哮鸣音
B. 端坐呼吸
C. 发绀
D. 低氧血症
E. 二氧化碳潴留

107. 男，45 岁。肝功能异常 15 年，门腔静脉分流术后 2 年，性格改变，睡眠倒错 3 日。以下处理措施正确的是
A. 输血
B. 口服乳果糖

C. 碱性肥皂水灌肠
D. 静脉滴注抗生素
E. 口服巴比妥

108. 男，66岁。2日前与人争吵时觉头晕，当时测血压140/80mmHg。今天骑车10公里到县医院就诊，到达时测血压160/85mmHg。关于此时该患者的血压诊断，正确的说法是
A. 暂不能诊断高血压，须多次测量安静休息时血压后才可能明确诊断
B. 诊断为单纯收缩期高血压2级，但须进一步检查后才能明确危险分组
C. 诊断为高血压1级，低危
D. 诊断为单纯收缩期高血压2级，中危
E. 诊断为高血压2级，中危

109. 男，46岁。已诊断为肾病综合征，近2日右下肢疼痛、凉，右足背动脉搏动触不清，趾（指）皮肤发绀，应首先考虑的并发症是
A. 下尿路感染
B. 右下肢静脉血栓
C. 心源性休克
D. 心力衰竭
E. 右下肢动脉栓塞

110. 女，32岁。咳嗽，间断咯血3周伴低热、乏力、食欲缺乏、进行性消瘦。胸部X线片示右肺上叶虫蚀样空洞。该患者最可能的诊断是
A. 浸润性肺结核
B. 肺癌
C. 肺脓肿
D. 肺囊肿合并感染
E. 支气管扩张症

111. 女，31岁。产后第5天。3小时前突然出现呼吸困难、胸痛、咳嗽、咯血。该患者最可能的诊断是
A. 支气管炎
B. 支气管哮喘
C. 肺血栓栓塞症
D. 急性心肌梗死
E. 肺炎

112. 男，30岁。值夜班时突发上腹部剧烈疼痛，20分钟后疼痛波及右下腹。查体：肝浊音界消失，上腹部肌紧张，右下腹有明显压痛及反跳痛。最可能的诊断是
A. 胃溃疡急性穿孔
B. 急性阑尾炎
C. 急性胆囊炎
D. 急性胰腺炎
E. 急性小肠梗阻

113. 女，25岁。暴饮暴食后，心窝部突然疼痛，伴呕吐2天。查体：无黄染，体温37.8℃，脉搏90次/分，血压110/70mmHg，左上腹压痛，轻度肌紧张。化验：血白细胞15×10^9/L，血淀粉酶、尿淀粉酶均升高。下列哪项首要处置正确
A. 半流食，针刺疗法
B. 半流食，助消化药
C. 禁食、胃肠减压
D. 禁食，糖皮质激素治疗
E. 手术疗法

114. 男，56岁。5年来常于冬春季出现咳嗽、咳痰。1周前上述症状加重，经抗感染及止咳、祛痰治疗后好转。于门诊查肺功能示阻塞性通气功能障碍，第一秒用力呼气量（FEV_1）改善率为2.4%。胸部X线片示双下肺纹理增粗紊乱，该患者的诊断应考虑为
A. 慢性阻塞性肺疾病
B. 弥漫性泛细支气管炎
C. 支气管哮喘
D. 支气管扩张症
E. 间质性肺炎

115. 女，46岁。心悸5小时来诊。心电图：提前发生的P波形态与窦性P波略有不同，PR间期0.14秒，QRS波群和时限正常。该心律失常可能是
A. 心房颤动
B. 阵发性室上性心动过速
C. 阵发性室性心动过速
D. 房性期前收缩
E. 室性期前收缩

116. 女，32岁。脐周胀痛伴低热1个月余，腹部B超示腹水。腹水常规检查有核细胞 $1000 \times 10^6/L$，淋巴细胞占比0.90。最可能的诊断是
A. 原发性腹膜炎
B. 肝硬化腹水
C. 结缔组织病
D. 结核性腹膜炎
E. 腹腔恶性肿瘤

A_3/A_4 型选择题

答 题 说 明

以下提供若干个案例，每个案例下设若干道考题。请根据案例所提供的信息，在每一道考题下面的A、B、C、D、E五个备选答案中选择一个最佳答案。

（117～119题共用题干）

女，26岁。初产后1周哺乳。右乳房外上象限红肿、痛、压痛（+）；皮温高、发热、波动感不明显，如判断乳房内有无脓汁应如何处置最佳。

117. 选何种检查最佳
A. 乳房B超
B. 乳房红肿明显处试穿
C. 乳房CT
D. 试验性抗生素治疗
E. 观察病情变化

118. 应诊断为何种疾病
A. 乳腺纤维腺病
B. 乳腺小叶增生症
C. 急性乳腺炎
D. 乳腺癌
E. 乳房肉瘤

119. 如穿刺抽出脓液，应如何处置
A. 单纯抗感染治疗
B. 局部外敷中药
C. 抗炎加外敷中药
D. 抗炎加切开排脓
E. 不用特殊处置

（120～122题共用题干）

女，24岁。发作性干咳3月，无发热、咯血、胸痛、胸闷，多次拍胸片未发现异常，反复用“阿莫西林、阿奇霉素及止咳药”治疗未见效。去年本季节（春天）曾有同样症状发作，曾服用过“氨茶碱”后完全缓解。查体：T 37.2℃。P 100次/分。R18次/分，BP 120/75mmHg，双肺未闻及哮鸣音及湿啰音。

120. 该患者最可能的诊断是
A. 肺结核
B. 支原体肺炎
C. 支气管肺癌
D. 支气管哮喘
E. 慢性支气管炎

121. 为明确诊断，首选的检查是
A. 血常规

B. 心电图
C. 支气管激发试验
D. 胸部 X 线
E. 结核菌素试验

122. 假若诊断明确，长期控制症状所需药物的最佳选择是
A. 按需间断吸入沙丁胺醇
B. 吸入长效 β_2 受体激动药+糖皮质激素
C. 每日口服长效 β_2 受体激动药
D. 每日口服长效 β_2 受体激动药+泼尼松片
E. 用白三烯调节药

（123～125 题共用题干）

男，77 岁。饮酒后呕咖啡物 1 次，量约 150ml，3 个月来因冠心病口服小剂量阿司匹林。查体：P 80 次/分，BP 128/68mmHg，神清，腹软，剑突下轻压痛，未触及包块，肝脾肋下未触及。

123. 最可能的诊断是
A. 十二指肠肠炎
B. 反流性食管炎
C. 贲门黏膜撕裂综合征
D. 急性胃黏膜病变
E. 胃癌

124. 首选的检查是
A. 胃镜
B. 腹部平片
C. 腹部 B 超
D. 腹部 CT
E. 肿瘤标志物

125. 首选的治疗是
A. 静脉滴注氨甲苯酸
B. 口服胃黏膜保护药
C. 静脉滴注质子泵抑制药
D. 静脉滴注 H_2 受体拮抗药
E. 口服云南白药

（126～127 题共用题干）

男，58 岁。右小腿静脉显露伴酸胀感 12 年，站立时明显，卧后消失。检查：右小腿前内侧可见团状静脉，足靴区有色素沉着，皮肤增厚、脱屑，内踝处有直径 2cm 溃疡，周围有湿疹样炎症。

126. 为了解该患者是否有交通支瓣膜功能损害，应做
A. Pratt 试验
B. Perthes 试验
C. Trendelenburg 试验
D. Buerger 试验
E. 静脉测压

127. 该患者目前首选的治疗方法是
A. 大隐静脉瓣膜成形术
B. 硬化剂注射治疗
C. 大隐静脉高位结扎
D. 大隐静脉剥脱+交通支结扎
E. 处理湿疹和溃疡

（128～129 题共用题干）

男，22 岁。饥饿性上腹痛伴反酸 1 个月余。2 小时前呕血 1 次，暗红色，量约 200ml。体重无明显变化。否认慢性肝病病史。查体：贫血貌，腹软，上腹部有压痛，无反跳痛，肝脾肋下未触及。

128. 应首先考虑的出血原因是
A. 胃癌
B. 胃黏膜脱垂
C. 食管-胃底静脉曲张破裂
D. 消化性溃疡
E. 急性糜烂性胃炎

129. 最有助于确诊的检查是
A. 腹部 X 线
B. 腹部 B 超
C. 胃镜
D. 腹腔血管造影
E. 腹部 CT

B_1 型选择题

答题说明

以下提供若干组考题，每组考题共用在考题前列出的 A、B、C、D、E 五个备选答案，请从中选择一个与问题关系最密切的答案。每个备选答案可能被选择一次、多次或不被选择。

（130～131 题共用备选答案）

A. 对病毒感染有效

B. 对念珠菌属的细菌感染有效

C. 杀灭结核分枝杆菌

D. 抑制二氢蝶酸合酶活性

E. 对立克次体感染有效

130. 多西环素的药理作用是

131. 磺胺药的药理作用是

（132～133 题共用备选答案）

A. 葡萄球菌

B. 粪链球菌

C. 脑膜炎球菌

D. 肺炎链球菌

E. 淋病奈瑟球菌

132. 可引起食物中毒的细菌是

133. 在黏膜表面黏附时，可产生分解分泌型 IgA 蛋白酶的细菌是

（134～136 题共用备选答案）

A. 心室前负荷加重

B. 心室后负荷加重

C. 心室前、后负荷均加重

D. 心肌收缩力减弱

E. 心室舒张期顺应性降低

134. 急性心肌梗死

135. 肥厚型心肌病

136. 主动脉瓣关闭不全

（137～138 题共用备选答案）

A. 磺酰脲类

B. 噻唑烷二酮类

C. α-葡萄糖苷酶抑制药

D. 双胍类

E. 格列奈类

137. 刺激餐后胰岛素早期分泌的降糖药是

138. 严重心功能不全患者不宜使用的降糖药是

（139～140 题共用备选答案）

A. 责令改正

B. 警告

C. 罚款

D. 吊销执业许可证

E. 追究刑事责任

139. 医疗机构未制定有关防范和处理医疗事故预案的，卫生行政机关可给予的处罚是

140. 承担尸检任务的医疗机构没有正当理由，拒绝进行尸检，情节严重的，卫生行政机关可给予的处罚是

（141～142 题共用备选答案）

A. 主动-被动型

B. 指导-合作型

C. 共同参与型

D. 强制-被动型

E. 指导-参与型

141. 一个昏迷患者被送到医院，医生对他进行处理，这种医患关系属于

142. 医生劝告患者“你应该参加一些晨间锻炼”，这种医患关系属于

（143～144 题共用备选答案）

A. 血性腹水

B. 腹水白细胞计数$>500\times10^6/L$，以多

核细胞为主

C. 乳糜性腹水

D. 腹水比重<1.018，蛋白<25g/L

E. 腹水比重>1.018，蛋白>30g/L，腹水白细胞以单核细胞为主

143. 最支持结核性腹膜炎诊断的是

144. 最支持肝硬化腹水诊断的是

（145～146 题共用备选答案）

A. 心尖区 2/6 级收缩期杂音

B. 肝颈静脉回流征阳性

C. 左心室肥大

D. 心尖区舒张早期奔马律

E. 黏液性水肿

145. 左心功能不全

146. 右心功能不全

（147～148 题共用备选答案）

A. 绞窄性肠梗阻

B. 单纯性肠梗阻

C. 麻痹性肠梗阻

D. 痉挛性肠梗阻

E. 慢性肠梗阻

147. 肠扭转常导致

148. 早期蛔虫堵塞性肠梗阻常为

（149～150 题共用备选答案）

A. 暂停执业活动三个月至六个月

B. 责令改正，给予警告

C. 给予行政处分

D. 吊销医师执业证书

E. 追究刑事责任

149. 在提供医疗卫生服务或者开展医学临床研究中，未按照规定履行告知义务或者取得知情同意，由卫生健康主管部门给予的处理是

150. 未按照规定使用麻醉药品、医疗用毒性药品、精神药品、放射性药品等，情节严重的，由卫生健康主管部门给予的处理是

参考答案与解析

1. C 【解析】医学伦理学的基本原则包括：①不伤害原则，指在诊治过程中不使患者的身心受到损伤，这是医务工作者应遵循的基本原则。②有利原则，是指医务人员的诊治行为以保护患者的利益、促进患者健康、增进其幸福为目的。③尊重原则，是指医务人员要尊重患者及其做出的理性决定。④公正原则。在医疗实践中，公正不仅指形式上的类似，更强调公正的内容。故选 C。

2. A 【解析】心搏骤停的患者可表现为突发意识丧失、大动脉搏动消失、血压测不出、心音消失等，其中以突然意识丧失和大动脉搏动消失（颈动脉、股动脉）这两项最为重要。故选 A。

3. A 【解析】排出柏油便提示有上消化道出血，其最常见的原因是胃或十二指肠溃疡出血。故选 A。

4. A 【解析】肝性脑病是肝硬化最严重的并发症，也是最常见的死亡原因。上消化道大量出血是肝硬化最常见的并发症。故选 A。

5. A 【解析】病例对照研究采用比值比（*OR*，也称比数比、优势比或交叉乘积比）来估计暴露与疾病之间的关联强度。比值比是病例组的暴露比值与对照组的暴露比值之比。故选 A。

6. A 【解析】中晚期食管癌的典型症状为进行性吞咽困难，患者逐渐消瘦、脱水、无力。持续胸痛或背痛表示癌已侵犯食管外组织。当癌肿梗阻引起的炎症水肿暂时消退，或部分癌肿脱落后，梗阻症状可暂时减轻，常被误认为病情好转。故选 A。

7. E 【解析】葡萄球菌肺炎由于病变发展迅速，组织破坏严重，故易形成肺脓肿、脓胸、脓气胸、肺大疱、皮下气肿、纵隔气肿等。故选 E。

8. A 【解析】萎缩细胞蛋白质合成减少，分解增多，细胞器大量退化。萎缩细胞的胞质内可出现脂褐素，脂褐素是细胞内未被彻底消化的富含磷脂的膜包被细胞器残体。故选 A。

9. C 【解析】河豚毒素是一种神经毒素，属于河豚本身含有的物质，属于食物中毒的范畴。故选 C。

10. E 【解析】蜘蛛痣多出现于上腔静脉分布的区域内，如面、颈、手背、上臂、前胸和肩部等处，其大小不等。故选 E。

11. C 【解析】排便习惯和粪便性状的改变是结肠癌最早出现的症状，多表现为排便次数增加、腹泻、便秘，粪便中带血、脓或黏液。其他如腹痛、腹部肿块、全身症状是结肠癌进一步发展的表现。肠梗阻一般属结肠癌的晚期症状。故选 C。

12. A 【解析】异烟肼通过抑制结核分枝杆菌 DNA 与细胞壁合成及引起结核分枝杆菌代谢紊乱起到杀菌作用。利福平通过阻碍结核分枝杆菌 mRNA 合成起到杀菌作用。吡嗪酰胺通过渗透入吞噬细胞可进入结核分枝杆菌体内，菌体内的酰胺酶脱去其酰胺基，转化为吡嗪酸而发挥抗菌作用。乙胺丁醇主要为抑菌作用，通过干扰细菌 RNA 合成起作用。链霉素主要通过影响蛋白质合成起作用。故选 A。

13. B 【解析】比奈-西蒙量表是世界上最早的智力测验量表。行为评定量表、投射测验、观察、晤谈、问卷法等属于常用的人格测量方法。神经心理测验主要用于筛查患者有无神经病学问题，并初步判断是器质性或功能性问题。故选 B。

14. C 【解析】Ⅱ型呼吸衰竭，又名高碳酸血症型呼吸衰竭。血气分析特点是 $PaO_2 <$ 60mmHg，同时伴有 $PaCO_2 >$50mmHg。系肺泡通气不足所致。单纯通气不足，低氧血症和高碳酸血症的程度是平行的，若伴有换气功能障碍，则低氧血症更为严重，如 COPD。故选 C。

15. B 【解析】COPD 是由多种有害因素的长期刺激导致终末细支气管远端的病变，造成不可逆的小气道阻塞。故选 B。

16. E 【解析】自身免疫性胃炎以富含壁细胞的胃体黏膜萎缩为主。患者血液中存在自身抗体，如壁细胞抗体（PCA），伴恶性贫血者还可查到内因子抗体（IFA）；本病可伴有其他自身免疫病，如桥本甲状腺炎、白癜风等。故选 E。

17. C 【解析】抗生素治疗是最重要的治疗措施。用药原则：①早期应用，在连续送 3～5 次血培养后即可开始治疗。②充分用药，选用杀菌性抗微生物药物，大剂量和长疗程。③静脉用药为主。④病原微生物不明时，急性者选用针对金黄色葡萄球菌、链球菌和革兰阴性杆菌均有效的广谱抗生素，亚急性者选用针对大多数链球菌（包括肠球菌）的抗生素。⑤已分离出病原微生物时，应根据致病微生物对药物的敏感程度选择抗微生物药物。故选 C。

18. D 【解析】一般来说，凡是运动的、外向的、上升的、弥散的、温热的、明亮的、兴奋的都属于阳；相对静止的、内守的、下降的、凝聚的、寒冷的、晦暗的、抑制的都属于阴。故选 D。

19. C 【解析】肿瘤的分化程度是指肿瘤组织与正常组织相似的程度，肿瘤的分化程度与其恶性程度呈负相关。通常根据恶性肿瘤的分化程度、异型性及核分裂象的数目来确定恶性肿瘤的级别。①Ⅰ级，高分化，分化良好，恶性程度低。②Ⅱ级，中度分化，中度恶性。③Ⅲ级，低分化（未分化），恶性程度高，故 A、B、D、E 表述均正确。故选 C。

20. B 【解析】螺内酯为保钾利尿药，有性激素样副作用，长期服用可致男子乳房女性化、性功能障碍、妇女多毛症等，停药后消失。故选 B。

21. B 【解析】医患沟通的形式主要有语言沟通形式和非语言沟通形式，前者包括积极倾听、正确共情、善于提问、适当解释和有效指导；后者包括面部表情、身段表情、目光接触、人际距离和语调表情等。引导话题属于语言沟通形式，故选 B。

22. C 【解析】如超声心动图发现赘生物、瓣周并发症等支持心内膜炎的证据，可帮助明确感染性心内膜炎诊断。经胸超声心动图可检出 50%～75% 的赘生物。此外在治疗过程中超声心动图还可以动态观察赘生物的大小、形态、活动和瓣膜功能状态，了解瓣膜损害程度，对决定是否做换瓣膜手术具有参考价值。该检查还可以发现原有的心脏病。故选 C。

23. A 【解析】结核性胸腔积液的患者，在进行胸腔穿刺抽液治疗时，每次抽液量不应超过 1000ml。主要是由于抽液过多过快，使胸腔压力骤减，可发生肺水肿及循环衰竭，即复张性肺水肿。患者出现咳嗽、气促、咳泡沫样痰，双肺湿啰音，血氧分压下降，X 线显示肺水肿征，此时应予吸氧、糖皮质激素和利尿药治疗。故选 A。

24. B 【解析】两样本均数比较的 t 检验，目的是通过比较推断两个样本所代表的两个总体均数是否相等。差别有统计学意义时，则认为两总体均数不同，但差别的大小和 P 无关。故选 B。

25. D 【解析】早期宫颈癌常无明显症状和体征，随着病情发展，可表现：①阴道流血，常为接触性出血，老年患者常为绝经后不规则阴道流血。②阴道排液，多数患者有白色或血性、稀薄如水样或米泔状、有腥臭味的阴道排液。③晚期癌的症状有膀胱或直肠相应症状；下肢肿痛等；输尿管梗阻，肾盂积水，尿毒症；消瘦、发热、全身衰竭等。没有不孕的表现，故选 D。

26. E 【解析】急性肺水肿临床主要表现为突然出现严重的呼吸困难，端坐呼吸，伴咳嗽，常咳出粉红色泡沫样痰，患者烦躁不安，口唇发绀，大汗淋漓，心率增快，两肺布满湿啰音及哮鸣音，严重者可引起晕厥及心搏骤停。故选 E。

27. D 【解析】急性胰腺炎时，大量脂肪坏死分解出的脂肪酸与钙结合成脂肪酸钙，血钙降低，程度和病情严重程度呈正相关。血钙<2mmol/L 多见于出血坏死型胰腺炎。故选 D。

28. C 【解析】细胞坏死的基本病理改变为核固缩、核破裂和核溶解。其中核碎裂是由于核染色体崩解、核膜破裂，细胞核发生破裂，使核物质分散于胞质中，为不可逆性病变。故选 C。

29. E 【解析】正常人生理活动所需能量的 17%～25% 由脂肪供给，空腹时机体 50% 以上的能量来自脂肪的氧化。每克脂肪彻底氧化后平均可释放 38. 94kJ（9. 3kcal）能量，比同等量的糖或蛋白质约多一倍，因此脂肪是禁食、饥饿时体内能量的主要来源。故选 E。

30. A 【解析】γ-氨基丁酸（GABA）是由谷氨酸脱羧基生成，催化的酶是谷氨酸脱羧酶，脑、肾组织中活性很高，GABA 是抑制性神经递质，对中枢神经有抑制作用。故选 A。

31. D 【解析】尿嘧啶只存在于 mRNA 中，而 DNA 是由腺嘌呤、鸟嘌呤、胞嘧啶、胸腺嘧啶 4 种碱基组成。故选 D。

32. C 【解析】发生严重输血反应时，首先是停止输血，再做其他处理。故选 C。

33. B 【解析】疾病的流行强度是指某疾病在某地区、某人群中，一定时期内发病数量的变化及各病例间联系的程度。散发、流行、暴发、大流行是描述疾病的流行强度的常用术语。故选 B。

34. A 【解析】亚硝酸盐中毒，又称肠源性发绀，其主要机制为血中高铁血红蛋白含量增加，使得红细胞的携氧能力下降。故选 A。

35. E 【解析】酶活性中心可与底物特异结合，将底物转化为产物。构成酶活性中心的必需基团分为结合基团和催化基团。酶原在被激活前，没有能发挥催化作用的活性中心。构成酶活性中心的氨基酸的一级结构并不紧密相邻，可能相距很远，它们在空间结构上相互靠近。还有些必需基团不参与活性中心组成，是维持酶空间构象必需的基团，是活性中心外的必需基团。故选 E。

36. A 【解析】周围型肺癌的癌肿中心部分可坏死液化，可见厚壁偏心性空洞，内壁凹凸不平，很少有明显的液平面。故选 A。

37. C 【解析】红细胞可以运输氧和二氧化碳，靠红细胞内的血红蛋白来实现；含有多种缓冲对，有较强的缓冲能力；还有免疫功能。具有可塑变形性、渗透脆性和悬浮稳定性3种生理特征，但不具有止血和凝血能力，而血小板可以止血和凝血。故选C。

38. C 【解析】心理健康的研究角度包括统计学、病理学、文化学角度。文化学角度的含义是人总是生活在一定的社会文化环境中，因此可以从人的心理和行为是否符合其生活环境的要求，是否符合社会行为规范、道德标准等方面来判断。符合者为正常，否则为异常。故选C。

39. B 【解析】下肢静脉曲张的病因主要为静脉壁薄弱、静脉瓣膜缺陷和浅静脉内压升高。另外，长期站立、肥胖和腹腔压力等因素可增加静脉压力，增加静脉曲张发生发展的可能。故选B。

40. D 【解析】人体各器官、系统的发育顺序遵循一定的规律。如神经系统发育较早，脑在出生后2年内发育较快；淋巴系统在儿童期迅速发育，于青春期前达高峰，以后逐渐下降；生殖系统发育较晚。故选D。

41. D 【解析】甲状腺功能减退症（简称甲减），是由于甲状腺激素合成及分泌减少，或其生理效应不足所致机体代谢降低的一种疾病，多有TSH明显升高同时伴游离T_4下降。故选D。

42. E 【解析】《医疗纠纷预防和处理条例》规定，发生医疗纠纷，医患双方可以通过下列途径解决：①双方自愿协商。②申请人民调解。③申请行政调解。④向人民法院提起诉讼。⑤法律、法规规定的其他途径。故选E。

43. E 【解析】公共卫生伦理原则包括全社会参与原则、社会公益原则、社会公正原则、互助协同原则和信息公开原则。故选E。

44. C 【解析】《突发公共卫生事件应急条例》规定，医疗卫生机构应当对传染病做到早发现、早报告、早隔离、早治疗。故选C。

45. D 【解析】溃疡性结肠炎的紧急手术指征：并发大出血、肠穿孔、重型患者特别是合并中毒性巨结肠经积极内科治疗无效且伴严重毒血症状者。手术指征：①并发结肠癌变。②慢性持续型病例内科治疗效果不理想而严重影响生活质量，或虽然用糖皮质激素可控制病情但不良反应太大不能耐受者。故选D。

46. E 【解析】酮体生成过多的主要原因是脂肪动员增强，脂酸大量分解；只有在糖供给不足或利用障碍时造成机体能源不足，才导致脂肪动员增强，脂酸在肝脏进行β-氧化产生大量的乙酰辅酶A，大量合成的酮体超过机体利用酮体的能力，使体内酮体增多；另外，在低糖高脂膳食情况下，也因糖供能不足，而靠脂酸大量氧化分解供能，则产生酮体生成过多；在糖摄入和利用正常的情况下，摄入过量脂肪，不引起酮体生成过多。故选E。

47. D 【解析】氧化反应是最多见的生物转化第一相反应，肝细胞中存在多种氧化酶系，其中最重要的是定位于肝细胞微粒体的依赖细胞色素P450的单加氧酶系，通过它实现的羟化作用是最重要的改变异源物溶解性的反应类型。故选D。

48. B 【解析】情绪代表种系发展的原始方面，人与动物共有，受情景影响大，不稳定，反应强烈，外部表现明显。情感是人才有的高级心理现象，是人类社会历史发展的产物，受情景影响小，较稳定，反应较深沉，外部表现不明显。故选B。

49. E 【解析】奥美拉唑已成为目前应用最广的抑制胃酸分泌药。常用于胃及十二指肠溃疡、反流性食管炎、上消化道出血、胃肠吻合口溃疡等；也用于幽门螺杆菌感染，常与有效抗生素合用。故选 E。

50. C 【解析】正常机体氧化磷酸化的速率主要受 ADP 浓度的调节。当机体利用 ATP 增多，ADP 浓度增高，转运入线粒体后使氧化磷酸化速度加快；反之 ADP 不足，使氧化磷酸化速度减慢。故选 C。

51. B 【解析】血栓的结局：①软化、溶解、吸收。②机化。③钙化。故选 B。

52. E 【解析】细胞外铁主要储存于肝、脾、骨髓和肠黏膜中，骨髓贮存铁减少或缺乏是体内缺铁初期最可靠的诊断依据。故选 E。

53. E 【解析】疝内容物突然不能回纳，发生疼痛等一系列症状者称为嵌顿性疝。如果嵌顿的内容物仅为肠壁的一部分，系膜侧肠壁及其系膜并未进入疝囊，称为肠管壁疝，或称 Richter 疝；如嵌顿的内容物为小肠憩室（通常是梅克尔憩室），则称为 Littre 疝。E 项描述错误，故选 E。

54. D 【解析】显示股骨头坏死 CT 较 X 线平片更为敏感，但不如核素扫描及 MRI 敏感。MRI 是一种有效的非创伤性的早期诊断方法。故选 D。

55. E 【解析】急性梗阻性化脓性胆管炎最为关键的治疗是急诊手术解除胆道梗阻并减压引流。输液、补充血容量、静脉滴注大量抗生素、纠正酸中毒、营养支持这些治疗很重要，是急诊手术前的常规治疗，不能替代解除胆道梗阻并行胆道减压引流的手术治疗。故选 E。

56. A 【解析】劳力性呼吸困难是左心衰竭最早出现的症状，系因运动使回心血量增加，左房压力升高，加重了肺淤血。引起呼吸困难的运动量随心力衰竭程度加重而减少。故选 A。

57. C 【解析】张力性气胸为气管、支气管或肺损伤处形成活瓣，气体随每次吸气进入胸膜腔并积累增多，导致胸膜腔压力高于大气压。伤侧肺严重萎陷，纵隔显著向健侧移位，健侧肺受压，腔静脉回流障碍。高于大气压的胸膜腔内压，驱使气体经支气管、气管周围疏松结缔组织或壁层胸膜裂伤处，进入纵隔或胸壁软组织，形成纵隔气肿或面、颈、胸部的皮下气肿。不少患者有脉细快、血压降低等循环障碍表现。故选 C。

58. C 【解析】肝硬化失代偿期晚期脾大常伴有脾功能亢进，是全血细胞减少最主要的原因。故选 C。

59. D 【解析】洋地黄主要通过兴奋迷走神经或对房室结的直接作用减慢房室传导，增加房室结中隐匿性传导、减慢心室率、增加心排血量，从而改善循环障碍。伴心房颤动或心房扑动的收缩性心力衰竭是洋地黄的最佳适应证，快速心率者效果更好。故选 D。

60. A 【解析】一般结石，直径<0.6cm，光滑，无梗阻及感染，纯尿酸结石或胱氨酸结石，应试行药物排石及溶石治疗。双侧输尿管结石，一般先处理梗阻严重侧，条件允许可同时取出双侧结石。一侧肾结石并对侧输尿管结石，先处理输尿管结石。双侧肾结石，应先处理易于取出结石且安全的一侧。若肾功能极差，梗阻严重、全身情况差，应先行肾造瘘引流尿液，改善和恢复肾功能，待情况好转后再处理结石。双侧上尿路结石或孤立肾上尿路结石致急性完全性梗阻无尿时，在明确诊断后，若全身情况允许，应及时施行手术。如病情严重不能耐受手术，可试行输尿管插管，通过结石部位后留置导管引流尿液。不能通过结石部位时，则改行经皮肾造瘘术，病情好转后再选择适当治疗方法。故选 A。

61. D 【解析】急性心肌梗死后心肌发生缺血坏死，组织间质水肿，儿茶酚胺产生增加，导致兴奋传导延缓，自律性增强或形成激动折返和触发电位，而易出现各种心律失常。急性前壁心肌梗死时以室性心律失常最多见，尤其是室性期前收缩，房室传导阻滞和束支传导阻滞也较多见。故选 D。

62. B 【解析】腹部实质性脏器损伤，如脾、肝等破裂的临床表现主要是内出血症状；腹部空腔脏器，如胃肠道、胆道等破裂的主要临床表现是弥漫性腹膜炎，除胃肠道症状（恶心、呕吐、便血、呕血等）及稍后出现的全身性感染的表现外，最为突出的是腹膜刺激征，其程度因空腔器官内容物不同而异。故选 B。

63. B 【解析】高位小肠梗阻的呕吐发生早而频繁，腹胀不明显；低位小肠梗阻腹胀明显，呕吐出现晚而次数少，并可吐粪样物；结肠梗阻与低位小肠梗阻的临床表现很相似，因回盲瓣具有单向阀的作用致形成闭袢型梗阻。X 线检查有助于鉴别，低位小肠梗阻，扩张肠袢在腹中部，呈“阶梯状”排列；结肠梗阻时扩大的肠袢分布在腹部周围，可见结肠袋，胀气结肠阴影在梗阻部位突然中断，盲肠胀气最显著。根据该患者的表现诊断为低位小肠梗阻，故选 B。

64. E 【解析】患者以干咳为主要表现，发病与季节相关，夜间明显，伴憋气，抗生素治疗无效，胸部 X 线片和肺通气功能未见异常，考虑为支气管哮喘。支气管激发试验或运动激发试验阳性可帮助明确诊断。故选 E。

65. E 【解析】根据题干信息，考虑患者为十二指肠溃疡。^{13}C 尿素呼气试验阳性，表明存在幽门螺杆菌感染。根除幽门螺杆菌不但可促进溃疡愈合，而且可预防溃疡复发，从而彻底治愈溃疡。故选 E。

66. B 【解析】慢性萎缩性胃炎伴肠化生可经过不典型增生引起癌变，结合患者近 3 个月腹痛性质改变、出现黑便和体重下降，首先考虑为胃癌。故选 B。

67. B 【解析】输血后发生急性溶血反应时，患者立即沿输血静脉出现红肿及疼痛，还会出现寒战、高热、呼吸困难、腰酸背疼、血压下降、心率增快、休克，尿液呈酱油色。故选 B。

68. B 【解析】患者有腹痛、腹泻、粪便含脂肪滴，B 超示胰腺钙化，考虑为慢性胰腺炎。对于消化不良，特别对脂肪泻患者，应给予大量外源性胰酶制剂。故选 B。

69. D 【解析】青年患者，有活动后心悸、气促、下肢水肿等心功能不全的表现；有心脏扩大、奔马律等心脏体征，肝大、下肢水肿等右心衰竭的体征，双肺底少许湿啰音等左心衰竭的体征；结合超声心动图示全心扩大，室壁运动呈弥漫性减弱；应首先考虑为扩张型心肌病。故选 D。

70. C 【解析】子宫腺肌病的典型症状为继发性痛经，进行性加重，经量增多，子宫均匀性增大，一般不超过孕 3 个月大小，压痛。子宫肌瘤，常见经量增多及经期延长，可有下腹包块，当肌瘤逐渐增大使子宫超过 3 个月妊娠大时从腹部触及。可有白带增多，尿频、排尿困难、尿潴留、便秘、下腹坠胀、腰酸背痛等。根据题干，考虑患者最可能为子宫肌瘤。故选 C。

71. E 【解析】终末期胃癌可经胸导管向左锁骨上淋巴结转移。根据该患者有消瘦、贫血貌等恶病质表现，查体见左锁骨上淋巴结肿大、质硬，考虑可能为终末期胃癌。结合上腹部突发剧痛，腹膜刺激征阳性，腹部 X 线可见膈下游离气体，提示为终末期胃癌伴胃穿孔。姑息性胃大部切除术在切除肿瘤的同时处理了癌性穿孔，是下一步治疗最合理的术式。故选 E。

72. A 【解析】该患者主要表现为寒战、高热、腹泻，由稀水样便后转为黏液脓血便，伴下腹疼痛，血白细胞计数增多，粪常规镜检示大量白细胞，初步考虑为急性细菌性痢疾，治疗首选喹诺酮类药物。故选 A。

73. C 【解析】相对危险度是用来估计暴露与发病的关联强度的指标之一，是暴露组发病率（或死亡率）与非暴露组发病率（或死亡率）的比值，常用 *RR* 表示。结合题目信息，*RR*=（45/500）/（10/500）=4.5，故选 C。

74. E 【解析】散发是指某病在人群中散在发生，其流行强度维持在该地区历年来的一般发病水平，各病例之间没有明显的时空联系。流行是指某地区某病的发病率显著超过历年散发发病率水平。暴发是指在一个局部地区或集体单位中，短时间内出现大量具有相同症状与体征患者的现象。大流行主要是针对疾病所波及的空间范围而言的，当疾病流行迅速蔓延，在短时间内越过省界、国界，甚至洲界，发病率超过一般的流行水平时，即称为大流行。故选 E。

75. C 【解析】该患者心律不齐，S_1 强弱不等，结合其突发心悸、喘憋，考虑为心房颤动。故选 C。

76. A 【解析】医生未征得患者及其家属同意的情况，将左侧卵巢与子宫一并切除，违背了患者及家属的知情同意原则。知情同意原则指临床诊治过程中，医生在决定和实施诊疗措施前，都应向患者作详尽的说明，取得患者的充分理解，并表示同意。对于一些特殊检查、特殊治疗和手术，以患者或其家属（或监护人）签字为据。故选 A。

77. B 【解析】中年男性，长期慢性腹泻，便中有少量黏液脓血，抗生素治疗无效，结肠镜检查见直肠、乙状结肠多发糜烂及浅溃疡，可诊断为溃疡性结肠炎。轻度溃疡性结肠炎：腹泻<4 次/日，便血轻或无，无发热，贫血无或轻，红细胞沉降率正常，故患者最可能为轻度。柳氮磺吡啶用于治疗轻、中度或经糖皮质激素治疗已有缓解的重度患者。硫唑嘌呤和环孢素属于免疫抑制药，可用于对激素治疗效果不佳或对激素依赖的慢性持续型病例。泼尼松和甲泼尼龙属于糖皮质激素，可用于对氨基水杨酸制剂疗效不佳的轻、中度患者，特别适用于重度活动期患者。故选 B。

78. D 【解析】夜惊是一种常见的儿童睡眠障碍，主要表现为患儿常在睡眠中突然惊叫，哭喊，伴有惊恐表情和动作、心率增快、呼吸急促、出汗、瞳孔扩大等；通常在夜间睡眠后较短时间内发作，每次发作持续 1～10 分钟，难以唤醒。梦魇是指在睡眠中被噩梦突然惊醒，引起恐惧不安、心有余悸的睡眠行为障碍。睡行症指一种在睡眠过程尚未清醒时起床在室内或户外行走，或做一些简单活动的睡眠和清醒的混合状态。故选 D。

79. A 【解析】根据题干信息，考虑患者为慢性肺源性心脏病急性加重期，其治疗原则是积极控制感染、通畅呼吸道和改善呼吸功能、纠正缺氧和二氧化碳潴留以及控制呼吸衰竭和心力衰竭。故选 A。

80. D 【解析】患者为青少年，有扁桃体炎病史，表现为血尿、水肿、高血压、蛋白尿，补体 C3 降低，首先考虑为急性肾小球肾炎，疾病早期的典型肾脏病变呈毛细血管内增生性肾小球肾炎改变。故选 D。

81. E 【解析】假小叶形成是确定肝硬化诊断的依据。根据题干信息，故选 E。

82. D 【解析】随机选择 2 岁组儿童 1000 名进行免疫接种预防某病的试验，观察了

10年，虽然80%的免疫接种者未得病，但是由于未设置对照组，实验设计不严谨，不能直接得出结论。故选D。

83. D 【解析】抗甲状腺药物常见的副作用是粒细胞减少或粒细胞缺乏，用药时必须定期查血常规。该患者给予甲巯咪唑前白细胞计数正常，治疗后出现粒细胞缺乏，首先考虑为药物副作用。故选D。

84. D 【解析】糖尿病的诊断标准：糖尿病症状+随机血糖≥11.1mmol/L（200mg/dl），或FPG≥7.0mmol/L（126mg/dl），或OGTT中2hPPG≥11.1mmol/L（200mg/dl）。症状不典型者，需另一天再次证实，不主张做第三次OGTT。患者空腹血糖6.7mmol/L，高于正常值，但又没有达到糖尿病的诊断标准。为明确糖尿病的诊断，应进一步作口服葡萄糖耐量试验。故选D。

85. C 【解析】患者有风湿性心脏瓣膜病史，心尖部可闻及舒张期杂音，突发喘憋，端坐位，双肺可闻及湿啰音，最可能为二尖瓣狭窄合并急性左心衰竭。喘憋的原因是急性左心衰竭导致的急性肺水肿。利尿药是心力衰竭治疗中改善症状的基石，是心力衰竭治疗中唯一能够控制体液潴留的药物，如呋塞米、氢氯噻嗪，但不能用作单一治疗。故选C。

86. D 【解析】根据题干信息，该患者对年轻医生的建议依从性差，其最根本原因是没有建立良好的医患关系。医患沟通是影响医患关系最重要的因素，该患者对病情的认知与医务人员不同，此时年轻医生可给予适当解释，以增强沟通效果，从而提高患者依从性。故选D。

87. E 【解析】样本标准误的计算公式为$S_{\bar{X}}=\frac{S}{\sqrt{n}}$，代入数据，得标准误为0.7920/10=0.0792。故选E。

88. C 【解析】螺内酯为保钾利尿药，利尿作用不强，可导致高钾血症。本例血清钾6.5mmol/L，已存在高钾，应用螺内酯会加重病情，故不宜用。故选C。

89. D 【解析】常用的抽样方法：①系统抽样（机械抽样），是按照一定顺序，机械地每隔若干单位抽取一个单位的抽样方法。②单纯随机抽样，本法要求从总体N个对象中，利用抽签、随机数字表等方法抽取n个对象组成一个样本。③分层抽样，是将调查的总体按照某种特征分成若干层，然后在每层中进行随机抽样的方法。④整群抽样，将总体分成若干群组，以群组为抽样单位进行随机抽样，被抽到群组中的全部个体均作为调查对象。⑤多级抽样，指综合运用上述抽样方法进行多次抽样，亦称多阶段抽样。故选D。

90. A 【解析】对于发生或者可能发生重大食物和职业中毒事件的，突发事件监测机构、医疗卫生机构和有关单位应当在2小时内向所在地县级人民政府卫生行政主管部门报告。故选A。

91. A 【解析】一般将肥胖、高血压、糖尿病称为子宫内膜癌三联征。子宫内膜癌的症状包括异常阴道流血（绝经后阴道流血量一般不多，持续或间断性）、阴道排液、疼痛、全身症状如贫血等；体征包括子宫增大，质软，有时可见癌组织自宫颈口脱出，质脆，出血。该患者子宫内膜厚度增加，且出现血流丰富的不均质光团，结合其症状，首先考虑为子宫内膜癌。故选A。

92. C 【解析】乳头肌功能失调或断裂是急性心肌梗死患者常见的并发症，总发生率可高达50%。二尖瓣乳头肌因缺血、坏死等使收缩功能发生障碍，造成不同程度的二尖瓣脱垂并关闭不全，心尖区出现收缩中晚期喀喇音和吹风样收缩期杂音，第一心音可不减弱，可引起心力衰竭。结合患者表现，考虑为乳头肌功能失调。故选 C。

93. C 【解析】消化性溃疡是上消化道出血的常见病因，十二指肠球部溃疡较胃溃疡易发生。当消化性溃疡侵蚀周围或深处的血管，可产生不同程度的出血。轻者表现为黑粪，重者出现呕血。有慢性腹痛的患者，出血后腹痛可减轻。而幽门梗阻者有规律性的呕吐，呕吐物腐臭，量多，有宿食，伴营养不良，消瘦，贫血，可有脱水征，上腹可见胃型及胃蠕动波，有振水音等。患者呕吐物无宿食，且呕吐咖啡样胃内容物，最可能是消化道出血。故选 C。

94. C 【解析】该患者最可能的诊断为肺炎链球菌肺炎，治疗首选青霉素 G。对青霉素 G 过敏者可用喹诺酮类左氧氟沙星、莫西沙星、头孢噻肟或头孢曲松等药物。根据所给选项，故选 C。

95. B 【解析】溃疡性结肠炎好发于直肠和乙状结肠，主要表现为反复发作的腹泻、黏液脓血便，抗生素治疗无效。结肠镜可见肠黏膜血管纹理模糊、紊乱或消失，充血，水肿，易脆，出血及脓性分泌物附着等。根据题干信息，考虑该患者需可能为溃疡性结肠炎。故选 B。

96. C 【解析】肛裂是齿状线下肛管皮肤层裂伤后形成的小溃疡，方向与肛管纵轴平行，长 0.5 ~ 1.0cm，呈梭形，常见于肛管后正中部位，可引起肛周疼痛。典型的临床表现为疼痛、便秘和出血。结合患者表现，考虑为肛裂，C 正确。内痔主要表现为出血和脱出，无痛性、间歇性、便后鲜血是其常见症状，好发部位为截石位 3、7、11 点，排除 B。外痔主要表现为肛门不适、潮湿不洁、瘙痒，排除 D。混合痔表现为内痔、外痔的症状同时存在，排除 A。直肠息肉发病年龄多大于 40 岁，表现为便血，排便时偶有息肉脱出肛门口，排除 E。

97. D 【解析】肠结核患者粪便呈糊样，一般不含黏液或脓血，故不考虑。部分结肠癌患者可以早期出现排便习惯与粪便性状改变，应引起注意；不同部位的结肠癌肿有不同的临床特点，右半结肠癌以全身症状、贫血、腹部肿块为主要表现；左半结肠癌以肠梗阻、便秘、腹泻、便血等症状为显著。该患者表现符合升结肠癌的特点，故选 D。

98. B 【解析】急性心肌梗死一旦发现室性期前收缩或室性心动过速，立即用利多卡因 50 ~ 100mg 静脉注射，5 ~ 10 分钟重复 1 次，至期前收缩消失或总量已达 300mg，继以 1 ~ 3mg/min 的速度静脉滴注。故选 B。

99. C 【解析】乙胺丁醇的不良反应为视神经炎。本例患者因右侧胸腔积液，给予规律三联试验性抗结核治疗 2 个月，近 2 天视力异常，最可能的原因是乙胺丁醇引起的不良反应。预防方法是在治疗前测定视力与视野，治疗中密切观察，提醒患者发现视力异常应及时就医。类赫氏反应是患者在抗结核治疗期间出现的暂时性症状恶化，是由于大量结核分枝杆菌在短期内被杀死，已处于高敏状态的机体发生的强烈变态反应。溶血-尿毒综合征是以溶血性贫血、血小板减少及急性肾功能衰竭为特征的一种综合征。异烟肼常有周围神经炎，偶有肝功能损害等不良反应。利福平常有胃肠道反应、肝功能损害和“流感综合征”等不良反应。故选 C。

100. E 【解析】对于三度房室传导阻滞患者中症状明显、阻滞部位低以及病变不可逆者，应及早安置人工心脏起搏器，出现症状性心动过缓或继发室性心律失常者需行永久性起搏器治疗。为防止该患者症状反复发作，最适宜的治疗是植入心脏永久起搏器。故选 E。

101. A 【解析】典型的劳力性心绞痛症状是在体力活动或情绪变化当时发生的，症状多表现为心前区或胸骨后压榨感、压迫感等，持续数分钟，经停止活动休息或含服硝酸甘油后缓解。有时可放射至左肩背部等部位。典型心电图呈节段性分布的 ST 段水平或下斜型压低。根据该患者表现，诊断为心绞痛。故选 A。

102. D 【解析】脓毒症休克患者应补液治疗，故 C、E 正确。改善微循环，可使用小剂量多巴胺，B 正确。糖皮质激素具有抗休克作用，A 正确。代酸时应积极治疗原发病，若肾和肺的功能尚可，病因去除后较轻的代谢性酸中毒可自行纠正，宁酸勿碱，无须碱剂治疗。故选 D。

103. E 【解析】转移性右下腹痛是急性阑尾炎的典型表现，故选 E。

104. D 【解析】如果大出血来自增生的支气管动脉，病变局限，经药物治疗不能缓解，反复发生威胁生命的大咯血，也可考虑外科手术，但术前必须明确出血的部位，否则采用支气管动脉栓塞术治疗。患者右肺中叶和左肺下叶均有病变，为更好地控制咯血，选用支气管动脉栓塞术更适宜。故选 D。

105. D 【解析】唐氏综合征患儿可合并有先天性心脏病。本例患儿有胸骨左缘 3、4 肋间闻及粗糙的全收缩期杂音，肺动脉第二心音亢进，右室大，考虑是室间隔缺损。室间隔缺损晚期可出现梗阻性（器质性）肺动脉高压，出现持久青紫，即艾森门格综合征。故选 D。

106. E 【解析】哮喘严重发作时可有缺氧（PaO_2 降低），并出现过度通气（$PaCO_2$ 下降，pH 上升），表现为呼吸性碱中毒。随病情进一步发展，气道阻塞严重，缺氧加重而出现 CO_2 滞留（$PaCO_2$ 上升），表现呼吸性酸中毒或合并代谢性酸中毒。故选 E。

107. B 【解析】根据题干信息，患者为肝性脑病的可能性大。氨是促发肝性脑病最主要的神经毒素，减少肠道氨生成和吸收的措施如下。①乳果糖：口服到达结肠后被分解成为乳酸、乙酸，从而降低肠腔内 pH，减少氨的生成和吸收，并能促进血液中的氨渗入肠道而有利于氨的排出。②口服抗生素，如新霉素、甲硝唑等。③导泻或灌肠可以清除肠内容物和积血，常用 25% 硫酸镁导泻；弱酸性溶液灌肠可保持肠道呈酸性环境。禁用碱性肥皂水灌肠。故选 B。

108. A 【解析】高血压诊断采用经核准的水银柱或电子血压计，测量安静休息坐位时上臂肱动脉部位血压。必要时，如疑似直立性低血压的患者还应测量平卧位和站立位血压。高血压的诊断必须以未用抗高血压药情况下 2 次以上非同日多次血压测定所得的平均值为依据。故选 A。

109. E 【解析】肾病综合征的患者血液呈高凝状态，易导致各种动、静脉血栓形成。下肢动脉栓塞时表现为下肢疼痛、足背动脉搏动消失等。结合该患者表现，故选 E。

110. A 【解析】患者为年轻女性，结合其症状（结核中毒症状）可考虑肺结核。浸润性肺结核多发生在肺尖和锁骨下，浸润渗出性结核病变多为小片状或斑点状阴影，可融合形成空洞。结合 X 线表现，考虑为浸润性肺结核，故 A 正确。X 线片可见肺癌肿块常呈分叶状，有毛刺、切迹，癌组织坏死液化后可以形成偏心厚壁空洞，不选 B。肺脓肿 X 线片表现为带有液平面的空洞伴周围浓密的炎性阴影，不选 C。支气管扩张症 X 线片典型者可见卷发样改变，不选 E。肺囊肿继发感染时，囊肿内可见气液平面，周围炎症反应轻，无明显中毒症状和脓性痰，不选 D。

111. C 【解析】支气管炎症状主要是咳嗽和咳痰，常发生在寒冷冬季或气候突变时。支气管哮喘虽可出现突发呼吸困难且有反复发作特点，但一般无胸痛、咳嗽、咯血等。急性心肌梗死一般有心血管相关病史，但一般无咳嗽、咯血。肺炎的临床表现可有呼吸困难、胸痛、咳嗽、咯血，但一般以发热、咳嗽、咳痰为主，肺炎控制不好，影响氧合可渐出现呼吸困难。考虑该患者为肺血栓栓塞症。故选 C。

112. A 【解析】肝浊音界消失是空腔脏器穿孔的表现。消化性溃疡穿孔后胃内容物漏入腹腔可引起急性腹膜炎。胃内容物可沿着右侧结肠下流至右下腹，容易被误认为是阑尾炎。故选 A。

113. C 【解析】患者暴饮暴食后发病，有明显的饮食因素，主要表现为呕吐、发热、腹痛，白细胞计数增高，血、尿淀粉酶升高，考虑患者为急性胰腺炎。目前可选择保守治疗，首要治疗是禁食、胃肠减压，此为急性胰腺炎的基础治疗措施。故选 C。

114. A 【解析】患者为中年男性，有慢性咳嗽、咳痰病史 5 年，1 周来症状加重，肺功能示阻塞性通气功能障碍，结合 X 线片表现，诊断为慢性阻塞性肺疾病。故选 A。

115. D 【解析】房性期前收缩 ECG 特点：①提前发生的 P 波，形态与窦性 P 波略有不同。②PR 间期>0.12 秒。如 P 波之后无 QRS 波群，则为未下传的房性期前收缩。③QRS 波群形态正常。当房性期前收缩伴室内差异性传导时，QRS 波群可宽大畸形。④代偿间歇一般不完全。故选 D。

116. D 【解析】患者为青年女性，起病缓慢，有脐周痛、低热等表现，腹水检查以淋巴细胞增加为主，最可能为结核性腹膜炎。肝硬化腹水患者常有慢性肝病，腹水呈漏出性。故选 D。

117. B 【解析】患者为初产妇，处于哺乳期，右乳房外上象限红、肿、痛、皮温高、发热，无明显波动感，考虑为急性乳腺炎的可能性大。于乳房红肿明显处试穿可简单明了判断乳房内有无脓汁及治疗方案。故选 B。

118. C 【解析】急性乳腺炎是乳腺的急性化脓性感染，感染最常发生在初产妇，可见于哺乳的最初 3～4 周。乳房局部表现红、肿、热、痛，同侧腋窝淋巴结肿大，可有压痛，全身性炎症表现。本题患者符合这些特点。故选 C。

119. D 【解析】消除感染、排空乳汁为急性乳腺炎的治疗原则，故应选用敏感抗生素进行抗炎、切开引流脓液。故选 D。

120. D 【解析】支气管哮喘，常表现为发作性呼气性呼吸困难，有时咳嗽为唯一症状，多数患者可自行缓解或经治疗后缓解，发作间歇期检查阴性，抗生素治疗无效。根据题干，患者主要表现为发作性干咳，春天好发，氨茶碱治疗有效，首先考虑为支气管哮喘。故选 D。

121. C 【解析】支气管激发试验用于测定气道高反应性（AHR），是哮喘诊断的标准之一。为明确诊断，应首选支气管激发试验。故选 C。

122. B 【解析】β_2 受体激动药的缓释型及控释型制剂疗效维持时间较长，用于防治反复发作性哮喘和夜间哮喘。糖皮质激素吸入治疗是目前推荐长期抗炎治疗哮喘的最常用方法。故选 B。

123. D 【解析】患者有服用非甾体类解热镇痛药史，饮酒后出现呕血，剑突下有轻压痛，无其他相关病史，支持急性糜烂性出血性胃炎，又称急性胃黏膜病变。故选 D。

124. A 【解析】胃镜检查是目前明确上消化道出血病因的首选检查方法，可以直视下顺序观察食管、胃、十二指肠球部至降段，从而判断出血病变的部位、病因及出血情况。故选 A。

125. C 【解析】抑制胃酸分泌，提高胃内 pH 具有止血作用。质子泵抑制药抑酸作用强大，提高及维持胃内 pH 的作用优于 H_2 受体阻断药，急性出血期采取静脉途径给药。故选 C。

126. A 【解析】Perthes 试验为深静脉通畅试验；Trendelenburg 试验为大隐静脉瓣膜功能试验；Pratt 试验为交通静脉瓣膜功能试验；Buerger 试验是诊断血管闭塞性脉管炎的试验。故选 A。

127. D 【解析】患者下肢静脉功能不全，有色素沉着、溃疡等足靴区皮肤营养性改变，提示出现交通静脉瓣膜破坏，考虑下肢静脉曲张可能。首选大隐静脉结扎及剥脱术，有交通静脉功能不全的，应行交通静脉结扎。故选 D。

128. D 【解析】年轻男性，无肝病病史，饥饿性上腹痛伴反酸、呕血，考虑为十二指肠溃疡的可能性大。故选 D。

129. C 【解析】十二指肠溃疡经胃镜检查可确诊，故选 C。

130. E 131. D 【解析】多西环素是四环素类抗生素，属于广谱抑菌药，高浓度时具杀菌作用；立克次体属、支原体属、衣原体属、非典型分枝杆菌属、某些螺旋体对其敏感，故 130 题选 E。磺胺药结构与对氨基苯甲酸相似，可与之竞争二氢蝶酸合酶，阻止细菌二氢叶酸的合成，从而发挥抑菌作用，故 131 题选 D。

132. A 133. E 【解析】葡萄球菌某些菌株可产生肠毒素，引起食物中毒。故 132 题选 A。淋病奈瑟球菌产生 IgA 蛋白酶，破坏黏膜细胞表面的特异性分泌型 IgA，使细菌在黏膜上及黏膜下大量增殖，引起泌尿生殖系统感染。故 133 题选 E。

134. D 135. E 136. A 【解析】急性心肌梗死是冠状动脉急性、持续性缺血缺氧所引起的心肌坏死，心肌缺血可影响心肌的收缩和舒张功能，使心脏收缩能力减弱，故 134 题选 D。肥厚型心肌病是一种原因不明的心肌疾病，特征为心室壁呈不对称性肥厚，常侵及室间隔，心室内腔变小，左心室血液充盈受阻，左心室舒张期顺应性下降，故 135 题选 E。主动脉瓣关闭不全使心脏排到升主动脉的一部分甚至大部分血液倒流回左心室，左心室在每次心脏舒张期接受从升主动脉和左心房两处的血量，造成左心室的前负荷增加，故 136 题选 A。

137. E 138. B 【解析】促进胰岛素分泌药包括磺酰脲类和格列奈类，磺酰脲类主要用于胰岛功能尚存的非肥胖 2 型糖尿病患者，格列奈类作用主要是通过刺激胰岛素的早期分泌，降低餐后血糖，降糖作用快且短。胰岛素增敏剂为噻唑烷二酮类，主要用于以胰岛素抵抗为主的 2 型糖尿病患者，主要不良反应为水肿、体重增加等，不宜用于心功能Ⅲ～Ⅳ级（NYHA 分级）患者。双胍类主要用于 2 型糖尿病，尤其肥胖者。α-葡萄糖苷酶抑制药通过抑制小肠黏膜上皮细胞表面的 α-葡萄糖苷酶而延缓碳水化合物的吸收，主要可降低餐后血糖。故 137 题选 E，138 题选 B。

139. A 140. D 【解析】根据《医疗事故处理条例》，医疗机构未制定有关医疗事故防范和处理预案的，应由卫生行政部门责令改正；情节严重的，对负有责任的主管人员和其他直接责任人员依法给予行政处分或者纪律处分。故 139 题选 A。承担尸检任务的医疗机构没有正当理由，拒绝进行尸检的，由卫生行政部门责令改正，给予警告；对负有责任的主管人员和其他直接责任人员依法给予行政处分或者纪律处分，情节严重的，应由原发证部门吊销其执业证书或者资格证书。故 140 题选 D。

141. A　142. B　**【解析】**目前广泛引用的医患关系基本模式如下。①主动-被动型：适用于难以表达主观意见的患者，如休克、昏迷、精神病。故 141 题选 A。②指导-合作型：适用于病情较轻的患者，如阑尾炎手术后。此类型中患者有一定的主动性，但以主动配合、执行医生的意志为前提。故 142 题选 B。③共同参与型：适用于大多数慢性病的治疗、一般的心理治疗。

143. E　144. D　**【解析】**结核性腹膜炎腹水多为草黄色渗出液，故比重>1.018，蛋白质定性试验阳性，定量在 30g/L 以上，白细胞计数超过 500×10^6/L，以淋巴细胞或单核细胞为主，故 143 题选 E。肝硬化腹水是由于肝脏合成白蛋白能力下降，血浆胶体渗透压降低引起，多为漏出液，腹水比重<1.018，蛋白<25g/L，故 144 题选 D。

145. C　146. B　**【解析】**左心功能不全，主要是肺淤血症状。即活动后喘息，不能平卧，强迫坐位，面色苍白，发绀，频繁咳嗽，咳粉红色泡沫样痰，两肺满布湿啰音和哮鸣音，第一心音减弱，可闻及舒张早期第三心音奔马律，肺动脉瓣第二心音亢进；胸部 X 线片见肺水肿征。右心功能不全，主要是体循环淤血的表现，包括有肝大，肝颈静脉回流征阳性，颈静脉充盈或怒张，可以有肝区压痛等。故 145 题选 C，146 题选 B。

147. A　148. B　**【解析】**肠扭转是肠管的某一段肠袢沿一个固定点旋转而引起，常常是因为肠袢及其系膜过长，肠扭转后肠腔受压而变窄，引起梗阻、扭转与压迫进而影响肠管的血液供应，因此肠扭转所引起的肠梗阻多为绞窄性，故 147 题选 A。蛔虫性肠梗阻是因蛔虫聚结成团引起肠管机械性的堵塞所致，多为单纯性、部分性肠梗阻，故 148 题选 B。

149. B　150. D　**【解析】**《中华人民共和国医师法》规定，在提供医疗卫生服务或者开展医学临床研究中，未按照规定履行告知义务或者取得知情同意时，由县级以上人民政府卫生健康主管部门责令改正，给予警告；情节严重的，责令暂停六个月以上一年以下执业活动直至吊销医师执业证书，故 149 题选 B。未按照规定使用麻醉药品、医疗用毒性药品、精神药品、放射性药品等，由县级以上人民政府卫生健康主管部门责令改正，给予警告，没收违法所得，并处一万元以上三万元以下的罚款；情节严重的，责令暂停六个月以上一年以下执业活动直至吊销医师执业证书，故 150 题选 D。

210-2

2024 全国临床执业助理医师资格考试冲刺试卷与解析（二）

（医学综合笔试部分）

第二单元

考试日期：20××年×月×日

考试时间：13：30～15：30

考生姓名：________

准考证号：________

考 场 号：________

中国协和医科大学出版社

北 京

A_1 型选择题

答 题 说 明

每一道考题下面有 A、B、C、D、E 五个备选答案，请从中选择一个最佳答案。

1. 急性痛风性关节炎的主要临床特点不包括
   A. 常伴高尿酸血症
   B. 秋水仙碱治疗可迅速缓解关节炎症状
   C. 疼痛剧烈，初次发作常呈自限性
   D. 单侧第一掌指关节肿痛最为常见
   E. 在偏振光显微镜下，关节液内发现呈双折光的针形尿酸盐结晶
2. 不属于动脉粥样硬化性外周血管疾病的高危因素是
   A. 高血压
   B. 高脂血症
   C. 吸烟
   D. 糖尿病
   E. 高密度脂蛋白高
3. 符合侵蚀性葡萄胎特点的是
   A. 水泡样组织局限宫腔
   B. 葡萄胎未排出前不会转变为侵蚀性葡萄胎
   C. 可无葡萄胎史
   D. 不发生宫旁、肺及阴道转移
   E. 葡萄胎组织侵入子宫肌层
4. 自体输血的禁忌证不包括
   A. 血液受尿液污染
   B. 胸部开放性损伤超过 3 小时
   C. 严重贫血
   D. 肝功能不全
   E. 菌血症患者
5. 不符合关节型过敏性紫癜临床表现的是
   A. 关节肿胀
   B. 多发生于大关节
   C. 部位固定，非游走性
   D. 呈反复性发作
   E. 不遗留关节畸形
6. 在大多数传染病的感染过程中最常见的是
   A. 病原体被清除
   B. 隐性感染
   C. 显性感染
   D. 病原携带状态
   E. 潜伏性感染
7. 不属于输血传播疾病的是
   A. 丙型肝炎
   B. 巨细胞病毒感染
   C. 乙型肝炎
   D. 疟疾
   E. 甲型肝炎
8. 腺垂体功能减退症所致垂体危象最紧急的治疗药物是
   A. 高渗盐水
   B. 促性腺激素
   C. 甲状腺激素
   D. 糖皮质激素
   E. 升压药
9. 甲状腺功能亢进症患者的手术禁忌证是
   A. 中度格雷夫斯（Graves）病
   B. 胸骨后甲状腺肿伴甲状腺功能亢进症（甲亢）
   C. 高功能腺瘤
   D. 妊娠早期重度甲亢
   E. 青少年患者
10. 中度有机磷农药中毒时胆碱酯酶活性

应为
A. 50%~70%
B. 70%以上
C. 30%~50%
D. 30%以下
E. 20%以下

11. 关于面部疖的叙述，错误的是
A. 致病菌主要是金黄色葡萄球菌和表皮葡萄球菌
B. 多见于糖尿病和营养不良的小儿
C. 面部的疖可能引起颅内感染
D. 不需要使用抗生素
E. 形成脓肿后需切开引流

12. 肾绞痛最常见的原因是
A. 肾下垂
B. 肾肿瘤
C. 肾输尿管结石
D. 肾损伤
E. 肾盂肾炎

13. 导致风湿热的病原菌是
A. 金黄色葡萄球菌
B. 肺炎链球菌
C. A族乙型溶血性链球菌
D. 流感嗜血杆菌
E. 大肠埃希菌

14. 新生儿缺氧缺血性脑病时发生惊厥，首选的药物是
A. 甘露醇
B. 地塞米松
C. 苯巴比妥
D. 苯妥英钠
E. 呋塞米

15. 以下因素中不会引起病理性颅内压升高的是
A. 脑积水
B. 狭颅症
C. 脑震荡
D. 颅内血肿
E. 颅内肿瘤

16. 哪种情况可不采用全胃肠外营养
A. 高位肠瘘
B. 结肠永久造口
C. 短肠综合征
D. 严重烧伤
E. 重症胰腺炎

17. 早期流产最常见的原因是
A. 黄体功能不足
B. 染色体异常
C. 甲状腺功能减退症
D. 过多接触放射线
E. 严重感染、高热

18. 2型糖尿病发病的主要病理生理改变是
A. 自身免疫介导胰岛B细胞破坏
B. 胰岛素受体功能异常
C. 胰高血糖素分泌过多
D. 胰岛素抵抗和分泌相对不足
E. 胰岛素分泌绝对不足

19. 宫颈癌的好发部位是
A. 宫颈管内
B. 宫颈阴道部
C. 宫颈阴道上部
D. 宫颈鳞-柱上皮交界区
E. 柱状上皮处

20. 关于预防子宫内膜异位症的发生，下列哪项是错误的
A. 人工流产吸宫时吸管应缓慢拔出
B. 宫颈及阴道手术均应在月经干净3~7天进行
C. 宫颈粘连应及时处理
D. 缝合子宫壁时应穿透子宫内膜层
E. 月经来潮前禁做输卵管通畅试验

21. 关于雌激素的生理作用，正确的是
A. 促进乳腺腺泡发育成熟
B. 使阴道上皮细胞脱落加快
C. 使宫颈黏液分泌减少

D. 促进水钠潴留

E. 抑制输卵管肌收缩的振幅

22. 病理改变在肾脏，临床表现为膀胱刺激征，诊断可能是

A. 肾肿瘤

B. 鹿角形肾结石

C. 多囊肾

D. 泌尿系结核

E. 肾母细胞瘤

23. 关于自知力的描述，正确的是

A. 自知力可用于判断精神疾病的严重程度

B. 重度精神病患者都没有自知力

C. 自知力是对自己行为的控制能力

D. 游离转换障碍患者都有自知力

E. 精神病性症状完全缓解后自知力就会完全恢复

24. 腹部手术后切口化脓性感染，错误的处理是

A. 碘伏纱布湿敷

B. 局部理疗

C. 局部应用抗菌药物

D. 拆除缝线，换药

E. 切口清创后立即缝合

25. 肾病综合征最常见的并发症是

A. 感染

B. 严重的循环衰竭

C. 高血压脑病

D. 肾衰竭

E. 心力衰竭

26. 不符合骨关节炎特点的是

A. 晨僵

B. 骨摩擦音

C. 关节肿痛

D. 好发于青壮年人

E. 压痛和休息痛

27. 对精神分裂症最具有诊断价值的症状是

A. 心因性幻听

B. 命令性幻听

C. 反射性幻听

D. 假性幻听

E. 功能性幻听

28. 导致胎儿生长受限最常见的病因是

A. 胎盘早剥

B. 臀先露

C. 前置胎盘

D. 子痫前期

E. 高龄初产

29. 小儿前囟闭合延迟见于

A. 脱水

B. 营养不良

C. 头小畸形

D. 甲状腺功能减退升

E. 颅内压升高

30. 足月儿出生 7 天后出现黄疸，下列诊断不考虑的是

A. 败血症

B. Rh 溶血病

C. 新生儿肺炎

D. 胆道闭锁

E. 母乳性黄疸

31. 急性脊髓炎与吉兰-巴雷综合征鉴别在于后者

A. 多为截瘫或四肢瘫，锥体束征阳性

B. 明显的传导束型感觉障碍

C. 早期出现括约肌功能障碍

D. 脑脊液偶见细胞稍增多

E. 脑脊液呈蛋白-细胞分离现象

32. 欲行全子宫加双附件切除，不需要切断的韧带是

A. 子宫主韧带

B. 子宫卵巢固有韧带

C. 子宫卵巢悬韧带

D. 子宫阔韧带

E. 子宫圆韧带

33. 骨囊肿好发于
A. 长管状骨的干骺端
B. 扁骨的骨端
C. 长管状骨的骨端
D. 短管状骨的骨端
E. 短管状骨的干骺端

34. 前列腺增生症伴尿潴留，首先考虑的处理方法是
A. 导尿一次，拔除导尿管
B. 导尿并保留导尿管
C. 耻骨上膀胱穿刺排尿
D. 用金属导尿管导尿
E. 急诊行膀胱造瘘

35. 符合小儿生长发育规律的是
A. 生长发育是量先增加后有质的变化
B. 各系统发育的速度不一致
C. 生长发育没有一定的规律
D. 小儿体格的发育青春期最快
E. 体格发育有绝对的正常值

36. 在严重颅内压升高的病例中，首选降低颅内压的药物是
A. 氢氯噻嗪
B. 乙酰唑胺
C. 氨苯蝶啶
D. 甘露醇
E. 呋塞米（速尿）

37. 神经系统的白血病细胞浸润多见于
A. 急性单核细胞白血病
B. 急性淋巴细胞白血病
C. 急性粒细胞白血病
D. 急性早幼粒细胞白血病
E. 慢性粒细胞白血病急变

38. 有关子宫峡部形态学特征的描述，正确的是
A. 上端为组织学内口
B. 非孕时长度约为 1cm
C. 为子宫较宽的部分
D. 下端为解剖学内口
E. 临产后形成子宫下段达脐平

39. 脊髓休克见于
A. 脊髓胶质瘤
B. 脊髓蛛网膜粘连
C. 急性横贯性脊髓炎
D. 脊髓空洞症
E. 脊髓后动脉血栓形成

40. 不符合神经症共同特点的是
A. 症状可有相应的器质性病变
B. 社会功能多相对完好
C. 多无明显的精神病性症状
D. 与心理社会因素有关
E. 患者常有一定的易感体质

41. 慢性肾脏病 5 期，肾小球滤过率至少小于
A. 20ml/(min · 1.73m^2)
B. 15ml/(min · 1.73m^2)
C. 25ml/(min · 1.73m^2)
D. 10ml/(min · 1.73m^2)
E. 30ml/(min · 1.73m^2)

42. 关于胎盘功能，下列表述不正确的是
A. 促进葡萄糖经胎盘的转移
B. 游离脂肪酸不能通过胎盘屏障
C. 胎盘以主动转运方式吸收氨基酸
D. 人胎盘催乳素（hPL）阻碍孕妇对葡萄糖的利用
E. 胎盘中含有氧化酶、还原酶等多种酶类

43. 儿童营养性维生素 D 缺乏性佝偻病后遗症期的临床表现是
A. 易激惹，烦躁，枕秃
B. 颅骨软化
C. 方颅
D. 血清钙降低，血磷降低
E. 骨骼畸形

44. 等渗性脱水多发生在
A. 胃肠液急性丧失
B. 吞咽困难

C. 大量出汗
D. 慢性肠梗阻
E. 低位小肠瘘

45. 若骨盆坐骨结节间径 7.5cm，应加测的骨盆径线是
A. 髂嵴间径
B. 出口后矢状径
C. 坐骨棘间径
D. 骶耻外径
E. 出口前矢状径

46. 维生素 D 缺乏性佝偻病活动期的主要表现为
A. 肌肉松弛
B. 语言发育迟缓
C. 骨骼系统的改变
D. 低热、盗汗
E. 突然惊厥或喉痉挛

47. 关于桡骨小头半脱位，下列哪项是错误的
A. 多见于儿童
B. 常有上肢牵拉史
C. 患肘和手拒绝活动
D. X 线检查可见桡骨小头半脱位
E. 治疗以旋转手法复位

48. 表现为“四世同堂”的皮疹是
A. 麻疹
B. 风疹
C. 幼儿急疹
D. 水痘
E. 猩红热

49. 1 岁小儿的胸围约为
A. 34cm
B. 38cm
C. 42cm
D. 46cm
E. 50cm

50. 骨关节炎镇痛治疗，下列方法中首选的是
A. 口服对乙酰氨基酚
B. 关节腔内注射透明质酸钠
C. 关节腔内注射糖皮质激素
D. 口服糖皮质激素
E. 口服硫酸氨基葡萄糖

51. 遗忘综合征的三大特征是
A. 近记忆障碍、虚构、定向障碍
B. 谵妄、近记忆障碍、虚构
C. 谵妄、虚构、定向障碍
D. 幻觉、虚构、定向障碍
E. 近记忆障碍、幻觉、定向障碍

52. 单纯性甲状腺肿最常见的病因是
A. 缺碘
B. 桥本甲状腺炎后
C. 碘过多
D. 药物性甲状腺功能减退症
E. 先天性缺陷

53. 恶性肿瘤对邻近组织器官侵犯的主要方式是
A. 直接蔓延
B. 淋巴管播散
C. 小静脉播散
D. 小动脉播散
E. 种植性播散

54. 患者凭空听到有两个人在耳边议论自己，此症状是
A. 妄想
B. 感觉倒错
C. 非真实感
D. 幻觉
E. 空间感知综合障碍

55. 关于血糖的叙述，不正确的是
A. 胰岛素有降低血糖的作用
B. 肾上腺素有升高血糖的作用
C. 肝糖原分解可以补充血糖
D. 肌糖原分解可以补充血糖
E. 血糖超过肾阈值可出现尿糖

56. 梅毒治疗的首选药物是

A. 螺旋霉素
B. 青霉素
C. 四环素
D. 庆大霉素
E. 氯霉素

57. 下列可以进行人工流产吸宫术的是
A. 妊娠 14 周
B. 急性生殖道炎症
C. 各种慢性疾病的急性期
D. 手术当天体温两次超过 37.5℃
E. 妊娠剧吐

58. 子宫肌瘤红色样变常发生在
A. 绝经后期
B. 围绝经期
C. 妊娠期
D. 生育期
E. 青春期

A_2 型选择题

答 题 说 明

每一道考题是以一个小案例出现的，其下面都有 A、B、C、D、E 五个备选答案。请从中选择一个最佳答案。

59. 男，50 岁。近半年出现尿频、尿急、尿流缓慢、尿流中断，直肠指检发现前列腺结节，质地坚硬。血清前列腺特异性抗原（PSA）升高，诊断为前列腺癌 T_{1b} 期。最好的治疗方法为
A. 内分泌治疗
B. 放疗
C. 化疗
D. 根治性前列腺切除术
E. 一般观察

60. 男，30 岁。右小腿贯穿性枪伤，X 线检查未发现骨折及异物残留，正确的处理是
A. 清创，开放引流 3 ~ 5 天，延期缝合
B. 清创，去除异物，缝合
C. 清创，切除周围皮肤 3mm，缝合
D. 清创，充分引流，包扎伤口，直至愈合
E. 切开弹道全程，清创，缝合

61. 女，29 岁。间歇血尿半年。查体：BP 114/72mmHg，咽红，扁桃体Ⅱ度肿大，肾区无叩击痛，下肢无水肿。尿常规：RBC 20 ~ 40 个/高倍视野，WBC 0 ~ 2 个/高倍视野，尿蛋白（-）。应考虑的诊断是
A. 慢性肾盂肾炎急性发作
B. 慢性肾盂肾炎
C. 急性肾盂肾炎
D. 慢性肾炎
E. 无症状性血尿和/或蛋白尿

62. 女，27 岁。平素月经不规律，婚后 3 年未孕。以下哪种检查最常用于评价卵巢功能
A. 性激素测定
B. 宫颈醋酸试验
C. B 超
D. 宫颈细胞学检查
E. 子宫内膜活检

63. 男，28 岁。车祸后出现短暂昏迷，醒后轻微头痛，逐渐至剧烈头痛、频繁呕

吐，伤后 3 小时意识丧失。查体：昏迷，右侧瞳孔散大，对光反射消失，左侧肢体瘫痪。头颅 X 线片显示右颞骨骨折，且向颅底方向延伸。其主要临床诊断是

A. 脑震荡
B. 脑干损伤
C. 颅底骨折
D. 脑疝
E. 脑挫裂伤

64. 女，30 岁。甲状腺肿大，性情急躁 2 年。查体：T 37℃，P 116 次/分，R 22 次/分，BP 130/60mmHg，甲状腺弥漫性Ⅲ度肿大，甲状腺区域听诊可闻及低调的连续性静脉“嗡嗡”音。实验室检查：三碘甲腺原氨酚（T_3）、游离甲状腺素（T_4）均增高，促甲状腺激素（TSH）降低。既往曾服用硫脲类药物治疗，效果不佳，拟行手术治疗。目前单用碘剂进行术前准备，但基础代谢率控制不满意，为做好术前准备可联合使用

A. 苯巴比妥钠
B. 氯丙嗪
C. 氢化可的松
D. 胍乙啶
E. 普萘洛尔

65. 女，30 岁。畏寒，发热，咳嗽 5 天。查体：右上肺语音震颤增强，呼吸音减低。血白细胞计数 15.2×10^9/L，中性粒细胞占比 0.92。考虑诊断为

A. 支气管扩张症
B. 干酪样肺炎
C. 肺炎支原体肺炎
D. 肺炎链球菌肺炎
E. 病毒性肺炎

66. 男，28 岁。胫骨开放性骨折创口不愈，治疗 3 个月后形成窦道，有少量脓性分泌物，并有死骨排出。应考虑为

A. 骨结核
B. 骨肿瘤
C. 慢性骨髓炎
D. 缺血性骨坏死
E. 急性化脓性骨髓炎

67. 女，27 岁，已婚。停经 8 周，下腹阵发性剧痛 1 小时伴阴道较多量流血。检查：宫口开大 2cm。本例最恰当的处置是

A. 给予止血药物
B. 肌内注射黄体酮
C. 肌内注射麦角新碱
D. 静脉滴注缩宫素
E. 清宫术

68. 男，40 岁，2 天前出现尿频、尿急、排尿痛，尿线中断，耻骨上疼痛，诊断为急性细菌性前列腺炎，细菌培养为衣原体感染，可选用

A. 红霉素
B. 环丙沙星
C. 头孢菌素
D. 妥布霉素
E. 氨苄西林

69. 女，35 岁。白带增多伴外阴瘙痒 1 个月余。妇科检查：宫颈散在红色斑点，后穹隆有多量稀薄脓性泡沫状分泌物。其最可能感染的病原菌是

A. 厌氧菌
B. 白念珠菌
C. 淋病奈瑟菌
D. 加德纳菌
E. 阴道毛滴虫

70. 女，27 岁。发热 1 个月，伴关节肿痛，脱发和口腔溃疡。实验室检查：尿蛋白（+++），红细胞 20 ~ 30 个/高倍视野。血抗核抗体（ANA）（+）。最可能的诊断是

A. 系统性红斑狼疮

B. 类风湿关节炎

C. 干燥综合征

D. 风湿热

E. 成人斯蒂尔病

71. 24岁初次妊娠妇女，妊娠39周，估计胎儿约3200g，测坐骨结节间径7cm，出口后矢状径7cm，现宫缩正常，宫口开大2.5cm。正确的分娩方式应为

A. 自然分娩

B. 会阴侧切，经阴道分娩

C. 产钳术

D. 剖宫产术

E. 胎头吸引术

72. 男，24岁。近3个月来觉得疲乏无力，早醒，食欲缺乏，工作效率明显低下，感觉头脑迟钝，不愿多说话，觉得度日如年，认为前途暗淡，有轻生念头；查体无明显异常。该患者最可能的诊断是

A. 焦虑症

B. 抑郁症

C. 精神分裂症

D. 神经衰弱

E. 分离性障碍

73. 女，36岁。自诉乏力、头晕，实验室检查：Hb 64g/L，红细胞体积减小，中间淡染区扩大。最可能出现的结果是

A. 平均红细胞血红蛋白量大于27pg

B. 血液内转铁蛋白饱和度增加

C. 骨髓内铁没有变化

D. 总铁结合力增强，铁蛋白减少

E. 总铁结合力增强，铁蛋白增加

74. 男，65岁。患糖尿病15年，长期应用苯乙双胍。检查：浅昏迷，呼吸深大、中度脱水，膝反射极弱，血压80/65mmHg，血糖15mmol/L，血钠140mmol/L，血钾5.6mmol/L，CO_2CP 12mmol/L，BUN 15mmol/L，尿糖(+++)，尿酮体（+），尿蛋白（++）。最可能的诊断是

A. 糖尿病酮症酸中毒

B. 高渗高血糖综合征

C. 乳酸性酸中毒

D. 糖尿病肾病尿毒症

E. 脑血管意外

75. 女，38岁。发热、皮疹、脱发和口腔溃疡6个月。查体：T 39.0℃，面部有充血性红斑，双手近端指间关节压痛，轻度肿胀，双下肢凹陷性水肿。检查：尿蛋白（+++），尿红细胞（+++），24小时尿蛋白3.8g，血小板$88 \times 10^9/L$，抗核抗体（ANA）1∶640，抗干燥综合征A（抗SSA）抗体（+），抗双链DNA抗体（+），补体C3低下。不能提示疾病处于活动期的指标是

A. 补体C3低下

B. 尿蛋白（+++）

C. 抗双链DNA抗体（+）

D. 血小板减少

E. 抗SSA（+）

76. 女，2岁。生长发育迟缓及智力发育落后。查体：眼裂小、眼外眦上斜、眼距宽、外耳小，鼻梁低平，皮肤细腻。为明确诊断，首选的检查是

A. 尿三氯化铁试验

B. 尿蝶呤分析

C. 血T_3、T_4、TSH

D. 骨龄测定

E. 染色体核型分析

77. 男，45岁。田间劳动时右足底被割破，伤口2cm，深达肌腱，自行包扎，10天后出现乏力、畏光、咀嚼无力、下肢痛。无神经系统疾病病史。查体：大汗，苦笑面容，张口困难，角弓反张，阵发性四肢痉挛。心肺无异常，腹肌强直，无压痛。治疗措施中最重要的是

A. 应用大剂量青霉素
B. 控制肌肉痉挛
C. 吸氧
D. 中和血中毒素
E. 纠正水电解质失衡

78. 男，21 岁。3 小时前刀伤致右手五指完全离断，对断指正确的处理是
A. 分别予以标记置于保温箱
B. 捆扎一起包好
C. 浸泡乙醇中消毒
D. 直接置于冰块中保存
E. 清洁布包好放入 4℃冰箱内

79. 女，18 岁。下腹疼痛 2 个月。盆腔 B 超检查子宫大小正常，左侧宫旁探及 6cm×5cm×5cm 大小肿物，边界清。血清甲胎蛋白（AFP）900μg/L。最可能的诊断是
A. 卵巢畸胎瘤
B. 卵巢内胚窦瘤
C. 卵巢颗粒细胞瘤
D. 卵巢卵泡膜细胞瘤
E. 卵巢无性细胞瘤

80. 女，63 岁。孕 5 产 3，主诉阴道掉出物 6 个月，伴小便困难。查体：外阴经产型，子宫萎缩，宫颈外口及部分子宫脱出阴道口外，阴道前壁膨出和阴道后壁轻度膨出。诊断为
A. 子宫脱垂Ⅰ度重
B. 子宫脱垂Ⅱ度轻伴阴道前后壁脱垂
C. 子宫脱垂Ⅲ度伴阴道前后壁脱垂
D. 子宫脱垂Ⅱ度重伴阴道前后脱垂
E. 宫颈延长伴阴道前后壁脱垂

81. 女，70 岁。蛋白尿 1 个月，尿蛋白定量 6g/L，蛋白电泳显示以小分子蛋白为主，呈单克隆分布，其蛋白尿的性质应为
A. 组织性蛋白尿
B. 肾小球性蛋白尿
C. 溢出性蛋白尿
D. 分泌性蛋白尿
E. 肾小管性蛋白尿

82. 女，35 岁。2 个月前驾车发生重大交通事故致丈夫身亡，自己轻伤。近 1 个月频频噩梦，梦境中反复呈现车祸惨象，时常感到心悸不安，不敢看交通事故的新闻，不敢再驾车，情感麻木，郁郁寡欢。该患者的诊断是
A. 抑郁症
B. 焦虑症
C. 创伤后应激障碍
D. 急性应激障碍
E. 适应障碍

83. 男，38 岁。既往无肝病，2 个月前因手术输血 600ml，近日出现腹胀、乏力。丙氨酸氨基转移酶（ALT）200U/L，抗-HAV（－），HBsAg（－），抗-HBC（－），抗-HBs（+），抗-HCV（+）。诊断应首先考虑是
A. 戊型肝炎
B. 甲型肝炎
C. 乙型肝炎
D. 丁型肝炎
E. 丙型肝炎

84. 男，50 岁。上肢被开水烫伤，皮肤见多数较大水疱，水疱皮剥脱处创面红润、潮湿、疼痛明显。其烧伤累及皮肤的深度为
A. 表皮
B. 真皮浅层
C. 真皮深层
D. 皮肤全层
E. 皮肤及皮下组织

85. 男，4 岁。夏季高热 1 天，腹泻 8 次就诊。病前吃过未洗的黄瓜。患儿排黏液性脓血便，腹痛伴里急后重，入院后反复惊厥，逐渐出现昏睡、神志不清。该

患儿最可能的诊断为

A. 热性惊厥

B. 肠伤寒

C. 重型细菌性痢疾

D. 中毒型细菌性痢疾

E. 普通型细菌性痢疾

86. 小儿开始会独走，弯腰拾东西，指出自己的手、眼，并能说出家庭主要成员的称谓。此小儿可能的年龄为

A. 6 个月

B. 9 个月

C. 1 岁

D. 18 个月

E. 2 岁

87. 男，43 岁，农民。发热、头痛、恶心、呕吐 6 天，腰痛 3 天，尿量减少 1 天。查体发现下列哪项有助于诊断肾综合征出血热

A. 巩膜黄染

B. 玫瑰疹

C. 脾界大

D. 皮肤点状、搔抓样出血点

E. 颈强直

88. 男，27 岁。膀胱结石直径 2cm，选用最佳治疗方案为

A. 排石疗法

B. 膀胱切开取石术

C. 经尿道碎石术

D. 体外冲击波碎石术

E. 溶石疗法

89. 男，55 岁。无痛性肉眼血尿 4 个月，IVU 显示左肾盂内有充盈缺损，膀胱镜检见左侧输尿管口喷血。应考虑为

A. 肾结核

B. 肾癌

C. 肾盂肾炎

D. 肾盂癌

E. 肾炎

90. 女婴，11 个月。面色苍白伴萎靡不振 1 个月。生后混合喂养，未添加辅食。查体：皮肤黏膜苍白，肝肋下 1cm，心肺无异常。实验室检查：Hb 85g/L，RBC 3.5×10^{12}/L，平均细胞体积 68fl，血清蛋白降低。最可能的诊断是

A. 再生障碍性贫血

B. 维生素 B_{12} 缺乏性巨幼细胞贫血

C. 溶血性贫血

D. 叶酸缺乏性巨幼细胞贫血

E. 缺铁性贫血

91. 女，48 岁。糖尿病史 9 年，外阴痒 2 月余。妇科检查：阴道黏膜充血，白带多，呈凝乳块状。本例最可能的诊断是

A. 萎缩性阴道炎

B. 外阴硬化性苔藓

C. 外阴阴道假丝酵母菌病

D. 细菌性阴道病

E. 滴虫性阴道炎

92. 女，32 岁。阴道分泌物增多，外阴瘙痒，性交痛 2 天。妇科检查：阴道后穹隆大量黄色泡沫样分泌物，宫颈草莓样出血斑点。最佳的治疗方案为

A. 口服甲硝唑

B. 甲硝唑泡腾片阴道填塞

C. 口服氟康唑

D. 制霉菌素栓阴道填塞

E. 微波治疗

93. 男，20 岁。右前臂被炸伤 4 小时，最大伤口长 5cm，出血多，伤及肌肉。X 线检查无骨折，未见金属异物。其伤口最佳处理是

A. 清创后二期缝合

B. 加压包扎止血、观察

C. 清洗伤口后包扎

D. 包扎，石膏固定患肢

E. 清创后一期缝合

94. 小儿，1 岁。高热6 日，持续38.5 ~40.7℃，

伴咳嗽、气促。查体：精神不振，面色苍白，呼吸急促，皮肤可见猩红热样皮疹，双肺闻及细湿啰音。胸部 X 线片可见多发性肺脓肿。根据病例诊断最大的可能是

A. 呼吸道合胞病毒肺炎

B. 腺病毒肺炎

C. 金黄色葡萄球菌肺炎

D. 革兰阴性杆菌肺炎

E. 肺炎支原体肺炎

95. 女婴，出生 30 小时。出现嗜睡伴肌张力低下，初步诊断为缺氧缺血性脑病。为了解患儿丘脑、基底节有无病灶，应首选的检查是

A. 头颅 CT

B. 脑电图

C. 颅脑透照试验

D. B 超

E. 头颅 MRI

96. 男孩，10 个月。牛奶喂养，面色苍白 2 个月。查体：烦躁，肝肋下 2cm，脾肋下刚及。血常规：血红蛋白 80g/L，红细胞 3.6×10^{12}/L，网织红细胞 0.01，外周血涂片红细胞大小不等，中心淡染。初步诊断是

A. 营养性巨幼细胞贫血

B. 地中海贫血

C. 维生素 B_6 缺乏性贫血

D. 再生障碍性贫血

E. 营养性缺铁性贫血

97. 女，35 岁。尿频、尿痛伴肉眼血尿 1 天。既往体健。查体无异常。尿亚硝酸盐阳性，尿沉渣镜检红、白细胞满视野。抗生素疗程一般为

A. 14 日

B. 5 日

C. 7 日

D. 10 日

E. 3 日

98. 男，24 岁。感冒 2 周后出现双下肢近端无力。查体：双上肢肌力 3 级，双下肢肌力 3 级，四肢腱反射消失，手套袜子样痛觉减退，双腓肠肌压痛阳性。诊断可能是

A. 帕金森病

B. 脊髓压迫症

C. 周期性瘫痪

D. 急性肌炎

E. 吉兰–巴雷综合征

99. 女，60 岁。被家人发现其昏迷在浴室中，浴室使用的是燃气热水器。查体：皮肤潮红，瞳孔正常大小，口唇樱桃红色。最可能的诊断是

A. 一氧化碳中毒

B. 安眠药中毒

C. 有机磷农药中毒

D. 酒精中毒

E. 阿托品中毒

100. 男孩，10 岁。左膝外伤后当晚出现寒战、高热，短暂谵妄。查体：T 39.6℃，左膝局部肿胀、疼痛明显，浮髌试验阳性。实验室检查：血 WBC 14.0×10^{9}/L，中性粒细胞占比 0.85，红细胞沉降率（ESR）75mm/h。X 线检查未见明显异常。首先考虑的诊断是

A. 恶性骨肿瘤

B. 类风湿关节炎

C. 急性骨髓炎

D. 关节结核

E. 急性化脓性膝关节炎

101. 女孩，2 岁。高热 4 日，皮疹 1 日。伴咳嗽、流涕、流泪。查体：T 39.5℃，P 120 次/分，睑结膜充血。耳后、发际、额面及颈部间散在红色斑丘疹，疹间皮肤正常，心肺无异常。最可能

的诊断是

A. 猩红热

B. 水痘

C. 幼儿急疹

D. 风疹

E. 麻疹

102. 女孩，9 岁。不规则发热 4 周，伴乏力、腹痛。查体：T 37.8℃，P 110 次/分，R 28 次/分，精神尚好，面色略苍白，咽充血，扁桃体Ⅱ度肿大，心界不大，心尖部可闻及 2/6 级收缩期杂音，肺、腹检查无异常。实验室检查：Hb 100g/L，红细胞沉降率 72mm/h，抗链“O”（+），C 反应蛋白 56mg/L。心电图示 PR 间期延长，ST 段下移、T 波低平。最可能的诊断是

A. 败血症

B. 病毒性心肌炎

C. 风湿性心脏病

D. 原发性肺结核

E. 贫血性心脏病

103. 男，58 岁。突感头、颈项部剧烈疼痛，大汗伴恶心、呕吐、眩晕。查体：急性病容，四肢活动自如，脑膜刺激征阳性。最可能的诊断是

A. 脑栓塞

B. 椎-基底动脉供血不足

C. 高血压脑病

D. 蛛网膜下腔出血

E. 脑血栓形成

104. 女，25 岁。间断发热 5 日，于 8 月底来诊。6 日前由南方到京，次日出现寒战、发热、头痛，服解热药后热退，2 日后再次高热，持续数小时，大汗后退热，伴乏力，精神差。实验室检查：血 WBC 6.5×10^9/L，淋巴细胞占比 0.40。最可能的诊断是

A. 急性血吸虫病

B. 流行性乙型脑炎

C. 败血症

D. 伤寒

E. 疟疾

105. 女，20 岁。吵架后突然倒在沙发上，全身抽搐。查体：面色苍白，呼吸急促，眼睑紧闭，眼球乱动，瞳孔对称，对光反射存在，双侧 Babinski 征未引出。常规脑电图：未见异常。最可能的诊断是

A. 昏厥发作

B. 复杂部分性癫痫发作

C. 短暂性脑缺血发作

D. 假性癫痫发作

E. 全身强直阵挛性癫痫发作

106. 初孕妇，26 岁。妊娠 38 周。查体：P 90 次/分，R 18 次/分，BP 120/80mmHg。叩诊心浊音界稍向左扩大，心尖部闻及 2/6 级收缩期吹风样杂音。踝部轻度水肿。最可能的诊断是

A. 妊娠期高血压疾病性心脏病

B. 风湿性心脏病合并妊娠

C. 心脏病合并妊娠，性质待查

D. 正常妊娠改变

E. 围产期心肌病

107. 初产妇，足月妊娠，临产 30 小时，横位右手脱出，胎心 150 次/分，宫口开大 8cm，破水 24 小时，平脐处有环状凹陷，最恰当处理是

A. 消毒后将胎手还纳

B. 深麻下做内倒转术

C. 待宫口开全后做内倒转术

D. 剖宫产

E. 断头术

108. 男婴，8 个月。高热 1 日，伴呕吐、烦躁、抽搐。查体：面色晦暗，前囟饱满，双目凝视，颈抵抗，巴宾斯基（Babinski）征（+）。为明确诊断，首

选的检查是

A. 头颅 B 超

B. 脑电图

C. 头颅 CT

D. 血生化

E. 脑脊液检查

109. 女，19 岁。颈部肿大 2 年，无怕热、多食、易激动。查体：脉率、血压正常，甲状腺弥漫性肿大，质地柔软，未触及结节，表面光滑。采用的最佳治疗措施是

A. 多吃含碘丰富的食物

B. 注射^{131}I 治疗

C. 口服甲硫氧嘧啶治疗

D. 小剂量甲状腺素治疗

E. 观察或手术

110. 女，30 岁。人工流产后发热伴下腹疼痛 20 日。查体：宫颈举痛，子宫后位，正常大小，触痛明显，右侧宫旁明显增厚，压痛。盆腔超声检查：子宫大小正常，右宫旁可探及不均质混合回声包块，大小约 5.0cm×2.5cm，边界欠清。最可能的诊断是

A. 急性盆腔炎

B. 盆腔结核

C. 卵巢肿瘤蒂扭转

D. 急性阑尾炎

E. 黄体破裂

111. 女，25 岁。近半年来睡眠不好，疲乏无力，与家人和同事很少说话，工作效率明显下降，常常独自发笑，有时自言自语，怀疑邻居和同事说她的坏话，甚至监视她。头颅 CT 及查体均未见异常。该患者最可能的诊断是

A. 焦虑症

B. 麻痹性痴呆

C. 精神分裂症

D. 分离性障碍

E. 抑郁发作

A_3/A_4 型选择题

答 题 说 明

以下提供若干个案例，每个案例下设若干道考题。请根据案例所提供的信息，在每一道考题下面的 A、B、C、D、E 五个备选答案中选择一个最佳答案。

（112～114 题共用题干）

女，28 岁，已婚。停经 55 天，伴恶心、呕吐。妇科检查：子宫增大约妊娠 50 天，双侧附件（-）。

112. 该病例首选辅助检查是

A. 基础体温测定

B. 宫颈黏液检查

C. 黄体酮试验

D. B 超

E. 血常规

113. 若确定为妊娠，该患者因身体原因想终止妊娠，应选择最佳的方法是

A. 人工流产吸宫术

B. 人工流产钳刮术

C. 缩宫素静脉滴注

D. 药物流产

E. 乳酸依沙吖啶引产

114. 若术中吸头超出探查宫腔深度，不恰

当的处理是

A. 停止宫腔操作

B. 肌内注射子宫收缩剂

C. 住院观察，有内出血征象行剖腹探查术

D. 抗感染

E. 立即行剖腹探查术

（115～117 题共用题干）

女婴，8 个月。因发热 2 日，抽搐 2 次，伴呕吐，吃奶量减少，喜哭，易怒就诊。母乳喂养。查体：精神差，前囟饱满，心肺腹无异常发现，肌张力增高。脑脊液检查：外观混浊，白细胞计数 1000×10^6/L，以中性粒细胞为主，糖 1mmol/L，氯化物 107mmol/L，蛋白质 2.0g/L。

115. 最可能的诊断是

A. 病毒性脑膜炎

B. 结核性脑膜炎

C. 隐球菌性脑膜炎

D. 化脓性脑膜炎

E. 中毒性脑病

116. 针对病因，首选的治疗药物是

A. 阿昔洛韦

B. 异烟肼

C. 甘露醇

D. 头孢曲松

E. 氯康唑

117. 如合并硬脑膜下积液，积液量较大，颅内压明显增高，应选择硬脑膜下穿刺放出积液，每次每侧放液量宜

A. 21～25ml

B. 31～50ml

C. 小于 15ml

D. 15～20ml

E. 26～30ml

（118～120 题共用题干）

女，48 岁，G2P2。月经周期紊乱伴潮热 1 年，阴道流血 35 天，伴头晕、乏力 10 天。妇科检查：宫颈轻度充血，无触血，子宫大小、形态正常，双侧附件区未触及异常。超声检查：子宫内膜厚 0.8cm，无血流信号。

118. 该患者最可能的诊断是

A. 异位妊娠

B. 无排卵性功能失调性子宫出血

C. 宫颈上皮内瘤变

D. 宫颈鳞癌

E. 子宫内膜炎

119. 对明确诊断最有价值的检查是

A. 诊断性刮宫

B. HPV 检测

C. 尿妊娠试验

D. 性激素水平测定

E. 宫颈细胞学检查

120. 若诊断成立，首选的治疗是

A. 腹腔镜探查术

B. 抗感染治疗

C. 宫颈锥切

D. 广泛性子宫切除术

E. 激素类药物治疗

（121～123 题共用题干）

男，65 岁。高血压病史 5 年，于活动中突然出现右侧肢体无力，伴讲话不清和呕吐，2 小时后来急诊。查体：血压 220/120mmHg，心律齐，眼球向下偏斜，意识障碍，不能讲话，右侧肢体完全偏瘫。

121. 此患者可能的诊断为

A. 脑栓塞

B. 脑出血

C. 脑血栓形成

D. 上矢状窦血栓形成

E. 短暂性脑缺血发作

122. 首选的检查是

A. 脑血管造影

B. 头颅 MRI

C. 头颅 CT

D. 经颅多普勒超声

E. 脑电图

123. 住院 1 小时后，患者出现昏迷，查体发现一侧瞳孔散大，对光反射消失。提示存在

A. 小脑幕裂孔疝

B. 脑血管痉挛

C. 小脑扁桃体疝

D. 展神经麻痹

E. 脑桥中央溶解

（124～125 题共用题干）

男，31 岁。因工作紧张，近 1 个月感觉压力重重，不能胜任工作，觉得自己一无是处，连累了父母，开煤气自杀被急送入院，入院后又趁人不备打破窗玻璃，用碎玻璃自杀，后经抢救脱险。经检查患者有青光眼病史。

124. 最可能的诊断是

A. 应激障碍

B. 抑郁症

C. 虚无心境

D. 环性心境障碍

E. 帕金森病

125. 为尽快消除患者自杀念头，首选治疗是

A. 心理疏导

B. 暗示治疗

C. 新型抗抑郁药

D. 电抽搐治疗

E. 观察

（126～127 题共用题干）

女，32 岁。既往患系统性红斑狼疮，近半年来常畏寒、疲倦、易受凉，此次因咽痛、发热 3 天入院。查体见咽部充血。实验室检查：Hb 110g/L，WBC 1.0×10^9/L，中性粒细胞占比 0.40，淋巴细胞占比 0.50，血小板正常；骨髓检查提示增生性骨髓象，粒红比下降，粒系核左移。

126. 患者最可能的诊断是

A. 急性白血病

B. 慢性淋巴细胞白血病

C. 粒细胞缺乏症

D. 类白血病反应

E. 再生障碍性贫血

127. 该患者最可能的发病机制是

A. 粒细胞生成障碍

B. 粒细胞成熟障碍

C. 粒细胞释放障碍

D. 粒细胞破坏过多

E. 粒细胞分布异常

（128～129 题共用题干）

男，44 岁。建筑工人。6 小时前不慎从高处坠落摔伤，腰部疼痛，活动受限，不能站立行走。

128. 为明确有无合并神经损伤，最有意义的体格检查是

A. 逐个棘突按压

B. 椎旁肌按压

C. 直腿抬高试验

D. 腰部过伸过屈

E. 上下肢感觉运动

129. 为明确是否有腰椎骨折，首选的影像学检查是

A. B 超

B. MRI

C. ECT

D. CT

E. X 线

B_1 型选择题

答题说明

以下提供若干组考题，每组考题共用在考题前列出的 A、B、C、D、E 五个备选答案，请从中选择一个与问题关系最密切的答案。每个备选答案可能被选择一次、多次或不被选择。

（130～131 题共用备选答案）
A. 卵磷脂/鞘磷脂比值
B. 含脂肪细胞出现率
C. 淀粉酶值
D. 胆红素类物质
E. 肌酐值

130. 能提示胎儿肺是否成熟的是
131. 能提示胎儿肾是否成熟的是

（132～134 题共用备选答案）
A. 60～90ml/kg
B. 150～180ml/kg
C. 50～60ml/kg
D. 90～120ml/kg
E. 120～150ml/kg

132. 重度窒息新生儿推迟喂养，第 1 天静脉补液的量是
133. 小儿腹泻，中度脱水，第 1 天静脉补液的量是
134. 小儿腹泻，重度脱水，第 1 天静脉补液的量是

（135～136 题共用备选答案）
A. 结石、损伤、肿瘤或结核
B. 盆腔内疾病
C. 先天性畸形
D. 前列腺增生症
E. 包皮过长

135. 小儿泌尿系梗阻的常见原因是
136. 老年人泌尿系梗阻的常见原因是

（137～138 题共用备选答案）
A. 缺乏维生素 K
B. 缺乏维生素 E
C. 缺乏维生素 D
D. 缺乏维生素 C
E. 缺乏维生素 A

137. 易出血，提示
138. 患干眼症，提示

（139～140 题共用备选答案）
A. 氨苯蝶啶
B. 双嘧达莫（潘生丁）
C. 低分子量肝素
D. 甲泼尼龙（甲基泼尼松龙）
E. 呋塞米（速尿）

139. 有可能引起高钾血症的是
140. 必须监测凝血时间的是

（141～142 题共用备选答案）
A. 骨髓巨核细胞增多，大多为颗粒型巨核细胞
B. 骨髓巨核细胞数量显著减少
C. 骨髓巨核细胞增多，原始巨核细胞显著增多
D. 骨髓巨核细胞增多，小巨核细胞增多
E. 骨髓巨核细胞增多，病态巨核细胞增多

141. 符合再生障碍性贫血的表现是
142. 符合原发免疫性血小板减少症的表现是

（143～144 题共用备选答案）
A. 微小病变型肾病
B. 新月体性肾小球肾炎

C. IgA 肾病

D. 毛细血管内增生性肾小球肾炎

E. 膜性肾病

143. 链球菌感染后急性肾小球肾炎的病理类型为

144. 儿童原发性肾病综合征最常见的病理类型为

（145～146 题共用备选答案）

A. 肾前性急性肾损伤

B. 急性肾小管坏死

C. 急性间质性肾炎

D. 急进性肾小球肾炎

E. 肾后性急性肾损伤

145. 因“急性肠炎”静脉输注庆大霉素 1 周后出现少尿，尿钠>40mmol/L。少尿最可能的原因是

146. 肝硬化伴大量腹水，进行性尿量减少 1 周，尿比重 1.030，尿红细胞（-），蛋白（-）。少尿最可能的原因是

（147～148 题共用备选答案）

A. 1 岁

B. 1 岁半

C. 2 岁

D. 2 岁半

E. 3 岁

147. 正常儿童前囟闭合最晚的年龄是

148. 正常儿童乳牙出齐最晚的年龄是

（149～150 题共用备选答案）

A. 卡马西平

B. 碳酸锂

C. 氟西汀

D. 利培酮

E. 氯丙嗪

149. 属于非典型抗精神病药的是

150. 属于选择性 5-羟色胺重吸收抑制药的是

参考答案与解析

1. D 【**解析**】急性痛风性关节炎多在午夜或清晨突然起病，数小时内受累关节出现红、肿、热、痛和功能障碍，疼痛剧烈，单侧第一跖趾关节最常见，其余依次为踝、膝、腕、手指、肘关节，D说法错误，故选D。

2. E 【**解析**】动脉粥样硬化性外周血管疾病多见于男性，发病年龄多在45岁以上。其高危因素有高血压、高脂血症、吸烟、糖尿病、肥胖和高密度脂蛋白低。故选E。

3. E 【**解析**】水泡样组织局限宫腔是良性葡萄胎的特点。葡萄胎未排出前会转变为侵蚀性葡萄胎，侵蚀性葡萄胎有葡萄胎史，可发生宫旁、肺及阴道转移。故选E。

4. B 【**解析**】自体输血的禁忌证：①血液已受胃肠道内容物、消化液或尿液等污染。②血液可能受肿瘤细胞污染。③肝、肾功能不全的患者。④已有严重贫血的患者，不宜在术前采血或血液稀释法作自体输血。⑤有脓毒症或菌血症者。⑥胸、腹腔开放性损伤超过4小时或血液在体腔中存留过久者。故选B。

5. C 【**解析**】关节型过敏性紫癜，除皮肤紫癜外，因关节部位血管受累出现关节肿胀、疼痛、压痛及功能障碍等表现。多发生于膝、踝、肘、腕等大关节，呈游走性、反复性发作，经数日而愈，不遗留关节畸形。故选C。

6. B 【**解析**】隐性感染又称亚临床感染，是指病原体侵入人体后，不引起或仅引起轻微的组织损伤，故临床上无明显症状、体征及生化检测异常；仅引起机体产生特异性的免疫应答，诊断依赖免疫学检查检出特异性抗体。在大多数传染病中，隐性感染是最常见的表现。故选B。

7. E 【**解析**】甲型肝炎主要经粪-口途径传播。余选项均可经输血途径传播，故选E。

8. D 【**解析**】腺垂体功能减退症所致垂体危象的处理是首先给予静脉推注50%葡萄糖液40～60ml抢救低血糖，继而补充5%葡萄糖盐水，每500～1000ml中加入氢化可的松50～100mg静脉滴注，以解除急性肾上腺功能减退危象。故选D。

9. E 【**解析**】甲亢的手术禁忌证：①青少年患者。②甲亢症状较轻者。③老年患者或有严重器质性疾病不能耐受手术者。④妊娠后期者。故选E。

10. C 【**解析**】胆碱酯酶活性和有机磷农药中毒程度有关。轻度中毒时胆碱酯酶活性为50%～70%；中度中毒时为30%～50%，重度中毒时一般在30%以下。故选C。

11. D 【**解析**】面部皮肤是人体毛囊及皮脂腺、汗腺最丰富的部位之一，又是人体暴露部分，皮肤损伤、糜烂等均有利于细菌侵入及繁殖，因此而引起的单个毛囊及其毛囊周围的急性化脓性炎症称疖。若有发热、头痛时，应选抗生素。故选D。

12. C 【**解析**】引起肾绞痛的原因为结石在肾盂、输尿管内急促移动或突发嵌顿，导致上尿路急性梗阻，由于管腔内壁张力增加，这些部位的疼痛感受器受到牵拉后引起剧烈疼痛；输尿管或肾盏壁水肿和平滑肌缺血使炎症递质增加，激活了更多的疼痛感受器，进一步加重了痛感。故选C。

13. C **【解析】**链球菌感染和免疫反应导致风湿热的病因和发病机制迄今尚未完全阐明，但目前公认风湿热是由于 A 族乙型溶血性链球菌咽部感染后，产生的自身免疫病。故选 C。

14. C **【解析】**新生儿缺氧缺血性脑病控制惊厥首选苯巴比妥，负荷量为 20mg/kg，于 15～30 分钟静脉滴注。肝功能不良者改用苯妥英钠。顽固性抽搐者可加用地西泮静脉滴注或水合氯醛灌肠。故选 C。

15. C **【解析】**颅内压升高的病因：①脑组织体液增加，常见于脑损伤、炎症、缺血缺氧等。②脑脊液增多（脑积水）（A 正确）。③颅内血容量增加。④颅内占位性病变，如颅内血肿（D 正确）、肿瘤（E 正确）、脑脓肿和囊肿等。⑤颅腔容积变小，如狭颅症（B 正确）、颅底凹陷症等。故选 C。

16. B **【解析】**消化道瘘、重症急性胰腺炎、大面积烧伤、短肠综合征及肝肾衰竭均属于全胃肠外营养指征，故选 B。

17. B **【解析】**流产的病因包括胚胎因素、母体因素、免疫功能异常、环境因素及父亲因素，染色体异常是早期流产最常见的原因。故选 B。

18. D **【解析】**1 型糖尿病主要病理生理改变是胰岛 B 细胞破坏，引起胰岛素绝对缺乏；2 型糖尿病主要病理改变是以胰岛素抵抗为主伴胰岛素分泌不足。故选 D。

19. D **【解析】**宫颈上皮由宫颈阴道部鳞状上皮和宫颈管柱状上皮组成，柱状上皮和鳞状上皮交界处为转化区，也称移行带，是宫颈癌的好发部位。故选 D。

20. D **【解析】**在缝合子宫切口时，勿使缝线穿过子宫内膜层，缝合腹壁切口前应用生理盐水冲洗，以防内膜种植。其他几项均为正确预防子宫内膜异位症发生的做法。故选 D。

21. D **【解析】**雌激素的生理作用：①促使子宫内膜发育，肌肉变厚，增加子宫平滑肌对缩宫素的敏感性。②使子宫内膜增生。③使宫颈口松弛，宫颈黏液分泌增加，质变稀薄，易拉成丝状。④促进输卵管发育，加强输卵管节律性收缩的振幅。⑤对新陈代谢有一定作用，促进钠与水的潴留。⑥使阴道上皮细胞增生和角化，阴唇发育丰满。故选 D。

22. D **【解析】**肾结核的病变在肾，症状在膀胱，表现为尿频、尿急、尿痛，即膀胱刺激征。故选 D。肾肿瘤主要表现为无痛性间歇性肉眼血尿，肾区肿块等，A 错误。肾结石主要症状是疼痛和血尿，B 错误。成人型多囊肾主要临床表现为疼痛、腹部肿块与肾功能损害，C 错误。腹部肿块是肾母细胞瘤最常见、最重要的症状，其他常见症状有腹痛、血尿和发热，亦可有高血压及红细胞增多症，E 错误。

23. A **【解析】**自知力也称为洞悉力或内省力，是指患者对其自身的异常或病理状态的认识能力，即能否察觉或认识到自己的疾病。自知力丧失是精神病临床诊断的指标之一，而自知力恢复又是判断精神病痊愈的主要根据。所以，自知力可用于判断精神病的严重程度。故选 A。

24. E **【解析】**切口感染后应在伤口红肿处拆除伤口缝线，使脓液流出，同时行细菌培养，或急诊切开清创，使用广谱抗生素。E 项说法错误，故选 E。

25. A **【解析】**肾病综合征的并发症：①感染，尤其以上呼吸道感染最多见，占 50% 以上，最常见。②电解质紊乱和低血容量，常见有低钠、低钾、低钙血症。③血栓形成。④急性肾衰竭。⑤肾小管功能障碍。故选 A。

26. D **【解析】**骨关节炎是一种常见的慢性关节疾病，其主要病变是关节软骨的退行性变和继发性骨质增生，多见于中老年人，女性多于男性，好发在负重较大的膝关节、髋关节、脊柱及手指关节等部位。故选 D。

27. B **【解析】**命令性幻听最常见于精神分裂症，是具有特征性意义的幻听。在没有客观的说话声音存在下，患者听到有说话声命令他做某件事，如“不要服药”“砸窗户”“杀自己”等。这些命令往往无法违抗而必须执行，因而可产生危害社会及自身的行为。故选 B。

28. D **【解析】**影响胎儿生长的主要危险因素有：①孕妇因素：最常见，占 50%～60%。营养因素、妊娠并发症，如子痫前期、多胎妊娠、前置胎盘、胎盘早剥等，妊娠合并症如心脏病、慢性高血压等。②胎儿因素：胎儿基因或染色体异常、先天发育异常时，常伴有胎儿生长受限。③胎盘因素：各种病变导致子宫胎盘血流量减少、胎儿血供不足。④脐带因素：脐带过长、过细（尤其近脐带根部过细）、扭转、打结等。高龄产妇若无营养因素、妊娠并发症等则可无胎儿生长受限。故选 D。

29. D **【解析】**脑发育不良时头围小、前囟小或关闭早，甲状腺功能减退时前囟闭合延迟，颅内压升高时前囟饱满，脱水时前囟凹陷。故选 D。

30. B **【解析】**Rh 溶血病为病理性溶血，大多数 Rh 溶血病患儿生后 24 小时内出现黄疸并迅速加重。故选 B。

31. E **【解析】**急性脊髓炎脑脊液细胞数和蛋白质含量正常或轻度增高。吉兰-巴雷综合征者脑脊液在发病后 1～2 周出现蛋白-细胞分离现象，并在第 2～8 周最为显著，以后渐渐恢复。白细胞数不超过 10×10^6/L，细胞学分类以淋巴细胞及单核细胞为主，并可见巨噬细胞。蛋白含量显著增高。糖及氯化物正常。故选 E。

32. B **【解析】**卵巢悬韧带在子宫阔韧带中走行，子宫圆韧带、子宫阔韧带和子宫主韧带均为固定子宫的韧带。欲行子宫加双附件切除，需要切除子宫圆韧带、子宫阔韧带和子宫主韧带，卵巢悬韧带也会被切断。卵巢固有韧带即卵巢内侧与宫角之间的阔韧带稍增厚，可与子宫、附件一并切除，无须切断。故选 B。

33. A **【解析】**骨囊肿好发于长管状骨的干骺端。颅骨、肋骨等扁骨是骨嗜酸性肉芽肿的常见部位。手和足的管状骨为软骨瘤的好发部位。故选 A。

34. B **【解析】**前列腺增生症伴急性尿潴留时应予导尿并留量导尿管。如导尿管不能放入时，可用钢丝做管芯将导管放入，如仍不能放入时，可行耻骨上膀胱穿刺造瘘术。故选 B。

35. B **【解析】**生长发育是小儿机体各组织、器官形态的增长和功能成熟的动态过程，是量和质的发展，两者相互联系，排除 A。生长发育有一定的规律性，但受一些因素（如性别、遗传等）影响存在着相当大的个体差异，排除 C。儿童的生长发育水平有一定的正常范围，所谓的正常值不是绝对的，排除 E。体格方面有两个生长高峰，分别是婴儿期、青春期。排除 D。小儿各系统、器官的生长发育不平衡，故选 B。

36. D **【解析】**甘露醇是治疗脑水肿、降低颅内压安全有效的首选药物。它能使脑组织间的水分通过渗透作用进入血液循环再由肾脏排出，达到减轻脑水肿和降低颅内压的目的。故选 D。

37. B 【**解析**】中枢神经系统白血病是白血病细胞增多的表现之一，由于化疗药物难以通过血-脑脊液屏障，隐藏在中枢神经系统的白血病细胞不能有效被杀灭，因而引起中枢神经系统白血病，以急性淋巴细胞白血病最常见，儿童患者尤甚。临床上表现为头痛、恶心、呕吐、颈项强直，甚至抽搐、昏迷。脊髓浸润可发生截瘫。神经根浸润可产生各种麻痹症状。故选 B。

38. B 【**解析**】子宫的形状像一个倒置的梨形，上部较宽为宫体，顶部为宫底，宫底两边为子宫角，下部为宫颈。宫体与宫颈之间形成最狭窄的部分称子宫峡部，它连接宫体与宫颈，它既不属于宫体也不属于宫颈，未怀孕时长约 1cm，怀孕时可达 7～10cm。子宫峡部有上下两个口，上口窄，为解剖学内口；下口宽，为组织学内口。故选 B。

39. C 【**解析**】各种较重的脊髓损伤后均可立即发生损伤平面以下弛缓性瘫痪，这是失去高级中枢控制的一种病理生理现象，称为脊髓休克。急性横贯性脊髓炎常伴有脊髓休克。故选 C。

40. A 【**解析**】神经症的共同特点表现为以下几点。①起病常与心理社会因素有关。②病前有一定的人格基础。③症状没有相应的器质性病变为基础。④社会现实检验能力未受损害，社会功能相对完好。⑤一般没有明显或持续的精神病性症状。⑥一般自知力完整，有求治要求。⑦特异性最差。故选 A。

41. B 【**解析**】慢性肾脏病 1 期：肾脏损伤（尿中出现蛋白）而滤过率正常，肾小球滤过率（GFR）>90ml/(min · 1.73m²)。2 期：肾脏损伤，滤过率轻度下降，GFR 60～89ml/(min · 1.73m²)。3 期：滤过率中度下降，GFR 30～59ml/(min · 1.73m²)。4 期：滤过率重度下降，GFR 15～29ml/(min · 1.73m²)。5 期：肾衰竭（需要透析或肾移植），GFR<15ml/(min · 1.73m²)。故选 B。

42. B 【**解析**】葡萄糖以易扩散方式通过胎盘。氨基酸以主动运输方式通过胎盘，其浓度胎血高于母血。脂肪酸以游离简单扩散方式通过胎盘。电解质及维生素多以主动运输方式通过胎盘。胎盘中含有多种酶（如氧化酶、还原酶、水解酶等），将复杂化合物分解为简单物质，也能将简单物质合成后供给胎儿。人胎盘生乳素（hPL）通过脂解作用提高游离脂肪酸、甘油浓度，以游离脂肪酸作为能源，抑制对葡萄糖的摄取，将多余葡萄糖运送给胎儿，是胎儿的主要能源。故选 B。

43. E 【**解析**】营养性维生素 D 缺乏性佝偻病分为四期，即初期、活动期、恢复期和后遗症期。易激惹、烦躁，枕秃，血清钙降低、血磷降低是初期的临床表现。颅骨软化、方颅是活动期的临床表现。后遗症期无任何临床症状，血生化及骨骼 X 线检查正常，仅遗留不同程度的骨骼畸形。故选 E。

44. A 【**解析**】外科患者最易发生等渗性脱水：水和钠成比例地丧失，因而血清钠在正常范围，细胞外液渗透压也维持正常。常见的病因：消化液的急性丧失，如大量呕吐，肠瘘等；体液体内转移，丧失在感染区或软组织内，如腹腔感染、肠梗阻、烧伤等，其丧失的体液与细胞外液成分基本相似。故选 A。

45. B 【**解析**】坐骨结节间径或称出口横径，正常值为 8.5～9.5cm。若此径<8cm，应加测出口后矢状径；若两者之和>15cm，表示骨盆出口狭窄不明显。故选 B。

46. C 【**解析**】维生素 D 缺乏性佝偻病活动期的主要表现为骨骼系统的改变：颅骨软

化，方颅，手、足镯，肋骨串珠等。故选 C。

47. D 【**解析**】桡骨小头半脱位多见于 5 岁以下的小儿，X 线检查无异常所见，D 错误。故选 D。

48. D 【**解析**】水痘演变快，在皮肤上可同时存在斑疹、丘疹、水疱疹及结痂疹，即“四世同堂”。故选 D。

49. D 【**解析**】小儿胸围出生时约为 32cm（比出生头围小 1～2cm）；1 岁时胸围 = 头围，为 46cm。以后则胸围超过头围，即胸围（cm）= 头围+年龄-1。故选 D。

50. A 【**解析**】骨关节炎的常用药物为对乙酰氨基酚、非甾体抗炎药、糖皮质激素等。对乙酰氨基酚是治疗骨关节炎的首选药物，具有镇痛作用，主要用于改善患者的疼痛症状，但不能改变骨关节炎的病程。故选 A。

51. A 【**解析**】遗忘综合征又称科萨科夫综合征，以近记忆障碍、虚构、定向障碍为特征。常见于慢性酒精中毒、感染、脑外伤所致精神障碍及其他脑器质性精神障碍。故选 A。

52. A 【**解析**】单纯性甲状腺肿常为缺碘所致，称为地方性甲状腺肿，亦可散发分布，主要是因先天性甲状腺激素合成障碍或致甲状腺肿物质所致，称为散发性甲状腺肿。故选 A。

53. A 【**解析**】肿瘤扩散是肿瘤最重要的生物学特点，包括局部浸润、直接蔓延和转移。直接蔓延是指恶性肿瘤随着体积不断增大，肿瘤细胞沿着组织间隙或神经束连续地浸润生长，破坏邻近器官或组织。故对邻近组织器官侵犯的主要方式是直接蔓延。故选 A。

54. D 【**解析**】幻觉中幻听最为常见。患者听到各种声音，常为言语声。其来源、清晰程度和内容各不相同。患者有相应的情绪和行为反应，如与幻听对骂，或侧耳谛听，或将耳中塞以棉花。幻听可为评论、争论或命令的内容，如为命令性幻听，可直接支配患者的行动。故选 D。

55. D 【**解析**】因葡萄糖-6-磷酸酶只存在于肝、肾中，肌肉中缺乏此酶，故肌糖原不能分解成葡萄糖，无法直接补充血糖。故选 D。

56. B 【**解析**】青霉素为首选的治疗梅毒药物，常用药物为苄星青霉素 G、普鲁卡因水剂青霉素、水剂青霉素 G。青霉素过敏时优先选用头孢曲松钠（首选）、四环素类和红霉素类等。故选 B。

57. E 【**解析**】人工流产吸宫术适用于孕 10 周内者；人工流产术的禁忌证：各种疾病的急性期或者严重的全身性疾病，需要待治疗好转后住院手术；生殖器官急性炎症；妊娠剧吐酸中毒尚未纠正；术前相隔 4 小时两次体温在 37.5℃或以上者。禁忌证为妊娠剧吐酸中毒未纠正，即如果妊娠剧吐合并酸中毒已纠正或者单纯的妊娠剧吐应为人工流产术的适应证。故选 E。

58. C 【**解析**】红色样变多见于妊娠期或产褥期，为肌瘤的一种特殊类型坏死。患者可有剧烈腹痛伴恶心呕吐、发热，白细胞计数增多，检查发现肌瘤迅速增大、压痛。肌瘤剖面为暗红色，有腥臭味，质软，旋涡状结构消失。故选 C。

59. D 【**解析**】前列腺癌 T_{1b}、T_2 期患者可行根治性前列腺切除术，也是前列腺癌的最佳治疗方法。前列腺癌 T_{1a} 期，一般病灶小，细胞分化好，可不作处理，严密观察随诊。T_3、T_4 期前列腺癌以内分泌治疗为主，如切除双侧睾丸（外科去势），或注射促黄体释放激素激动药（LHRH）等。故选 D。

60. A 【**解析**】绝大多数火器伤应做清创术，清创后伤口一般不做一期缝合，而是在开放伤口引流 3 ~ 5 天，再根据情况进行延期缝合。伤后清创越早越好，严格无菌原则，清创要彻底。故选 A。

61. E 【**解析**】无症状性血尿和/或蛋白尿，既往国内称隐匿型肾小球肾炎，系指仅表现为肾小球源性血尿和/或轻至中度蛋白尿，不伴水肿、高血压及肾功能损害的一组肾小球疾病。根据题干信息，患者主要表现为间歇血尿，其他症状均阴性，应考虑为无症状性血尿和/或蛋白尿。故选 E。

62. A 【**解析**】患者为原发性不孕，卵巢功能检查方法有基础体温测定、阴道脱落细胞及宫颈黏液检查、月经期前子宫内膜活组织检查、垂体促性腺激素测定等，了解卵巢有无排卵及黄体功能等。以性激素测定最常用，故选 A。

63. D 【**解析**】患者为青年男性，有剧烈头痛、频繁呕吐、昏迷的表现，查体右侧瞳孔散大、对光反射消失、左侧肢体瘫痪，考虑为颅内压增高，脑疝形成。故选 D。

64. E 【**解析**】根据题干信息，患者诊断为甲状腺功能亢进症。普萘洛尔对减轻甲亢症状、减慢心率有效，用于甲亢确诊前对症治疗或抗甲状腺药物治疗的辅助治疗，与碘剂合用作为术前准备等。故选 E。

65. D 【**解析**】肺炎链球菌肺炎多为年轻人在受凉、饮酒等诱因下突发高热、寒战、咳嗽、咳痰，查体有肺实变体征，白细胞计数明显增多。故选 D。

66. C 【**解析**】慢性骨髓炎表现为骨失去原有的形态，肢体增粗及变形。皮肤菲薄色泽暗；有多处瘢痕，稍有破损即引起经久不愈的溃疡。特别是有经窦道及经窦道排出过死骨，更有助于慢性骨髓炎的诊断。故选 C。

67. E 【**解析**】已婚妇女，有停经史，出血量较多，腹痛、呈阵发性剧痛，宫口开大，考虑为难免流产；停经 8 周，为早期流产，应及时行清宫术。黄体酮应用于先兆流产黄体功能不足者，麦角新碱主要用于治疗产后出血、子宫复原等，缩宫素主要用于产后出血、引产及催产，可用于晚期难免流产时子宫较大、出血较多者。故选 E。

68. A 【**解析**】衣原体感染选用红霉素、阿奇霉素等。故选 A。

69. E 【**解析**】根据患者症状、白带呈稀薄脓性泡沫状分泌物，考虑为滴虫阴道炎。本病是由阴道毛滴虫感染引起的阴道炎症。故选 E。

70. A 【**解析**】系统性红斑狼疮（SLE）为自身免疫病，好发于年轻女性，常表现为发热、关节痛、出血、尿少、水肿、显著尿蛋白、血尿，以及有神经、血液等多个系统受累。实验室检查可出现红细胞沉降率（ESR）增快和抗核抗体（ANA）滴度升高。结合该患者表现，考虑为 SLE 的可能性大。故选 A。

71. D 【**解析**】坐骨结节间径+出口后矢状径<15cm，提示骨盆出口平面狭窄。骨盆出口平面决定能否经阴道分娩，骨盆出口狭窄者不应进行试产，而应行剖宫产术结束分娩。该患者为骨盆出口狭窄，应行剖宫产术，D 正确。故选 D。

72. B 【**解析**】抑郁症是一种常见的精神病，主要表现为悲观、绝望、烦躁，饮食习惯改变，失眠，兴趣减少或注意力分散，有自杀念头，对履行社会职责有抵触感，极度疲劳感，反应迟钝或敏感等。根据题干信息，患者最可能为抑郁发作，故选 B。

73. D 【解析】36岁女性，有头晕、乏力等表现，Hb降低，提示有贫血；红细胞体积减小，中间淡染区扩大，考虑为缺铁性贫血的可能性大。缺铁性贫血时可见平均红细胞血红蛋白量小于27pg，总铁结合力增高、铁蛋白减少、血清铁和转铁蛋白饱和度降低等；骨髓涂片用亚铁氰化钾（普鲁士蓝反应）染色后，在骨髓小粒中无深蓝色的含铁血黄素颗粒；在幼红细胞内铁小粒减少或消失，铁粒幼细胞少于15%。故选D。

74. C 【解析】糖尿病酮症酸中毒时血糖明显升高，多数为16.7～33.3mmol/L，化验尿糖、尿酮体均强阳性，血钾正常或偏低。高渗高血糖综合征时血糖通常为33.3～66.6mmol/L，血钠升高。糖尿病肾病尿毒症，BUN可明显升高。脑血管意外常有高血压病史，多有偏瘫症状。乳酸性酸中毒是双胍类药物（如苯乙双胍）的不良反应之一，患者可出现呼吸困难、呼吸深快，面色潮红、血压下降、意识模糊、昏迷、休克，心率变慢、心律不齐，少尿、无尿、蛋白尿等表现。早期肌肉兴奋性增高，可有全身震颤、肌肉痉挛等；晚期可有肌肉瘫痪、腱反射消失等。根据题干，考虑患者最可能为乳酸性酸中毒。故选C。

75. E 【解析】根据患者表现，最可能为系统性红斑狼疮（SLE）。提示狼疮活动的指标有补体C3低下，抗双链DNA抗体阳性，尿蛋白增多，红细胞沉降率增快，血清C反应蛋白升高，血小板减少等。抗SSA（+）与SLE中出现光过敏、血管炎、皮损、白细胞减低、平滑肌受累、新生儿狼疮等相关。故选E。

76. E 【解析】患儿智能落后，生长发育迟缓，特殊面容和体态，皮肤细腻，符合唐氏综合征的主要临床特征，染色体核型分析是其确诊检查。故选E。

77. B 【解析】破伤风的症状比较典型，凡有外伤史，不论伤口大小、深浅，如果伤后出现肌紧张、痉挛、张口困难、颈部发硬、反射亢进等，均应考虑此病的可能性。当膈肌、肋间肌收缩，则发生呼吸困难，甚至可致呼吸停止。若喉部肌肉痉挛，可引起窒息。故最重要的措施是控制和解除痉挛，以防窒息。故选B。

78. E 【解析】保存断肢（指），近距离可用无菌敷料或清洁布类包扎直接送医院，远距离用干燥冷藏的方法保存，但不能让断肢（指）与冰块直接接触，以防冻伤，也不能用任何液体浸泡断肢（指）。故选E。

79. D 【解析】根据患者年龄、B超结果，考虑为卵巢良性肿瘤可能性大。内胚窦瘤属于生殖细胞肿瘤，好发于儿童及青少年，特异性的肿瘤标志物是AFP，故选B。其他相关肿瘤标志物如下：上皮性卵巢癌为CA125，原发性卵巢绒癌为hCG，颗粒细胞瘤、卵泡膜细胞瘤为雌激素，睾丸母细胞瘤为睾酮。

80. D 【解析】子宫脱垂临床分度。Ⅰ度：轻型为宫颈外口距处女膜缘小于4cm，未达处女膜缘；重型为宫颈外口达到但未超出处女膜缘。Ⅱ度：轻型为宫颈脱出阴道口，宫体仍在阴道内；重型为宫颈及部分宫体脱出阴道口。Ⅲ度：宫颈及宫体全部脱出至阴道口外。子宫脱垂常合并阴道前壁膨出（膀胱膨出）、阴道后壁膨出（直肠膨出）。故选D。

81. C 【解析】根据题干描述，患者可能为多发性骨髓瘤，血中小分子量蛋白质本周蛋白异常增多，从肾小球滤出，超过肾小管重吸收阈值，导致溢出性蛋白尿。故选C。

82. C 【解析】创伤后应激障碍：①有受确切的异乎寻常的严重的创伤。②症状出现于创伤后6个月之内。③主要表现为反复重现创伤性体验，即应激性事件重演的生动体验；反复出现创伤性梦境或噩梦；与他人疏远，对周围环境缺少反应；快感缺乏；回避对既往创伤处境或活动的回忆，害怕和回避想起遭受创伤的心情也较常见。故选 C。

83. E 【**解析**】根据患者有输血史，既往无肝病，抗-HCV（+）提示 HCV 感染，综上考虑为丙型肝炎。戊型肝炎的传染途径为粪-口传播，可排除。抗-HAV（-），排除甲型肝炎，HBsAg（-）、抗-HBC（-），排除乙型肝炎。故选 E。

84. B 【**解析**】烧伤深度采用三度四分法。Ⅰ度烧伤，只损伤表皮浅层，生发层健在，再生能力强。表面红斑状、干燥，烧灼感。浅Ⅱ度烧伤，伤及表皮的生发层、真皮乳头层。局部红肿明显，有大小不一的水疱形成，水疱皮如剥脱，创面红润、潮湿、疼痛明显。深Ⅱ度烧伤，伤及皮肤的真皮层，介于浅Ⅱ度和Ⅲ度之间，深浅不尽一致，也可有水疱，但去疱皮后，创面微湿，红白相间，痛觉较迟钝。Ⅲ度烧伤，全皮层烧伤甚至达到皮下、肌肉或骨骼。创面无水疱，呈蜡白或焦黄色甚至炭化，痛觉消失。本题患者为浅Ⅱ度烧伤，累及真皮浅层。故选 B。

85. D 【**解析**】患儿有不洁饮食史，腹泻，排黏液脓血便伴里急后重，初步诊断为细菌性痢疾。患儿起病急骤，突发高热，病情严重，迅速恶化并出现惊厥、昏迷，应属于中毒型细菌性痢疾。故选 D。

86. D 【**解析**】6 个月能独坐一会，用手摇玩具，能发单音，能认识熟人和陌生人；9 个月试独站，会从抽屉取出玩具，能听懂再见等；1 岁左右逐渐会走，弯腰取东西，能说出物品及自己的名字；18 个月能认识和指出身体各部分；2 岁能双脚跳，会用勺子吃饭。故选 D。

87. D 【**解析**】肾综合征出血热临床表现：高热、头痛、腰痛、眼眶痛（即“三痛”），烦渴、恶心、呕吐及神志迟钝等症状。查体：面、颈、上胸潮红（即“三红”），酒醉面貌，球结膜红、咽红、舌红、眼睑及球结膜水肿，腋下、上腭、结膜及躯干小出血点。故选 D。

88. C 【**解析**】膀胱结石治疗包括以下几种方式。①经尿道膀胱镜取石或碎石：膀胱内大多数结石应用碎石钳机械碎石，并将碎石取出，适用于结石<2～3cm 者。②耻骨上膀胱切开取石术：适用于结石过大、过硬或膀胱憩室病变时。故选 C。

89. D 【**解析**】中年男性，表现为无痛性肉眼血尿，检查肾盂内有充盈缺损、输尿管口喷血，首先考虑为肾盂癌。故选 D。

90. E 【**解析**】根据题干信息，患儿未添加辅食，结合其表现，考虑为贫血。实验室检查 Hb 降低，平均细胞容积减小，为小细胞性贫血，考虑缺铁性贫血的可能较大。故选 E。

91. C 【**解析**】患者为 48 岁女性，有糖尿病史，主要表现为外阴瘙痒，阴道黏膜充血，白带多，呈凝乳块状，符合外阴阴道假丝酵母菌病的临床特点。故选 C。

92. A 【**解析**】滴虫阴道炎主要症状为白带增多，呈黄白稀薄脓性泡沫状，伴有外阴瘙痒、灼热感。妇科检查见阴道及宫颈黏膜充血，常有散在红色斑点或草莓状突起，阴道后穹隆有多量稀薄黄白液性或脓性泡沫状分泌物。结合患者表现，诊断为滴虫阴道炎，治疗首选甲硝唑或替硝唑口服，故选 A。

93. A 【**解析**】绝大多数火器伤应做清创术，清创后伤口一般不做一期缝合，应行二期缝合。伤后清创越早越好，严格无菌原则，切口要够大，清创要彻底。故选 A。

94. C 【**解析**】金黄色葡萄球菌肺炎临床起病急，病情重，发展快。多呈弛张高热，婴儿可呈稽留热。全身中毒症状明显，面色苍白，呻吟，咳嗽，呼吸困难，肺部体征出现较早，双肺可闻及中、细湿啰音，可合并循环、神经及胃肠道功能障碍。皮肤常见猩红热样或荨麻疹样皮疹。并发脓胸、脓气胸时呼吸困难加剧，并有相应体征。胸部 X 线片常见肺浸润、多发生肺脓肿、肺大疱和脓胸、脓气胸等。结合患儿表现，最可能是金黄色葡萄球菌肺炎，故选 C。

95. D 【**解析**】B 超有助于了解脑水肿、基底核、脑室及其周围出血等病变，操作方便、为无创检查，可在病程早期（72 小时内）进行，并可动态监测，故作为首选。故选 D。头颅 CT 最佳检查时间为生后 4 ~7 日。脑电图应在生后 1 周内检查，可客观地反映脑损害的严重程度、判断预后。

96. E 【**解析**】该患儿为母乳喂养，主要表现为面色苍白，血常规示血红蛋白降低，外周血涂片示红细胞大小不等，中心淡染，符合营养性缺铁性贫血的诊断。营养性巨幼细胞贫血，主要是叶酸和维生素 B_{12} 缺乏，常有精神神经症状和消化系统症状，呈大细胞性贫血。地中海贫血血象可出现异形红细胞等改变。再生障碍性贫血血象呈全血细胞减少，肝、脾、淋巴结不肿大。故选 E。

97. E 【**解析**】根据其膀胱刺激征、尿液改变，可诊断为急性膀胱炎。3 日疗法复发率低，是目前推荐使用的治疗方案。故选 E。

98. E 【**解析**】急性炎症性脱髓鞘性多发性神经病又称吉兰–巴雷综合征，多数患者起病前有上呼吸道或消化道感染症状。首发症状常为四肢对称性无力，表现为肢体远端感觉异常和/或手套、袜筒型感觉减退。以双侧面神经麻痹常见，腓肠肌可有压痛。常有脑脊液蛋白–细胞分离现象。根据患者表现诊断为吉兰–巴雷综合征。故选 E。

99. A 【**解析**】一氧化碳中毒时，CO 与血红蛋白结合，形成碳氧血红蛋白（COHb），使皮肤、黏膜呈樱桃红色，为一氧化碳中毒最具特征性的表现。该患者使用燃气热水器，口唇樱桃红色，考虑为一氧化碳中毒，故选 A。

100. E 【**解析**】患儿左膝外伤后，出现寒战、高热、谵妄，局部肿痛，浮髌试验阳性，白细胞计数增高，红细胞沉降率增快，最可能为急性化脓性膝关节炎。恶性骨肿瘤主要表现为疼痛，一般无寒战、高热等感染征象，X 线检查多可见骨质破坏。类风湿关节炎常累及近端小关节，呈对称性改变。急性骨髓炎起病急骤，有寒战、高热等脓毒症状，但不会出现浮髌试验阳性。关节结核起病缓慢，有长期低热、盗汗、乏力等结核中毒症状，早期 X 线可无明显改变。故选 E。

101. E 【**解析**】麻疹前驱期常表现为发热、上呼吸道感染症状（咳嗽、流涕、喷嚏、咽部充血、结膜充血、眼睑水肿、畏光、流泪）、麻疹黏膜斑等，多在发热后 3 ~4 天出疹，其出疹的特点是自耳后，颈部沿发际边缘出疹，渐及躯干、四肢，疹间皮肤正常。结合患儿表现，考虑为麻疹。故选 E。

102. C 【**解析**】风湿热也称急性风湿热，是 A 族乙型溶血性链球菌感染后的全身免疫性炎症，主要表现为游走性关节炎、舞蹈病、环形红斑和皮下小结。约半数患儿在发病前 1 ~5 周有上呼吸道感染史，热型不规则，可伴精神不振、疲倦乏力、食欲减退、关节痛和腹痛等表现。ECG 可见 PR 间期延长、二度 I 型房室传导阻滞，ST-T 变化，非阵发性结性心动过速，房室肥大等。结合患儿表现，考虑为风湿性心脏病的可能性大，故选 C。

103. D 【解析】患者为老年男性，突发头、颈项部剧烈疼痛，脑膜刺激征阳性，但四肢活动良好，高度提示为蛛网膜下腔出血。故选 D。其余选项多有不同程度运动、感觉异常。

104. E 【解析】根据患者的发病时间、到过南方等流行病学史、典型的临床表现（寒战、高热、大汗），首先考虑为疟疾。故选 E。

105. D 【解析】假性癫痫发作的临床特点：①常有精神诱因及有人在场时发作。②发作形式多样，有强烈的自我表现，如闭眼哭叫、手足抽动和过度换气。③发作时眼睑紧闭、眼球乱动。④面色苍白或发红。⑤瞳孔正常，对光反射存在。⑥可以对抗被动运动；发作可长达数小时，暗示治疗有效。⑦Babinski 征阴性。发作时脑电图无痫样放电。故选 D。

106. D 【解析】妊娠期随着子宫增大，心脏向左、上、前移位，加之血流量增加及血流速度增快，心浊音界稍扩大，部分孕妇可听到心尖区 1 ~ 2 级吹风样收缩期杂音，产后逐渐消失。孕妇于妊娠后期常有踝部及小腿下半部轻度水肿，经休息后消退，属正常现象。故选 D。

107. D 【解析】当胎儿先露部下降受阻时，强有力的阵缩使子宫下段逐渐变薄而宫体更加增厚变短，两者间形成明显的环状凹陷，此凹陷会逐渐上升达脐平或脐部以上，称为病理缩复环。根据题干信息，该产妇出现病理缩复环，提示可能为先兆子宫破裂，应立即行剖宫产术。故选 D。

108. E 【解析】患儿急性起病，有发热、颅内压增高等表现，初步考虑为急性化脓性脑膜炎。为明确诊断，应行脑脊液检查。故选 E。

109. D 【解析】根据题干信息，患者诊断为单纯性甲状腺肿。对 20 岁以下的弥漫性单纯甲状腺肿患者可给予小量甲状腺素或左甲状腺素以抑制腺垂体 TSH 分泌，缓解甲状腺的增生和肿大。故选 D。

110. A 【解析】患者有人工流产史，出现发热、下腹痛，宫颈举痛。宫体压痛。盆腔超声检查见右宫旁不均混合回声包块，符合急性盆腔炎的诊断。故选 A。

111. C 【解析】根据患者有行为异常、妄想症状等，考虑有精神分裂症的可能。焦虑症主要是一种以缺乏明确客观对象和具体内容的提心吊胆、紧张不安为主要临床特征的焦虑障碍，排除 A。麻痹性痴呆又称梅毒性脑膜脑炎，是由梅毒螺旋体侵犯大脑实质而引起的慢性脑膜脑炎，排除 B。分离性障碍多与心理因素有关，恢复后可正常生活，排除 D。抑郁发作常表现为兴趣低下、有自杀倾向，无妄想症状，排除 E。故选 C。

112. D 【解析】超声检查可以确定宫内妊娠，估计孕龄，排除异位妊娠和滋养细胞疾病。已婚女性，有停经史，伴恶心、呕吐，子宫增大与停经时间基本相符，考虑妊娠的可能性大。本例首选辅助检查为超声。故选 D。

113. A 【解析】负压吸引术是利用负压吸引原理，将妊娠物从子宫腔内吸出。适用于妊娠 10 周内。本例停经 55 天，因此选择人工流产吸宫术。故选 A。

114. E 【解析】吸头超出探查宫腔深度，说明存在子宫穿孔。穿孔小，无脏器损伤或内出血，手术已完成，注射子宫收缩剂，并给予抗生素预防感染，密切观察血压、脉搏等生命体征。宫内组织未吸净，应由有经验医师避开穿孔部位，也可在 B 超引导下或腹腔镜下完成手术。破口大、有内出血或怀疑脏器损伤，应剖腹探查做相应处理。故选 E。

115. D 【**解析**】患儿急性起病，有发热、抽搐、食欲差等全身表现。前囟饱满提示颅内压增高，结合其脑脊液呈化脓性改变，首先考虑为化脓性脑膜炎，D正确。结核性脑膜炎患儿脑脊液呈白细胞增多，糖和氯化物均减少，蛋白增高改变。病毒性脑膜炎脑脊液白细胞为（50～200）$\times10^6$/L，淋巴细胞居多，糖及氯化物正常，蛋白质一般不超过1.0g/L。隐球菌脑膜炎脑脊液呈蛋白细胞分离，糖量显著降低减少。故选D。

116. D 【**解析**】对于化脓性脑膜炎的治疗，目前主要选择能快速在患者脑脊液中达到有效灭菌浓度的第三代头孢菌素，包括头孢噻肟或头孢曲松。故选D。

117. C 【**解析**】硬脑膜下穿刺放出积液时，放液量每次、每侧不超过15ml。故选C。

118. B 【**解析**】无排卵性功能失调性子宫出血最常见的症状是子宫不规则出血，表现为月经周期紊乱，经期长短不一且出血量多少不等，时多时少。出血期无下腹疼痛或其他不适，持续时间长或出血多者可导致贫血。根据题干信息，考虑该患者最可能为无排卵性功能失调性子宫出血。故选B。

119. A 【**解析**】诊断性刮宫为已婚患者的首选方法。目的是明确子宫内膜病理改变和进行止血，必须进行全面的刮宫。故选A。

120. E 【**解析**】无排卵性功能失调性子宫出血的生育期妇女以止血、调整月经周期和促排卵为主，绝经过渡期患者治疗以止血、调整周期、减少经血量、防止子宫内膜病变为原则。性激素为首选药物。故选E。

121. B 【**解析**】高血压性脑出血多见于长期高血压或血压控制不佳的中老年人，情绪激动或用力多为诱因，起病急骤，突发局灶性神经功能缺损，易伴随血压升高、头痛、恶心呕吐及意识障碍。患者可有偏瘫、偏身感觉障碍、同向偏盲、失语等表现。故选B。

122. C 【**解析**】头颅CT是确诊脑出血的首选检查，早期血肿在CT上表现为圆形或椭圆形的高密度影，边界清楚，通过CT可以准确显示出血的部位、大小，脑水肿情况及是否破入脑室等，有助于治疗和判断预后。故选C。

123. A 【**解析**】幕上半球的脑出血，血肿向下挤压下丘脑和脑干，使其变形、移位和继发出血，常出现小脑幕裂孔疝，临床表现为意识障碍、同侧瞳孔散大、对光反射消失、对侧肢体瘫痪等。故选A。

124. B 【**解析**】抑郁症的典型症状包括心境低落、兴趣和愉快感丧失、精力不济或疲劳感等。其他症状：①集中注意和注意的能力降低。②自我评价降低。③自罪观念和无价值感（即使在轻度发作中也有）。④认为前途暗淡悲观。⑤自伤或自杀的观念或行为。⑥睡眠障碍。⑦食欲下降。病程持续至少2周。患者表现符合抑郁症的特点，故选B。

125. D 【**解析**】电抽搐治疗首选用于有严重消极自杀言行或抑郁性木僵者，故选D。

126. C 【**解析**】系统性红斑狼疮活动期血红蛋白下降、白细胞和/或血小板减少常见。急性白血病时常伴有不同程度的正常细胞性贫血和血小板减少。慢性淋巴细胞白血病多有淋巴结肿大、白细胞增多。类白血病反应时外周血白细胞增多，中性粒细胞胞质中可见中毒颗粒。再生障碍性贫血一般有贫血、血小板下降。故选C。

127. D 【**解析**】系统性红斑狼疮为自身免疫病，可引起中性粒细胞破坏过多，导致粒细胞缺乏症。故选D。

128. E 【**解析**】患者坠落摔伤后，腰部疼痛，活动受限，不能站立行走，可能为腰椎损伤。若存在神经损伤，不仅有局部症状，还会出现神经支配区异常，如感觉运动异常。故选 E。

129. E 【**解析**】X 线检查是骨折初步及最主要的诊断方法，凡疑为骨折者均应进行 X 线平片检查。故选 E。

130. A 131. E 【**解析**】与胎儿成熟度相关的检查。①羊水卵磷脂/鞘磷脂比值>2，提示胎儿肺成熟。②羊水泡沫试验或振荡试验有完整泡沫环，提示胎儿肺成熟。③羊水肌酐值≥176.8μmol/L，提示胎儿肾成熟。④羊水胆红素类物质用 ΔOD_{450} 测该值<0.02，提示胎儿肝成熟。⑤羊水淀粉酶值（碘显色法≥450U/L），提示胎儿唾液腺成熟。⑥羊水含脂肪细胞出现率≥20%，提示胎儿皮肤成熟。故 130 题选 A，131 题选 E。

132. C 133. E 134. B 【**解析**】重度窒息患儿第一天补液量为 50～60ml/kg，若患儿在血气正常后，出现低血容量表现时，可用全血或血浆每次 10ml/kg 静脉滴注，故 132 题选 C。轻度、中度、重度脱水第一天补液量分别为 90～120ml/kg、120～150ml/kg、150～180ml/kg，包括累计损失量、继续损失量和生理需要量，故 133 题选 E，134 题选 B。

135. C 136. D 【**解析**】一般输尿管口以上的梗阻称为上尿路梗阻，而膀胱、膀胱颈部、后尿道及前尿道等部位的梗阻称为下尿路梗阻。儿童泌尿系梗阻常见的原因有尿道狭窄，狭窄处可在包皮口、尿道口或尿道。尿道狭窄多由创伤或炎症所引起。而先天性前、后尿道瓣膜，前尿道憩室是患儿泌尿系梗阻的重要原因。此外尚有尿道结石，盆腔及会阴部肿瘤也可引起梗阻，故 135 题选 C。前列腺增生症是老年男性泌尿系梗阻的常见原因，故 136 题选 D。

137. A 138. E 【**解析**】缺乏维生素 K 表现为凝血因子合成障碍，凝血时间延长，易出血，故 137 题选 A。缺乏维生素 A，表现为夜盲症、干眼症、皮肤干燥和毛囊丘疹等，故 138 题选 E。维生素 E 一般不易缺乏，缺乏维生素 C 可引起坏血病，缺乏维生素 D 可引起佝偻病。

139. A 140. C 【**解析**】长期服用氨苯蝶啶可致高钾血症，严重肝、肾功能不全及有高钾血症倾向者禁用，故 139 题选 A。出血是肝素的主要不良反应，表现为各种黏膜出血、关节腔积血和伤口出血等。应仔细观察患者，控制剂量及监测凝血时间或部分凝血活酶时间，故 140 题选 C。

141. B 142. A 【**解析**】再生障碍性贫血时，多部位骨髓增生低下，红系、粒系、巨核系明显减少，形态大致正常，故 141 题选 B。原发免疫性血小板减少症时，骨髓巨核细胞数量正常或增加（慢性型显著增加），巨核细胞发育成熟障碍，有血小板形成的巨核细胞（产板型）显著减少（<30%），幼稚、颗粒型巨核细胞增多，故 142 题选 A。

143. D 144. A 【**解析**】链球菌感染后急性肾小球肾炎的病理类型为毛细血管内增生性肾小球肾炎，光镜下可见肾小球增大、肿胀，系膜细胞和内皮细胞增生，炎症细胞浸润。故 143 题选 D。儿童原发性肾病综合征最常见的病理类型为微小病变型肾病，膜性肾病较少见。新月体性肾小球肾炎又称快速进展性肾小球肾炎。故 144 题选 A。

145. B 146. A 【**解析**】急性肾损伤（AKI）根据病因发生的解剖部位不同分类：①肾前性 AKI，常见病因包括血容量减少（如各种原因引起的液体丢失和出血）、有效动脉血容量减少和肾内血流动力学改变等。②肾后性 AKI，常见于急性尿路梗阻。③肾性 AKI，包括肾小管、肾间质、肾血管和肾小球性疾病导致的损伤。肾小管性 AKI 的常见病因是肾缺血或肾毒性物质，包括外源性毒素，如生物毒素、化学毒素、抗生素（如庆大霉素）、对比剂等和内源性毒素，可引起急性肾小管坏死。故 145 题选 B，146 题选 A。

147. C　148. E　**【解析】**前囟出生时 1～2cm，以后随颅骨生长而增大，6 月龄左右逐渐骨化而变小，最迟于 2 岁闭合。故 147 题选 C。多数婴儿在 4～10 个月乳牙开始萌出，13 个月后仍未萌出者为乳牙萌出延迟，乳牙大多于 3 岁前出齐。故 148 题选 E。

149. D　150. C　**【解析】**利培酮、奥氮平、喹硫平是目前临床常用的非典型抗精神病药，其中利培酮的疗效肯定，且锥体外系反应及运动功能抑制等药物不良反应少。故 149 题选 D。氟西汀为强效 5-HT 再摄取抑制药，其抑制 5-HT 的强度比抑制去甲肾上腺素强 200 倍。碳酸锂主要用于治疗躁狂症。故 150 题选 C。

210-1

2024全国临床执业助理医师资格考试冲刺试卷与解析（三）

（医学综合笔试部分）

第一单元

考试日期：20××年×月×日

考试时间：9：00～11：00

考生姓名：________

准考证号：________

考 场 号：________

中国协和医科大学出版社

北 京

A_1 型选择题

答题说明

每一道考题下面有 A、B、C、D、E 五个备选答案，请从中选择一个最佳答案。

1. 安宁疗护的根本目的是
   A. 节约卫生资源
   B. 减轻家庭的经济负担
   C. 提高临终患者的生存质量
   D. 缩短患者的生存时间
   E. 防止患者自杀
2. 心室颤动导致不可逆性脑损害，其发作至少持续
   A. 4～6 分钟
   B. 7～9 分钟
   C. 30 秒
   D. 1～3 分钟
   E. 10 分钟
3. 心的主要生理功能是
   A. 主藏血
   B. 主神志
   C. 主运化
   D. 主统血
   E. 主疏泄
4. 用于肝细胞癌患者普查、诊断、判断疗效和预测复发的检验项目，下列应首选
   A. 甲胎蛋白
   B. α-L-岩藻糖苷酶
   C. 异常凝血酶原
   D. γ-谷氨酰转肽酶
   E. 碱性磷酸酶
5. 农业生产中主要职业危害不包括
   A. 谷物质引起的肺部疾患
   B. 窖内气体中毒
   C. 矽尘引起的肺部疾患
   D. 农药中毒
   E. 化肥中毒
6. X 线钡餐检查发现胃溃疡，下列哪种情况有恶变可能
   A. 合并十二指肠溃疡
   B. 多发性胃溃疡
   C. 龛影直径超过 2.5cm
   D. 合并出血
   E. 溃疡位于胃小弯
7. 目前阻塞性肺气肿最常见的病因是
   A. 支气管哮喘
   B. 支气管扩张
   C. 慢性支气管炎
   D. 重症肺结核
   E. 肺尘埃沉着病
8. 低氧对呼吸的兴奋作用是通过
   A. 直接兴奋延髓吸气神经元
   B. 直接兴奋脑桥呼吸调整中枢
   C. 外周化学感受器所实现的反射性效应
   D. 刺激中枢化学感受器而兴奋呼吸中枢
   E. 直接刺激呼吸中枢
9. 衡量某病的发病归因于暴露某危险因素程度的最好指标是
   A. 归因危险度百分比
   B. 归因危险度
   C. 人群归因危险度
   D. 人群归因危险度百分比
   E. 相对危险度
10. 与肝硬化腹水形成机制无关的是
   A. 心房钠尿肽过度分泌
   B. 血浆胶体渗透压下降
   C. 醛固酮及抗利尿激素增多

D. 有效循环血量不足
E. 门静脉压力升高

11. 胃癌最常发生的转移途径是
A. 直接蔓延
B. 血运转移
C. 通过肠管转移
D. 淋巴转移
E. 腹腔种植

12. 对甲类传染病实施隔离措施时，应当遵循的公共卫生处理原则不包括
A. 全社会参与原则
B. 信息公开原则
C. 以患者为中心原则
D. 互相协同原则
E. 社会公正原则

13. 比较微弱而持久的、具有一定渲染性的情绪状态，指的是
A. 心境
B. 激情
C. 挫折
D. 应激
E. 情感

14. 支气管肺炎一般用鼻前庭导管，氧流量为
A. 0.25 ~0.50L/分
B. 0.5 ~1.0L/分
C. 1 ~2L/分
D. 2 ~3L/分
E. 3 ~4L/分

15. 诊断肺结核的金标准是
A. 痰结核分枝杆菌培养阳性
B. 抗结核抗体阳性
C. 结核菌素试验强阳性
D. 痰 PCR 阳性
E. 抗核抗体阳性

16. 与幽门螺杆菌感染相关性不确定的疾病是
A. 消化性溃疡
B. 慢性胃炎
C. 反流性食管炎
D. 胃黏膜相关淋巴组织淋巴瘤
E. 胃癌

17. 主动脉瓣狭窄患者劳累时有心绞痛及晕厥发作，其首选治疗为
A. 静脉滴注硝酸甘油
B. 强心
C. 利尿
D. 主动脉瓣球囊成形术
E. 主动脉瓣瓣膜置换术

18. 皮内注射结核菌素后经多长时间观察结果
A. 12 ~24 小时
B. 24 ~48 小时
C. 48 ~72 小时
D. 3 ~4 日
E. 4 ~5 日

19. 以变质为主的炎症，其实质细胞的主要变化是
A. 增生和再生
B. 萎缩和变性
C. 变性和坏死
D. 增生和变性
E. 坏死和萎缩

20. 慢性心力衰竭患者长期使用呋塞米需监测
A. 血电解质
B. 糖化血红蛋白
C. 血脂
D. 肝功能
E. 尿渗透压

21. A 型行为性格的人易患
A. 过敏性紫癜
B. 支气管哮喘
C. 癌症
D. 糖尿病
E. 冠心病

22. 亚急性自体瓣膜感染性心内膜炎最常见的致病菌是
A. 肠球菌
B. 牛链球菌
C. 表皮葡萄球菌
D. 甲型溶血性链球菌
E. 金黄色葡萄球菌

23. 抗结核药物中，可引起血尿酸增高的药物是
A. 异烟肼
B. 吡嗪酰胺
C. 链霉素
D. 乙胺丁醇
E. 利福平

24. 下列有关概率与频率，说法正确的是
A. 概率常用符号 M 表示
B. 频率常用符号 P 表示
C. 概率就是频率
D. 概率的取值范围介于-1 和+1
E. 概率是描述某随机事件发生可能性大小的指标

25. 宫颈癌的临床分期依据
A. 有无淋巴结转移
B. 术中探查结果
C. 盆腔检查
D. 临床表现
E. 病理检查

26. 下列药物中，治疗急性心源性肺水肿的首选药物是
A. 氨苯蝶啶
B. 氢氯噻嗪
C. 螺内酯
D. 呋塞米
E. 乙酰唑胺

27. 有助于原发性肝癌早期诊断的实验室检查是
A. 肝功能
B. AFP 测定
C. GGT
D. AKP
E. ESR

28. 判定良性与恶性肿瘤，最具诊断意义的是
A. 肿瘤细胞的异型性
B. 生长速度
C. 对机体影响
D. 生长方式
E. 肿瘤的大小

29. 短期饥饿时，血糖浓度的维持主要靠
A. 肌糖原分解
B. 肝糖原分解
C. 酮体转变成糖
D. 糖异生作用
E. 组织中葡萄糖的利用

30. 作为呼吸链组分的维生素有
A. 烟酸或烟酰胺
B. 泛酸
C. 维生素 E
D. 硫辛酸
E. 维生素 A

31. 下列有关蛋白质的叙述，不正确的是
A. 蛋白质分子都具有一级结构
B. 蛋白质的二级结构是指多肽链的局部构象
C. 蛋白质的三级结构是整条肽链的空间结构
D. 蛋白质分子都具有四级结构
E. 蛋白质四级结构中亚基的种类和数量均不固定

32. 非重型再生障碍性贫血最常见的感染部位是
A. 皮肤软组织
B. 泌尿系统
C. 肠道
D. 上呼吸道
E. 血液

33. 苯急性中毒主要攻击哪个系统
A. 骨关节
B. 血液系统
C. 神经系统
D. 呼吸系统
E. 消化系统

34. 我国发病率最高的食物中毒是
A. 化学性食物中毒
B. 有毒动物中毒
C. 有毒植物中毒
D. 细菌性食物中毒
E. 真菌毒素食物中毒

35. 一碳单位代谢的辅酶是
A. NADPH
B. 二氢叶酸
C. 四氢叶酸
D. 叶酸
E. NADH

36. 食管癌患者出现声音嘶哑提示肿瘤累及
A. 喉上神经
B. 胸膜
C. 膈神经
D. 气管
E. 喉返神经

37. 中性粒细胞的主要功能是
A. 产生抗体
B. 吞噬异物
C. 参与止血
D. 释放细胞毒素
E. 释放组胺

38. 人正常生活最基本的心理条件是
A. 适应环境
B. 人际和谐
C. 智力正常
D. 人格完整
E. 情绪稳定

39. 与单纯下肢静脉曲张发病相关的因素不包括
A. 遗传因素
B. 重体力劳动
C. 长期站立
D. 妊娠
E. 慢性腹泻

40. 药物的副作用是
A. 难以避免的
B. 较严重的药物不良反应
C. 与药物治疗目的有关的效应
D. 药物作用选择性高所致
E. 可以避免的

41. 预防甲状腺功能减退症黏液性水肿昏迷的关键是
A. 坚持甲状腺激素替代治疗
B. 水摄入量不宜过多
C. 禁用镇静安眠药
D. 增强免疫力
E. 避免过度劳累

42. 为统筹城乡资源，加强基层医疗卫生队伍和服务能力建设，执业医师晋升为副高级技术职称的，应当有在县级以下或者对口支援的医疗卫生机构提供医疗卫生服务的经历。该经历的时间为
A. 1 个月
B. 3 个月
C. 3 个月以上 6 个月以下
D. 6 个月以上 1 年以下
E. 累计 1 年以上

43. 可授予特殊使用级抗菌药物处方权的医务人员是
A. 主治医师
B. 住院医师
C. 乡村医生
D. 副主任医师
E. 实习医生

44. 职业病诊断，应当综合分析下列因素，除外
A. 患者的婚姻史

B. 患者的职业史
C. 辅助检查结果
D. 临床表现
E. 职业病危害接触史和工作场所职业病危害因素情况

45. 槟榔肝的典型病变是
A. 肝小叶结构破坏
B. 肝细胞萎缩
C. 肝细胞坏死
D. 门静脉分支扩张淤血
E. 肝血窦扩张淤血，肝细胞脂肪变性

46. 诊断冠心病的“金标准”是
A. 心电图
B. 冠状动脉造影
C. 冠状动脉多排螺旋 CT 成像
D. PET
E. 手术病理

47. 摄入过多容易引起中毒的是
A. 维生素 B_1
B. 维生素 B_2
C. 维生素 D
D. 维生素 B_{12}
E. 维生素 C

48. 内科的心身疾病一般不包括
A. 冠心病
B. 高血压
C. 支气管哮喘
D. 肺结核
E. 消化性溃疡

49. 血肌酐超过 265μmol/L，慎用的抗高血压药是
A. 美托洛尔
B. 氨氯地平
C. 硝苯地平
D. 阿替洛尔
E. 依那普利

50. 体内氨的去路主要是
A. 合成尿素
B. 无氧酵解
C. 三羧酸循环
D. 有氧氧化
E. 分解为嘌呤

51. 不引起肉芽肿性炎的病原体是
A. 麻风杆菌
B. 伤寒杆菌
C. 结核分枝杆菌
D. 梅毒螺旋体
E. 痢疾杆菌

52. 对血液进行辐照用于预防输血相关移植物抗宿主病，下列成分需要进行辐照的是
A. 普通冰冻血浆
B. 冰冻红细胞
C. 冷沉淀
D. 洗涤红细胞
E. 新鲜冰冻血浆

53. 腹膜炎典型的三联征是
A. 腹痛、腹泻、腹肌紧张
B. 压痛、反跳痛、腹肌紧张
C. 腹痛、腹泻、压痛
D. 压痛、反跳痛、腹部包块
E. 腹痛、腹泻、腹部包块

54. 诊断肾癌最有价值的检查是
A. 肾动脉造影
B. 静脉尿路造影
C. 磁共振
D. B 超
E. 增强 CT

55. 下列需要急行胆道减压的疾病是
A. 急性胆囊炎
B. 胆囊结石
C. 肝内胆管结石
D. 急性梗阻性化脓性胆管炎
E. 胆囊结石嵌顿

56. 心力衰竭最常见的诱因是
A. 食盐摄入过多

B. 饮水过多
C. 运动量过大
D. 输液过多
E. 肺部感染

57. 关于创伤后出血使用止血带的叙述，错误的是
A. 使用时间一般不超过 4 小时
B. 禁用橡皮管、三角巾等代替
C. 缚扎适度
D. 每隔 1 小时放松 1 ~2 分钟
E. 必须有显著标识并注明时间

58. 下列哪项不是门静脉高压的临床表现
A. 腹水
B. 食管静脉曲张
C. 脾大
D. 末梢血象全血细胞减少
E. 蜘蛛痣，肝掌

59. 目前认为对冠心病猝死有预防价值的药物为
A. 利多卡因
B. 阿司匹林
C. 胺碘酮
D. 美托洛尔
E. 维拉帕米

60. 骑跨式外伤最易损伤的尿道部位是
A. 阴茎部
B. 球部
C. 膜部
D. 前列腺部
E. 膜上部

61. 下列符合急性心包炎胸痛临床特点的是
A. 疼痛不放射
B. 随渗液量的增多而加重
C. 吞咽动作时减轻
D. 深呼吸时减轻
E. 咳嗽时加重

62. 关于低位小肠梗阻，描述正确的是
A. 梗阻多位于空肠
B. 腹胀及腹痛不明显
C. 呕吐物只是胃内容物
D. 腹部 X 线检查可见多个阶梯状气液平面
E. 呕吐症状出现早

A_2 型选择题

答 题 说 明

每一道考题是以一个小案例出现的，其下面都有 A、B、C、D、E 五个备选答案。请从中选择一个最佳答案。

63. 男，63 岁。突发腹痛，停止排气排便 1 天，既往曾因十二指肠溃疡行胃大部切除术。查体：T 37.8℃，P 100 次/分，BP 100/80mmHg，全腹压痛，反跳痛（+）。立即行腹部 X 线平片见多发气液平面。诊断性腹腔穿刺抽出血性液体。该患者下一步首选的处理是
A. 立即肛管排气
B. 快速补液，扩容
C. 立即手术探查
D. 全消化道 X 线钡餐造影
E. 严密观察病情 12 小时

64. 某患者，诊断为急性原发性肺脓肿，根据痰细菌学检查结果，给予足量青、链

霉素，积极支持疗法。治疗两周，痰量减少。但高热不退，白细胞持续增高。此时治疗应采取

A. 气管内滴注抗生素
B. 体位引流排痰
C. 纤维支气管镜吸引并滴注抗菌药物
D. 更换抗生素
E. 雾化吸入抗生素

65. 男，40 岁。平时喜欢饮较热的水及热粥，近 5 个月有进食困难，并逐渐加重。钡餐检查：食管中段有 5cm 狭窄，黏膜断裂。最可能的诊断是

A. 食管癌
B. 食管瘢痕性狭窄
C. 食管炎
D. 贲门失弛缓症
E. 食管静脉曲张

66. 女，66 岁。反复上腹痛 10 年余，加重 4 个月，伴乏力。查体：结膜苍白，上腹部轻压痛。下列检查中，对明确诊断及指导治疗最有价值的是

A. X 线上消化道造影
B. 胃镜及活检
C. 腹部 B 型超声
D. 腹部 CT
E. MRI

67. 男，50 岁。黑便、头晕 1 个月入院，诊断为上消化道出血。入院第 1 天给予输注悬浮红细胞 2U，当输注约 30ml 时，患者突然出现寒战、发热、腰背痛、呼吸困难、胸闷、发绀、多汗，查体：T 39.9℃，BP 90/60mmHg，脉细弱。立即停止输血，并进行相应处理，随后尿呈酱油样，患者发生的输血不良反应最可能是

A. 急性溶血反应
B. 细菌污染反应
C. 污染过敏反应
D. 非溶血性发热反应
E. 输血相关急性肺损伤

68. 女，35 岁。突发上腹剧痛 2 小时，怀疑消化道穿孔，无休克表现。为进一步明确诊断，首选的检查方法是

A. 腹腔诊断性穿刺
B. 立位腹部 X 线平片
C. MRI
D. B 超检查
E. X 线胃肠钡餐检查

69. 男，48 岁。活动耐量逐年下降来诊，查体：心尖搏动减弱，范围弥散，心界向两侧扩大，心尖部可闻及 2/6 级收缩期吹风样杂音。该患者最可能的诊断是

A. 扩张型心肌病
B. 肺源性心脏病
C. 心包积液
D. 风湿性心脏病
E. 缺血性心肌病

70. 女，40 岁。双侧乳腺月经前明显胀痛，月经后可自行缓解。乳腺超声提示双侧乳腺多发小结节，大小约 0.4cm，无明显血流信号，双侧腋窝未见肿大淋巴结。最可能的诊断是

A. 乳腺结核
B. 乳腺囊性增生病
C. 非哺乳期乳腺炎
D. 乳腺癌
E. 乳腺纤维腺瘤

71. 男，52 岁。头颈部、双上肢浅Ⅱ度烧伤，伤后第 3 日出现黑便，量约 700ml。查体：P 107 次/分，BP 85/60mmHg。最可能的原因是

A. 慢性胃炎出血
B. 胆道出血
C. 消化性溃疡出血
D. 食管溃疡出血
E. 应激性溃疡出血

72. 女，25 岁。反复发作下腹闷痛伴黏液脓血便 2 年，近来症状复发，伴全身关节酸痛，无发热。大便常规：黏液、白细胞（+），红细胞（++），大便多次培养阴性。该患者应使用以下哪种治疗为最适合

A. 抗结核治疗
B. 抗阿米巴治疗
C. 柳氮磺吡啶
D. 呋喃唑酮
E. 支持疗法

73. 某调查发现某高原地区居民结肠癌的发病率高于全国平均水平，研究者注意到该地区人们的饮食习惯具有高脂肪摄入、低蔬菜和水果摄入的特点，拟开展一项课题研究，分析饮食习惯与结肠癌的关系，考虑到因果现象发生的时间顺序，最佳研究方法应为

A. 生态学研究
B. 横断面研究
C. 队列研究
D. 病例对照研究
E. 临床试验

74. 某地调查 2000 名 65 岁以上胃溃疡患者出血率为 40%，而一般胃溃疡患者出血率为 20%，欲判断 65 岁以上胃溃疡患者出血率是否高于一般患者，可进行

A. 加权平均率的计算
B. 成组设计四格表 χ^2 检查
C. 两组均数比较的 t 检查
D. 样本率与总体率比较的 Z 检查
E. 配对设计四格表 χ^2 检查

75. 男，71 岁。高血压 20 年，规律服用福辛普利及氢氯噻嗪 10 年。近 2 年出现活动耐量下降，伴夜间憋醒，1 周来患者感心悸，不能平卧。查体：P 100 次/分，BP 130/80mmHg，双肺底可闻及湿啰音，心率 128 次/分，心律不齐，S_1 强弱不等，心尖部可闻及 2/6 级收缩期杂音。缓解该患者心悸的最适宜药物是

A. 地高辛
B. 利多卡因
C. 美托洛尔
D. 地尔硫䓬
E. 普罗帕酮

76. 某患者要做腰椎穿刺检查，有恐惧感。从医德要求考虑，临床医生应向患者做的主要工作是

A. 要得到患者知情同意
B. 告知做腰椎穿刺的必要性，嘱患者配合
C. 告知做腰椎穿刺时应注意的事项
D. 因诊断需要，先动员，后检查
E. 动员家属做患者思想工作

77. 某医师给住院患者开具了药物医嘱后，很快发现自己的医嘱有误，但判断其不会给患者造成严重后果。此时该医师的最佳做法是

A. 不告知患者失误实情，后续治疗中适当弥补
B. 纠正医嘱，并对出现的失误予以积极补救
C. 失误不会造成严重后果，可隐瞒以避免纠纷
D. 不告知其他人，对患者进行密切观察
E. 先不告诉患者，若其知情再为自己的失误辩护

78. 女，18 岁，某大学一年级新生。入学后对新的学习环境和教学模式不适应，出现情绪焦虑、失眠等情况。该生的辅导员，老师及同学们给予其热情的帮助、疏导和安慰，使该生逐渐走出适应不良的状态，这种应对应激的方法属于

A. 催眠心理治疗

B. 运用自我防御机制
C. 专业思想教育
D. 取得社会支持
E. 回避应激源

79. 女，67 岁。劳力性呼吸困难 4 年，加重 2 天。4 年前开始出现体力活动后呼吸困难，休息状态下症状消失，2 天前呼吸困难加重后夜间不能平卧。既往高血压病史 20 年。查体：血压 160/100mmHg，端坐呼吸，双肺底可闻及湿啰音，心率 102 次/分，P_2 亢进，可闻及 S_3 奔马律，该患者不宜立即使用的药物是
A. 呋塞米
B. 硝酸甘油
C. 硝普钠
D. 吗啡
E. 美托洛尔

80. 男，65 岁。有 20 年高血压病史。最近体检发现尿中有蛋白（++），无下肢和眼睑水肿。肾活检检查主要的病理变化是肾小球毛细血管基底膜弥漫性增厚，入球动脉和小动脉壁增厚，透明变性。根据该患者目前的病变可能患有
A. IgA 肾病
B. 系膜增生性肾小球肾炎
C. 高血压肾病
D. 膜性肾病
E. 微小病变性肾病

81. 男，50 岁。乙型肝炎病史 30 年。腹胀，乏力，双下肢水肿伴尿少 1 个月。B 超示肝脏回声增粗，不均匀，中等量腹水。该患者肝脏病理最可能的表现是
A. 肝细胞脂肪变性
B. 假小叶形成
C. 淤血性改变
D. 淋巴细胞浸润
E. 小胆管普遍淤胆

82. 为研究职业接触放射性物质与骨肿瘤发生的关系，某人选取 1000 名接触放射性物质的女职工和 1000 名电话员作为研究对象，观察 1980—2010 年的骨肿瘤发生率，结果接触放射性物质的女工中有 20 例骨肿瘤患者，而电话员中仅有 4 例，这种研究属于
A. 横断面研究
B. 实验研究
C. 队列研究
D. 临床研究
E. 病例对照研究

83. 女，24 岁。因心悸、多食、消瘦、月经量少就诊，经查体及实验检查确诊为格雷夫斯（Graves）病，患者幼年时有哮喘史，下述何种药物应禁忌
A. 甲硫氧嘧啶
B. 甲巯咪唑
C. 卡比马唑
D. 甲状腺素片
E. 普萘洛尔

84. 男，52 岁。初诊 2 型糖尿病 2 个月。每日进主食量 500g，身高 171cm，体重 90kg，BMI 30. 8。实验室检查：空腹血糖 7. 5mmol/L，餐后 2 小时血糖 12. 8mmol/L，糖化血红蛋白 7. 2%。目前首选的糖尿病治疗药物是
A. 吡格列酮
B. 二甲双胍
C. 格列本脲
D. 那格列奈
E. 阿卡波糖

85. 男，65 岁。头晕、头痛、乏力 20 年，症状加重伴呕吐、恶心、烦躁不安 1 天。查体：血压 180/130mmHg，意识模糊，心界扩大。最可能的诊断是
A. 高血压 1 级
B. 高血压 2 级

C. 高血压 3 级
D. 临界高血压
E. 高血压危象

86. 男，45 岁。因焦虑症接受心理治疗。在治疗过程中患者多次约治疗师看电影，并多次打电话叮嘱治疗师“可能下雨要带雨伞”或者“气温下降要添加衣服”等。患者的这种表现是
A. 认同
B. 移情
C. 投射
D. 象征
E. 阻抗

87. 研究者在某市开展一项 35 岁以上高血压患者的健康状况研究，调查了下列指标，其中属于等级资料的是
A. 年龄
B. 病情的严重程度
C. 腰围
D. ABO 血型
E. 体重

88. 男，60 岁。每于上楼时出现胸闷 3 日，含服硝酸甘油 2 分钟可缓解。8 小时前再次出现上述症状，向左上肢和后背放射，为持续性，伴上腹胀痛和恶心、呕吐，含服硝酸甘油无缓解。该患者首选的辅助检查是
A. 心电图
B. 胸部 X 线检查
C. 冠状动脉造影
D. 超声心动图
E. 胃镜

89. 一老年人，喜欢吃水果及谷类食物，不愿吃动物性食品，最近感到手脚麻木，关节痛，并有“抽筋”现象，这种现象的最可能解释是
A. 血清铁降低
B. 血清钙降低
C. 血清磷降低
D. 血清钠降低
E. 血清锌降低

90. F 药厂销售代表和某医院多名医师约定，医师在处方时使用 F 药厂生产的药品，并按使用量的多少给予提成。事情曝光以后，按《中华人民共和国药品管理法》的规定，对 F 药厂可以作出行政处罚的部门是
A. 药品监督管理部门
B. 市场监督管理部门
C. 公安部门
D. 医疗保险部门
E. 卫生行政部门

91. 女，53 岁。接触性出血 1 个月。妇科检查：宫颈后唇一菜花样新生物，接触性出血阳性，宫体正常大小，附件（-）。该患者最可能的诊断是
A. 子宫内膜癌
B. 急性宫颈炎
C. 宫颈肌瘤
D. 宫颈癌
E. 慢性宫颈炎

92. 女，40 岁。活动后心悸、气短 5 年。夜间不能平卧 2 周。既往有反复关节痛病史，查体：两面颊呈紫红色，心尖部可闻及舒张期杂音。最有助于确诊的检查是
A. 血培养+药敏试验
B. 血常规
C. 胸部 X 线检查
D. 超声心动图
E. 心电图

93. 男，40 岁。反复发作上腹部不适、疼痛 6 年。疼痛多发生在餐后约 60 分钟，1 ~ 2 小时后逐渐缓解。查体：腹平软，肝脾未触及，上腹轻度压痛，无反跳痛，移动性浊音（-）。上消化道 X 线

钡餐造影示胃小弯侧 1.5cm 壁外龛影，大弯侧有痉挛性切迹。最可能的诊断是

A. 胃憩室
B. 胃炎
C. 胃溃疡
D. 胃癌
E. 胃平滑肌瘤

94. 男，20 岁。突然寒战、高热、咳嗽、咳少量黏液痰，时有铁锈色痰，下列哪种疾病可能性大

A. 支气管炎继发感染
B. 病毒性肺炎
C. 支原体肺炎
D. 肺炎链球菌肺炎
E. 肺炎杆菌肺炎

95. 女，45 岁。间断腹泻，排黏液稀糊样便 3 年，伴有腹痛，排便后腹痛缓解，无消瘦，上述症状常于工作紧张时出现。最可能的诊断为

A. 溃疡性结肠炎
B. 慢性细菌性痢疾
C. 肠易激综合征
D. 阿米巴痢疾
E. 结肠癌

96. 男，68 岁。大便带血 6 个月，体重下降 4kg，既往有内痔病史，对明确诊断最有意义的检查是

A. 腹部 CT
B. 腹部 X 线平片
C. 腹部 B 超
D. 结肠镜
E. 血癌胚抗原（CEA）

97. 女，55 岁。低热伴右侧腹痛不适半年。查体：贫血貌，右侧中腹部扪及 6cm×4cm 质硬肿块，可推动，压痛不明显。最可能的诊断是

A. 肠结核
B. 盲肠套叠
C. 右肾肿瘤
D. 升结肠癌
E. 阑尾包块

98. 男，62 岁。8 天前爬楼时突发胸痛，持续约 6 小时后缓解，心电图示Ⅱ、Ⅲ、aVF 可见病理性 Q 波，T 波倒置。下列检查结果对明确诊断意义最大的是

A. 乳酸脱氢酶水平
B. 天门冬氨酸氨基转移酶水平
C. 肌酸激酶同工酶（CK-MB）水平
D. 肌酸激酶水平
E. 肌钙蛋白水平

99. 男，45 岁。因咳嗽伴痰中带血 7 日就诊。查体：T 37.8℃，右下肺可闻及少量湿啰音。为明确诊断，应首选的检查是

A. 胸部 X 线
B. 支气管镜
C. 痰找癌细胞
D. PPD 试验
E. 痰找结核分枝杆菌

100. 女，67 岁。发作性左胸痛 5 年，疼痛放射至左肩，发作持续 3～4 分钟，休息后可缓解。今日下午劳动时突发晕厥急诊。查体：BP 90/50mmHg，神清，心率 140 次/分，主动脉瓣区可闻及收缩期喷射样杂音伴震颤，杂音向颈部传导，双肺呼吸音清。首先考虑的诊断是

A. 主动脉扩张
B. 主动脉瓣狭窄
C. 主动脉粥样硬化
D. 原发性高血压病
E. 主动脉瓣关闭不全

101. 男，62 岁。急性心肌梗死突然出现心尖区收缩期杂音 3 级，呈吹风样，无震颤，心力衰竭明显加重，最可能的原因是

A. 再发心肌梗死
B. 梗死后心绞痛
C. 乳头肌功能失调或断裂
D. 室壁瘤形成
E. 心律失常

102. 男，68 岁。慢性阻塞性肺疾病（COPD）病史 12 年，动脉血气分析：pH 7.36，$PaCO_2$ 43mmHg，PaO_2 52mmHg。对该患者可以改善预后的措施是
A. 预防性使用抗生素
B. 吸入糖皮质激素
C. 使用支气管舒张药
D. 肺康复锻炼
E. 长期家庭氧疗

103. 男，27 岁。阑尾切除术后 1 天，出现面色苍白、烦躁、剧烈腹痛，心率 112 次/分，血压 90/60mmHg，腹胀，全腹压痛，肠鸣音弱。为除外腹腔内出血，首要的检查是
A. B 超
B. CT
C. MRI
D. 腹腔穿刺
E. 立位腹平片

104. 女，60 岁。反复咳嗽、咳脓痰、咯血 30 年，再发伴发热 3 日。近 3 日来静脉滴注“头孢菌素”，仍有较多脓痰及痰中带血。查体：T 37.5℃，左下肺可闻及湿啰音，杵状指。该患者最可能的诊断是
A. 慢性支气管炎
B. 支气管扩张症
C. 肺结核
D. 肺脓肿
E. 支气管肺癌

105. 男，65 岁。急性广泛前壁心肌梗死 4 天，突发喘憋 2 小时。查体：血压 90/60mmHg，双肺未闻及干、湿啰音，心率 105 次/分，律齐，胸骨左缘第 4 肋间可闻及响亮的收缩期杂音伴震颤。该患者喘憋最可能的原因是
A. 支气管哮喘
B. 心房颤动
C. 感染性心内膜炎
D. 室间隔穿孔
E. 肺炎

106. 某患者慢性咳嗽 8 年。有肺气肿征，1 周来黄痰不易咳出，气促加重，发绀。血气分析：pH 7.31，$PaCO_2$ 66mmHg，PaO_2 52mmHg。下列改善该患者缺氧的措施是
A. 立即吸入高浓度的 O_2
B. 间歇吸入纯 O_2
C. 立即呼气末正压人工呼吸
D. 低浓度持续给 O_2
E. 用过氧化氢溶液静脉内给 O_2

107. 男，62 岁。反复腹胀 4 年。既往有慢性肝炎病史。查体发现脐周静脉曲张呈海蛇头样，其最可能的原因为
A. 心包积液
B. 门静脉高压
C. 上腔静脉阻塞
D. 下腔静脉阻塞
E. 肝静脉阻塞

108. 女，66 岁。体检发现血压高，无不适，其父亲于 49 岁时死于急性心肌梗死。查体：BP 155/100mmHg。实验室检查：血清总胆固醇 5.90mmol/L，尿蛋白 240mg/24h。对该患者高血压的诊断应为
A. 1 级，高危
B. 2 级，高危
C. 2 级，很高危
D. 1 级，中危
E. 1 级，很高危

109. 女，18 岁。持续发热 10 日，于 9 月

2日来诊，体温逐日升高，伴乏力，食欲缺乏。查体：T 39.8℃，P 80次/分，精神萎靡，腹部可见6个充血性皮疹，腹部胀气，脾肋下可触及。实验室检查：血 WBC $3.7\times10^9/L$。此患者所患疾病的主要病理特点是

A. 基本病变是小血管炎
B. 全身单核巨噬细胞系统增生性反应
C. 小肠黏膜苍白、水肿
D. 主要病变在淋巴结和胸腺
E. 肠黏膜呈弥漫性纤维蛋白渗出性炎症

110. 男，30岁。3个月前患胸膜炎，经抽液、药物治疗（异烟肼加利福平、吡嗪酰胺）2个月，胸腔积液吸收。2周来发热、咳嗽、痰血。X线检查示右上肺浸润性阴影，痰抗酸杆菌阳性。目前宜用的抗结核方案是

A. 异烟肼、链霉素、乙胺丁醇
B. 异烟肼、利福平、吡嗪酰胺、链霉素、乙胺丁醇
C. 异烟肼、利福平、乙胺丁醇
D. 异烟肼、利福平、吡嗪酰胺（继续原来方案）
E. 异烟肼、利福平、吡嗪酰胺、氧氟沙星

111. 男，40岁。因肺大疱3个月前行右肺上、中叶切除，3日来发热39℃，白细胞计数 $19\times10^9/L$，胸部X线片右上肺野可见液平面，胸腔穿刺抽出黄白色黏稠液体，伴臭味。当前治疗应首先选择

A. 胸膜纤维板剥脱术
B. 余肺全部切除术
C. 胸膜腔闭式引流术
D. 胸廓成形术
E. 胸膜全肺切除术

112. 上腹痛4日，上腹部压痛，巩膜可疑黄染，体温38℃，白细胞计数 $15\times10^9/L$，血清淀粉酶值64U（温氏法），尿淀粉酶326U（温氏法）。可考虑为

A. 急性胆囊炎
B. 急性胆管炎
C. 急性胃炎
D. 急性胰腺炎
E. 胆道蛔虫症

113. 女，50岁。发现皮肤黄染、尿色变深伴皮肤瘙痒2周。查体：皮肤巩膜黄染，右上腹可触及无痛性圆形肿块，随呼吸上下活动。该肿块可能是

A. 肝脏囊肿
B. 胆总管囊肿
C. 肿大胆囊
D. 胰头癌
E. 结肠癌

114. 女，24岁。间断喘息2个月，发作时以吸气性呼吸困难为主。查体：可见三凹征，吸气相延长，双肺未闻及哮鸣音、湿啰音。该患者发生呼吸困难最可能的原因是

A. 支气管哮喘
B. 慢性心力衰竭
C. 慢性阻塞性肺疾病
D. 上气道阻塞
E. 阻塞性肺炎

115. 男，18岁。剧烈活动时突发心悸1小时。可见心室夺获和室性融合波。最可能的诊断是

A. 心肌梗死
B. 心房颤动
C. 室上性心动过速
D. 室性心动过速
E. 心肌炎

116. 女，35岁。间断发热，腹胀伴全腹痛3个月。查体：体温37.5℃，腹壁柔韧感，移动性浊音阳性。腹水常规：

黄绿色，白细胞计数 $600\times10^6/L$，多个核细胞占比 0.20，单个核细胞占比 0.80。最可能的诊断是

A. 自发性细菌性腹膜炎
B. 肝硬化腹水
C. 结核性腹膜炎
D. 腹膜转移癌
E. 腹膜间皮瘤

A_3/A_4 型选择题

答题说明

以下提供若干个案例，每个案例下设若干道考题。请根据案例所提供的信息，在每一道考题下面的 A、B、C、D、E 五个备选答案中选择一个最佳答案。

（117～118 题共用题干）

女，30 岁。初产妇，哺乳期间左侧乳房胀痛，发热 3 天。查体：T 39.1℃，P 110 次/分，左乳房外上象限 6cm×4cm 红肿，有明显压痛和波动感。

117. 该患者下一步最主要的治疗措施是
A. 穿刺抽脓
B. 局部应用鱼石脂软膏
C. 切开引流
D. 镇痛，对症治疗
E. 局部热敷

118. 该患者经治疗后康复，避免再次发生的预防措施不包括
A. 养成定时哺乳的习惯
B. 预防性应用抗生素
C. 避免乳汁淤积
D. 预防乳头损伤
E. 注意婴儿口腔卫生

（119～121 题共用题干）

男，20 岁。反复发作呼吸困难、胸闷、咳嗽 5 年，每年春季发作，可自行缓解，此次发作 1 天症状仍继续加重而来就诊。查体：双肺满布哮鸣音，心率 82 次/分，心律齐，无杂音。

119. 首先考虑的诊断为
A. 慢性支气管炎
B. 阻塞性肺气肿
C. 心源性哮喘
D. 支气管哮喘
E. 慢性支气管炎并气肿

120. 对该患者的治疗，应选用
A. β_2 受体激动药
B. β_2 受体阻断药
C. 抗生素类药物
D. α 受体阻断药
E. β_1 受体激动药

121. 入院后给予足量沙丁胺醇和异丙托溴铵治疗 1 天多，病情仍无好转，呼吸困难严重，口唇发绀。此时应采取
A. 大剂量二丙酸倍氯米松气雾吸入
B. 静脉滴注第三代头孢菌素
C. 原有药物加大剂量再用 24 小时
D. 应用琥珀酸氢化可的松静脉滴注
E. 静脉滴注 5% 碳酸氢钠

（122～124 题共用题干）

男，32 岁。突发上腹剧痛 2 小时，蔓延至右下腹及全腹。既往有“胃痛”病史 10 余年，未诊治。查体：板状腹，压痛、反跳痛（+），肝浊音界消失。

122. 首选的检查方法是

A. 血生化
B. 立位腹平片
C. 血淀粉酶
D. 腹部 B 超
E. 腹部 CT

123. 决定是否手术治疗，术前最长的观察治疗时间（指上腹剧痛后）是
A. 6～8 小时
B. 14～16 小时
C. 10～12 小时
D. 1～2 小时
E. 3～5 小时

124. 非手术治疗中最重要的措施是
A. 镇痛
B. 胃肠减压
C. 抗生素治疗
D. 洗胃
E. 低压灌肠

（125～126 题共用题干）

女，68 岁。反复咳嗽、咳痰 20 年，气喘 10 年，加重伴下肢水肿 1 周入院。高血压病史 10 余年，BP 145/90mmHg。查体：T 37.8℃，口唇发绀，BP 135/80mmHg，双下肺散在湿啰音和哮鸣音，肝肋下 3cm，肝颈静脉回流征阳性，双下肢水肿。WBC 9.3×10^9/L，中性粒细胞占比 0.78。

125. 该患者最可能的诊断是
A. 支气管哮喘
B. 急性右心衰竭
C. 慢性阻塞性肺疾病
D. 支气管扩张症
E. 肺结核

126. 该患者发生下肢水肿的机制是
A. 水钠潴留
B. 淋巴回流障碍
C. 体循环淤血
D. 毛细血管通透性增加
E. 继发性醛固酮增多

（127～129 题共用题干）

男，35 岁。腹部被重物撞击 3 小时。入院时查体、实验室检查、胸部 X 线片及腹腔穿刺未明确诊断，现患者血压 120/90mmHg，脉搏 95 次/分。

127. 如何处理为宜
A. 立即剖腹探查，免于误诊
B. 注射哌替啶镇痛
C. 严密观察全身及腹部体征变化
D. 多活动，使体征明朗化，便于确诊
E. 做手术前准备

128. 如该患者出现烦躁、口渴、血压持续下降，而诊断尚未确定，应给予处置是
A. 吗啡镇痛
B. 饮水止渴
C. 苯巴比妥镇静
D. 扶患者去做其他辅助检查
E. 积极补充血容量，抗休克

129. 如再次腹腔穿刺抽出不凝固血液，应该
A. 立即手术
B. 输血 800ml 不好转再手术
C. 积极抗休克，待休克好转后才手术
D. 积极抗休克，同时迅速进行手术
E. 积极抗休克，如休克不见好转则手术治疗

B_1 型选择题

答题说明

以下提供若干组考题，每组考题共用在考题前列出的 A、B、C、D、E 五个备选答案，请从中选择一个与问题关系最密切的答案。每个备选答案可能被选择一次、多次或不被选择。

（130～131 题共用备选答案）

A. 吡喹酮

B. 乙胺嘧啶

C. 氯喹

D. 伯氨喹

E. 奎宁

130. 控制间日疟发作的首选药物是

131. 防止疟疾复发的药物是

（132～133 题共用备选答案）

A. 癌细胞团中央可见角化珠

B. 癌细胞团漂浮在黏液内

C. 黏液将癌细胞核推向一侧

D. 癌细胞呈条索状排列

E. 癌细胞呈不规则的多层排列

132. 鳞状细胞癌的组织学表现是

133. 腺癌的组织学表现是

（134～135 题共用备选答案）

A. 盐酸

B. 组胺

C. 促胃液素

D. 乙酰胆碱

E. 糖

134. 抑制胃液分泌的因素是

135. 刺激促胰液素分泌最强的因素是

（136～138 题共用备选答案）

A. 酚妥拉明

B. 异丙肾上腺素

C. 酚苄明

D. 普萘洛尔

E. 噻吗洛尔

136. 用于去甲肾上腺素静脉滴注外漏时

137. 控制支气管哮喘急性发作

138. 用于控制甲状腺功能亢进症状

（139～140 题共用备选答案）

A. 全距

B. 相对数

C. 均数

D. 标准差

E. 标准误

139. 一组计量资料服从正态分布，反映其离散趋势的指标是

140. 一组血糖值资料服从正态分布，反映集中趋势应计算的指标是

（141～142 题共用备选答案）

A. 10 日

B. 3 日

C. 5 日

D. 2 日

E. 7 日

141. 开具普通处方，其药物用量一般不得超过的日数是

142. 开具急诊处方，其药物用量一般不得超过的日数是

（143～144 题共用备选答案）

A. 严重闭合性气胸

B. 开放性气胸

C. 进行性血胸

D. 非进行性血胸

E. 闭合性多根多处肋骨骨折

143. 应及时开胸探查的是

144. 可出现反常呼吸的是

（145～146 题共用备选答案）

A. 维拉帕米

B. 硝酸甘油

C. 氯沙坦

D. 氢氯噻嗪

E. 卡托普利

145. 通过抑制血管紧张素转换酶（ACE）而发挥降压及抗心力衰竭作用的药物是

146. 具有利尿作用的抗高血压药是

（147～148 题共用备选答案）

A. 进行性吞咽困难

B. 进餐后上腹痛，至下一餐前缓解

C. 不洁饮食后上腹痛，伴呕吐、腹泻

D. 空腹及夜间上腹痛，进食后可缓解

E. 反酸、胃灼热

147. 典型的十二指肠溃疡的症状特点是

148. 典型的胃食管反流病的症状是

（149～150 题共用备选答案）

A. 200ml

B. 250ml

C. 300ml

D. 400ml

E. 500ml

149. 血站对献血者每次采集血液量一般为

150. 血站对献血者每次采集血液量最多不得超过

参考答案与解析

1. C 【解析】安宁疗护是对临终患者及其家属所提供的一种全面照护，目的是使临终患者的症状得到控制，痛苦得以缓解，生存质量得到提高。故选 C。

2. A 【解析】心搏骤停发生后，大部分患者将在 4 ~6 分钟开始发生不可逆性脑损害，随后经数分钟过渡到生物学死亡。故选 A。

3. B 【解析】心的主要生理功能是主血脉，主藏神。心藏神，又称主神明或主神志，是指心有统帅全身脏腑、经络、形体、官窍的生理活动和主司精神、意识、思维、情志等心理活动的功能。脾的主要生理功能是主运化，统摄血液。肝的主要生理功能是主疏泄和主藏血。故选 B。

4. A 【解析】甲胎蛋白是肝癌的常用肿瘤标志物，现已广泛用于肝细胞癌的普查、诊断、判断治疗效果、预测复发。γ-谷氨酰转肽酶、异常凝血酶原、α-L-岩藻糖苷酶有助于 AFP 阴性肝癌的诊断和鉴别诊断。故选 A。

5. C 【解析】矽尘引起的肺部疾患属于工业生产中的职业危害，其余选项均为农业生产中的主要职业危害。故选 C。

6. C 【解析】典型胃癌溃疡形态多不规则，常>2cm，边缘呈结节状，底部凹凸不平、覆污秽状苔。故选 C。

7. C 【解析】慢性支气管炎是引起阻塞性肺气肿的最常见原因。慢性细支气管炎时，管壁结构破坏及纤维组织增生，并伴有黏液性渗出物增多，引起细支气管腔不完全阻塞，导致阻塞性通气障碍。故选 C。

8. C 【解析】调节呼吸运动的化学感受器包括中枢化学感受器和外周化学感受器。低氧对呼吸运动的刺激作用完全是通过外周化学感受器实现的，低氧对中枢的直接作用是抑制的。中枢化学感受器的生理性刺激是脑脊液和局部细胞外液中的 H^+。故选 C。

9. B 【解析】归因危险度是指暴露组发病率（或死亡率）与对照组发病率（或死亡率）的差值，是衡量某疾病的发病归因于暴露某危险因素程度的最好指标。故选 B。

10. A 【解析】腹水形成的机制包括以下几种。①门静脉压力增高：腹腔内血管床静水压增高，组织液回吸收减少。②低蛋白血症：白蛋白低于 30g/L 时，血浆胶体渗透压降低，致血浆外渗。③肝淋巴液生成过多，超过胸导管的引流能力，淋巴液自肝包膜和肝门淋巴管渗至腹腔。④继发性醛固酮和抗利尿激素增多。⑤有效循环血容量不足，肾血流量减少，肾小球滤过率降低，排钠和排尿量减少。故选 A。

11. D 【解析】淋巴转移是胃癌的主要转移途径，首先转移到局部淋巴结，最常见于幽门下胃小弯的局部淋巴结。进一步转移至腹主动脉旁淋巴结、肝门或肠系膜根部淋巴结。晚期可经胸导管转移至左锁骨上淋巴结（Virchow 淋巴结）。故选 D。

12. C 【解析】公共卫生伦理原则具体包括全社会参与原则、社会公益原则、社会公正原则、互助协同原则和信息公开原则。故选 C。

13. A 【**解析**】①心境是一种比较微弱而持久的情绪状态。②激情是短时间的猛烈而暴发的情绪状态。③动机引导个体的行为指向目标。动机受到干扰阻滞、被迫暂时放弃或完全受阻所导致的需要不能满足的情绪状态称为挫折。④应激是个体在察觉需求与满足需求的能力不平衡时倾向于通过整体心理和生理反应表现出来的多因素作用的适应证。⑤情感是人对客观现实的一种特殊反映形式，是人对于客观事物是否符合人的需要而产生的态度的体验。故选 A。

14. B 【**解析**】支气管肺炎是儿童最常见的肺炎，一般用鼻前庭导管给氧，经湿化的氧气流量为 0.5 ~ 1.0L/分，氧浓度不超过 40%。氧气宜湿化，以免损害气道纤毛上皮细胞及使痰液黏稠。缺氧明显者或新生儿、婴幼儿宜用面罩给氧，氧流量为 2 ~ 4L/分，氧浓度为 50% ~ 60%。若出现呼吸衰竭，应使用机械通气。故选 B。

15. A 【**解析**】痰结核分枝杆菌检查是确诊肺结核病的主要方法，也是制定化疗方案和考核治疗效果的主要依据。每一个有肺结核可疑症状或肺部有异常阴影的患者都必须查痰。故选 A。

16. C 【**解析**】幽门螺杆菌感染是慢性胃炎的最常见病因，幽门螺杆菌检测对胃癌前疾病及病变、消化性溃疡、胃肠黏膜相关淋巴组织淋巴瘤等疾病的诊疗具有重要作用。故选 C。

17. E 【**解析**】人工瓣膜置换术为治疗成人主动脉瓣狭窄的主要方法。重度狭窄伴心绞痛、晕厥或心力衰竭症状为手术的主要指征。无症状患者，如伴有进行性心脏增大和/或左心室功能进行性减退，活动时血压下降，也应考虑手术。故选 E。

18. C 【**解析**】结核菌素试验选择以 PPD 0.1ml（5U）于左或右前臂内侧行皮内注射，注射后在穿刺处周围皮肤将出现红晕、硬结反应，注射后 48 ~ 72 小时测量和记录反应面积。48 ~ 72 小时观察皮肤局部反应结果，故选 C。

19. C 【**解析**】炎症局部组织发生的变性和坏死称为变质。变质是致炎因子引起的损伤过程，既可发生于实质细胞，也可见于间质细胞。故选 C。

20. A 【**解析**】呋塞米属于排钾利尿药，不良反应之一是引起电解质紊乱，故长期使用时应注意监测电解质情况。故选 A。

21. E 【**解析**】A 型行为是指容易发生冠心病的行为模式，其特征：①有时间紧迫感，行为急促，说话快，走路快，办事快。②脾气暴躁，容易激动。③争强好胜。④人际关系不协调，对人有敌意等。故选 E。

22. D 【**解析**】急性感染性心内膜炎的病原体主要为金黄色葡萄球菌。亚急性感染性心内膜炎的病原体以甲型溶血性链球菌多见，其次为肠球菌。故选 D。

23. B 【**解析**】异烟肼常见不良反应为周围神经炎，偶可发生药物性肝炎；吡嗪酰胺常引起高尿酸血症、肝损害、食欲缺乏、关节痛和恶心；链霉素主要引起耳毒性、前庭功能损害和肾毒性等；乙胺丁醇常引起视神经炎；利福平可引起一过性转氨酶上升，流感样症状、皮肤综合征、血小板减少等。故选 B。

24. E 【**解析**】描述随机事件（如发病）发生可能性大小的度量为概率，常用 P 表示，

A、B 错误，E 正确。频率是描述周期运动频繁程度的量，与概率不同，C 错误。P 值的范围在 0～1，必然发生的事件概率为 1，D 错误。故选 E。

25. B 【**解析**】目前对于宫颈癌的临床分期普遍采用国际妇产科联盟（FIGO，2018）修订的临床分期法，该方法主要依据手术中探查的结果进行分期。所有分期均可用影像学和病理学资料来补充临床发现，评估肿瘤大小和扩散程度，形成最终分期。故选 B。

26. D 【**解析**】呋塞米属高效能利尿药，常用于各种严重水肿，包括心源性、肝源性、肾源性水肿。急性肺水肿常作为首选，脑水肿与脱水药合用疗效更好。故选 D。

27. B 【**解析**】甲胎蛋白（AFP）是诊断肝细胞癌特异性的标志物，阳性率约为 70%。现已广泛用于肝癌的普查、诊断、判断治疗效果及预测复发。其他选项均不具有特异性，故选 B。

28. A 【**解析**】肿瘤组织在细胞形态和组织结构上，都与其起源的正常组织有不同程度的差异，这种差异称异型性。肿瘤的异型性反映了肿瘤组织成熟的程度，即分化程度。良性肿瘤细胞的异型性小，而恶性肿瘤细胞具有高度异型性。故选 A。

29. D 【**解析**】糖异生的生理意义：饥饿时维持血糖水平相对恒定是糖异生最主要的生理作用；空腹时主要由肝糖原分解维持血糖水平。故选 D。

30. A 【**解析**】维生素 PP 包括烟酸及烟酰胺，在体内烟酰胺与核糖、磷酸、腺嘌呤组成脱氢酶的辅酶，主要有烟酰胺二核苷酸（NAD^+）和烟酰胺二核苷酸磷酸（$NADP^+$），两者是体内多种不需氧脱氢酶的辅酶，广泛参与体内的氧化还原反应，在反应中是递氢物质。线粒体内参与氧化磷酸化的呼吸链主要有两条，即 NADH 氧化呼吸链和 $FADH_2$ 氧化呼吸链。故选 A。

31. D 【**解析**】蛋白质是以氨基酸为基本单位构成的生物高分子，其分子结构分为以下几种。①一级结构：蛋白质多肽链中氨基酸的排列顺序及其共价连接。②二级结构：蛋白质分子局部区域内，多肽链沿一定方向盘绕和折叠的方式。③三级结构：一条多肽链中所有原子在三维空间的整体排布。④四级结构：许多有生物活性的蛋白质由两条或多条肽链构成，每条肽链都有自己的一、二和三级结构，这种蛋白质的每条肽链被称为一个亚基。亚基与亚基之间特定的三维空间排布和相互作用称为蛋白质的四级结构。但不是所有蛋白质分子均具有四级结构。故选 D。

32. D 【**解析**】非重型再生障碍性贫血感染相对易控制，很少持续 1 周以上。上呼吸道感染常见，其次为牙龈炎、支气管炎、扁桃体炎，而肺炎、败血症等重症感染少见。常见感染菌种为革兰阴性杆菌和各类球菌。故选 D。

33. C 【**解析**】苯急性中毒主要损害中枢神经系统；慢性中毒则损害骨髓，引起血液系统疾病。故选 C。

34. D 【**解析**】食物中毒包括细菌性食物中毒、真菌毒素和霉变食品中毒、有毒动植物性食物中毒、化学性食物中毒。其中细菌性食物中毒是一种发生频数和发病人数最多、病死率较低、常发生在夏秋季的食物中毒。故选 D。

35. C 【**解析**】某些氨基酸在分解代谢过程中产生的含有一个碳原子的基团，称为一碳单位。四氢叶酸是一碳单位转移酶的辅酶，常作为一碳单位的载体。故选 C。

36. E **【解析】**食管癌的癌肿侵犯喉返神经，可出现声音嘶哑。压迫颈交感神经节，可产生霍纳（Horner）综合征。侵入气管、支气管，可形成食管-气管或食管-支气管瘘，出现吞咽水或食物时剧烈呛咳，并常有发热、咳嗽等呼吸系统感染症状。有时也可因食管严重梗阻致消化道内容物反流入呼吸道而引起呛咳。故选 E。

37. B **【解析】**中性粒细胞和单核细胞具有吞噬细菌，清除异物、衰老红细胞和抗原-抗体复合物的功能。故选 B。

38. C **【解析】**智力正常是包括分布在智力正态分布曲线之内者以及能对日常生活作出正常反应的智力超常者，是人得以正常生活的最基本的心理条件，C 正确。故选 C。

39. E **【解析】**下肢静脉壁薄弱、静脉瓣膜缺陷以及浅静脉内压力升高，是引起浅静脉曲张的主要原因。遗传因素可导致静脉壁薄弱和静脉瓣膜缺陷，A 正确。长期站立、重体力劳动、妊娠、慢性咳嗽、习惯性便秘等，可增加血柱重力，使瓣膜承受过度的压力，逐渐松弛，不能紧密关闭，B、C、D 正确。循环血量经常超负荷，亦可造成静脉压力升高。故选 E。

40. A **【解析】**副作用是在治疗剂量下发生的，是药物本身固有的作用，难以避免，但多数较轻微并可以预料。是药物选择性低导致的。故选 A。

41. A **【解析】**甲状腺机能减退症一经确诊即需终身依赖甲状腺激素替代治疗，疗效较好。预防甲状腺功能减退症黏液性水肿昏迷的关键是坚持甲状腺素替代治疗。故选 A。

42. E **【解析】**国家采取措施，统筹城乡资源，加强基层医疗卫生队伍和服务能力建设，对乡村医疗卫生人员建立县乡村上下贯通的职业发展机制，通过县管乡用、乡聘村用等方式，将乡村医疗卫生人员纳入县域医疗卫生人员管理。执业医师晋升为副高级技术职称的，应当有累计 1 年以上在县级以下或者对口支援的医疗卫生机构提供医疗卫生服务的经历；晋升副高级技术职称后，在县级以下或者对口支援的医疗卫生机构提供医疗卫生服务，累计 1 年以上的，同等条件下优先晋升正高级技术职称。故选 E。

43. D **【解析】**《抗菌药物临床应用管理办法》规定，具有高级专业技术职务任职资格的医师，可授予特殊使用级抗菌药物处方权；具有中级以上专业技术职务任职资格的医师，可授予限制使用级抗菌药物处方权。

44. A **【解析】**职业病诊断，应当综合分析患者的职业史、职业病危害接触史和工作场所职业病危害因素情况、临床表现以及辅助检查结果等。没有证据否定职业病危害因素与患者临床表现之间的必然联系的，应当诊断为职业病。故选 A。

45. E **【解析】**慢性肝淤血时，肝小叶中央严重淤血呈暗红色，多个肝小叶中央淤血区相连，而肝小叶周边肝细胞因脂肪变性呈黄色，致使肝脏呈红黄相间的花纹状，如同槟榔的切面观，称为槟榔肝。故选 E。

46. B **【解析】**选择性冠状动脉造影是目前诊断冠心病的“金标准”，可以动态观察冠状动脉血流及解剖情况，了解冠状动脉病变的性质、部位、范围、程度等，观察冠状动脉有无畸形、钙化及有无侧支循环形成。故选 B。

47. C **【解析】**A、B、D、E 选项均属于水溶性维生素，体内过剩的水溶性维生素可随尿排出体外，体内很少蓄积，一般不发生中毒现象。维生素 A、维生素 D 属于脂溶性维生素，摄入过多会引起中毒。故选 C。

48. D 【**解析**】心身疾病是一组发生发展与心理社会因素密切相关，但以躯体症状表现为主的疾病，主要特点：①心理社会因素在疾病的发生与发展过程中起重要作用。②表现为躯体症状，有器质性病理改变或已知的病理生理过程。③不属于躯体形式障碍。只有肺结核不属于心身疾病，其他都属于。故选 D。

49. E 【**解析**】血管紧张素转换酶抑制药具有改善胰岛素抵抗和减少尿蛋白作用，对肥胖、糖尿病和心脏、肾脏靶器官受损的高血压患者具有较好的疗效，特别适用于伴有心力衰竭、心肌梗死、心房颤动、蛋白尿、糖耐量减退或糖尿病肾病的高血压患者。血肌酐超过 265μmol/L 的患者使用时需谨慎，应定期监测血肌酐及血钾水平。常用药物有卡托普利、依那普利等。故选 E。

50. A 【**解析**】氨的去路主要是在肝中合成尿素，再由肾排出体外。故选 A。

51. E 【**解析**】肉芽肿性炎的病因有细菌感染（如结核分枝杆菌、麻风杆菌和伤寒杆菌），螺旋体感染（如梅毒螺旋体），真菌和寄生虫感染（如组织胞浆菌、血吸虫），异物（手术缝线和石棉纤维），原因不明（如结节病）等。故选 E。

52. D 【**解析**】为预防输血相关移植物抗宿主病，凡是具有淋巴细胞活性的血液成分，如红细胞、血小板和粒细胞，均需要辐照（D 正确）。淋巴细胞已经丧失活性的血液成分，如冰冻血浆、冷沉淀等，无须辐照。故选 D。

53. B 【**解析**】腹部压痛、腹肌紧张和反跳痛是腹膜炎的标志性体征，尤以原发病灶所在部位最为明显，故选 B。

54. E 【**解析**】CT 对肾癌诊断率高，可显示肿瘤部位、大小、邻近器官有无受累，是目前诊断肾癌最可靠的影像学方法。CT 表现为肾实质内不均质肿块，CT 值略低于或与肾实质相似，增强扫描后，肿瘤不如正常肾实质增强明显。故选 E。

55. D 【**解析**】急性梗阻性化脓性胆管炎的典型临床表现为雷诺（Reynolds）五联征，即在腹痛、寒战高热、黄疸、血压降低、神经精神症状。治疗原则为急诊手术解除胆道梗阻。故选 D。

56. E 【**解析**】有基础心脏病的患者，其心力衰竭症状往往由一些增加心脏负荷的因素所诱发，如感染、心律失常、血容量增多、过度体力消耗或情绪激动、治疗不当等，其中呼吸道感染是最常见、最重要的诱因。故选 E。

57. B 【**解析**】使用止血带的注意事项：①不必缚扎过紧，以能止住出血为度。②应每隔 1 小时放松 1 ~2 分钟，且使用时间一般不超过 4 小时。③使用止血带时，接触面积应较大，以免造成神经损伤。④在紧急情况下，也可用橡皮管、三角巾、皮带或绷带等代替，禁用细绳索或电线。⑤上止血带的伤员必须有显著标志，并注明启用时间，优先转送。故选 B。

58. E 【**解析**】门静脉高压的主要临床表现：胃肠道淤血、水肿，脾大，腹水形成，形成侧支循环。蜘蛛痣和肝掌是肝功能减退的临床表现。故选 E。

59. D 【**解析**】早期使用 β 受体阻断药可以降低心肌耗氧量、限制梗死面积，长期使用可升高室颤阈值、降低猝死风险，所有无禁忌证的患者都应尽早使用。心功能不全尚未得到控制者禁用，有缓慢性心律失常、传导阻滞、支气管哮喘病史者慎用。常用药有美托洛尔等。故选 D。

60. B 【**解析**】球部损伤多为会阴部骑跨伤所致，骨盆挤压伤常合并后尿道损伤，故选 B。

61. E 【**解析**】胸骨后或心前区疼痛为急性心包炎（主要为纤维蛋白性心包炎）的主要症状，疼痛可放射到颈部、左肩、左臂及左肩胛区，也可达上腹部，疼痛与呼吸运动有关，常因咳嗽、深呼吸或变换体位或吞咽而加重，随病程发展，积液增多，症状可由纤维素期的胸痛为主转变为渗出期的呼吸困难为主。故选 E。

62. D 【**解析**】低位小肠梗阻，梗阻多位于回肠，A 错；腹胀明显，B 错；呕吐出现晚而次数少，并可吐粪样物，C、E 错；X 线检查可见扩张的肠袢在腹中部，呈“阶梯状”排列，D 对。故选 D。

63. C 【**解析**】根据患者有胃大部切除术史，腹痛、停止排气排便等表现，结合腹部 X 线平片，考虑为肠梗阻。根据压痛、反跳痛（+），腹腔穿刺抽出血性液体，考虑可能为绞窄性肠梗阻，应立即进行手术探查，故选 C。

64. C 【**解析**】患者抗菌治疗后，痰量减少。但高热不退，考虑支气管阻塞可能，应经纤维支气管镜吸引，并滴注抗菌药物治疗。故选 C。

65. A 【**解析**】食管癌典型的临床表现为进行性吞咽困难。患者有喜欢饮热开水及热粥的生活史，主要表现为逐渐加重的进食困难，钡餐检查发现有食管中段狭窄和黏膜断裂，食管癌的可能性很大。故选 A。

66. B 【**解析**】根据患者表现考虑为消化性溃疡，胃镜检查及胃黏膜活组织检查是确诊消化性溃疡首选的检查方法。故选 B。

67. A 【**解析**】溶血反应是最严重的输血并发症。急性溶血反应的典型临床表现：输入十几毫升血型不合的血后，立即出现沿输血静脉的红肿及疼痛，寒战、高热、呼吸困难、腰背酸痛、头痛、胸闷，心率加快、血压下降，休克，随之出现血红蛋白尿和溶血性黄疸，甚至急性肾衰竭。该患者因上消化道出血给予输血，症状表现符合急性溶血反应的临床特点。故选 A。

68. B 【**解析**】立位胸腹部 X 线平片是消化道穿孔最常用的诊断方法，可协助了解横膈的高低及有无膈下游离气体，故选 B。

69. A 【**解析**】扩张型心肌病的特征为左心室或右心室明显扩大，心室收缩功能减退，常伴心力衰竭、心律失常、血栓栓塞并发症。查体可发现心脏扩大、心尖搏动弥散、奔马律、心律失常及肺循环和体循环淤血的表现。患者表现符合上述特点，故选 A。

70. B 【**解析**】乳腺囊性增生病的特点是乳房周期性的胀痛和肿块，疼痛与月经周期相关，故选 B。乳腺结核常有低热、乏力等表现，乳房处呈单一或数个结节状肿块，不痛，边界不清可与皮肤粘连，肿块液化形成寒性脓肿，破溃后形成一个或数个窦道或溃疡，患侧淋巴结可肿大，不选 A。非哺乳期急性乳腺炎多数表现为急性乳房炎症，肿块大时皮肤科出现“橘皮样变”，表现为乳头旁肿块时可有乳头凹陷，不选 C。乳腺癌常表现为无痛单发小肿块，多质硬不光滑，分界不清，活动度差，同侧腋窝可触及异常肿大的淋巴结，不选 D。纤维腺瘤表现有一定韧度、典型的圆形，或者有弹性的肿块，月经周期对肿块大小无影响，不选 E。

71. E 【解析】烧伤所致的急性胃炎称柯林（Curling）溃疡，主要表现为呕血或黑便。结合题干信息，最可能为应激性溃疡出血，故选 E。

72. C 【解析】溃疡性结肠炎的临床表现：①消化系统表现，主要有腹泻，黏液脓血便，腹痛，轻、中型患者仅有左下腹轻压痛，重型和暴发型患者常有明显压痛甚至肠型。②全身反应，可有高热、消瘦、贫血等。③肠外表现，包括外周关节炎、结节性红斑、坏疽性脓皮病、巩膜外层炎、前葡萄膜炎、口腔复发性溃疡等。根据患者表现及大便培养结果，考虑诊断为溃疡性结肠炎。5-氨基水杨酸制剂是主要治疗药物，常用的有柳氮磺吡啶等。故选 C。

73. C 【解析】研究者已知导致结肠癌的可疑危险因素（高脂肪摄入，低蔬菜、水果摄入），将特定人群（某高原地区居民）按危险因素进行分组，然后追踪各组的结局，从而判定危险因素与结局（是否发生结肠癌）之间的关系，符合队列研究的特点。故选 C。

74. D 【解析】2000 名 65 岁以上胃溃疡患者出血率为样本率，一般胃溃疡患者出血率为总体率，因样本含量较大，样本率和总体率之间差异来源的判断可用 Z 检验。故为 D。

75. A 【解析】患者有心悸，心律不齐、S_1 强弱不等、脉搏短绌，考虑为心房颤动。洋地黄类药物可用于收缩性心力衰竭伴有快速心室率的心房颤动或心房扑动患者，故选 A。

76. A 【解析】从医德要求考虑，临床医生操作前应征得患者的知情同意，即患者有权知道医务人员为自己诊疗出何种疾病，包括治疗手段的选择、有无并发症和危险等。故选 A。

77. B 【解析】药物治疗时，医生应遵循的伦理要求是对症下药，剂量安全；合理配伍，细致观察；节约费用，公正分配。该医师发现药物医嘱有错后，应立即更正，并对可能出现的情况做好处理，保证患者的正当利益不受侵犯。故选 B。

78. D 【解析】该新生入学后出现对周围环境的适应不良，经老师及同学的帮助、疏导后克服困难、战胜困境，这种应对应激的方法属于取得社会支持。故选 D。

79. E 【解析】患者为 67 岁女性，有高血压病史，长期劳力性呼吸困难，2 天前出现呼吸困难加重后夜间不能平卧，查体见端坐呼吸、双肺底湿啰音，P_2 亢进，可闻及 S_3，首先考虑为急性心力衰竭。静脉注射呋塞米可快速利尿。硝酸甘油可扩张小静脉，降低回心血量，减轻心脏负荷；硝普钠为动、静脉扩张药，可迅速降低血压；吗啡可使患者镇静，减轻焦虑不安等。美托洛尔为 β 受体阻断药，主要用于慢性心力衰竭的治疗。该患者为急性心力衰竭，不宜使用。故选 E。

80. C 【解析】良性高血压血管的病理变化表现为细动脉玻璃样变性、细动脉硬化，发生动脉管壁增厚、管腔狭窄。结合患者有较长高血压病史、肾活检结果，考虑为高血压肾病的可能性大，故选 C。

81. B 【解析】根据患者有慢性乙型肝炎病史，出现水肿、腹水等门静脉高压症的表现，B 超肝脏的表现，考虑为肝硬化，其特征性病理改变是假小叶形成。故选 B。

82. C 【解析】队列研究是指根据是否暴露于所研究的因素，将研究对象分组，前瞻性观察它们的发病水平有无差别。本研究按是否接触放射性物质分组，前瞻性观察 30 年，看两组之间发病率有无差别，应属于队列研究。故选 C。

83. E 【**解析**】普萘洛尔属于 β 受体阻断药，可收缩支气管平滑肌，增加呼吸道阻力，诱发或加重哮喘。患者有哮喘史，应禁用普萘洛尔。故选 E。

84. B 【**解析**】根据 BMI 30.8，可知患者为肥胖体型。双胍类药物为 2 型糖尿病伴肥胖并对胰岛素耐受患者的首选药，故选 B。

85. E 【**解析**】高血压危象是指血压急剧上升，小动脉发生强烈痉挛，出现头痛、烦躁、恶心、呕吐、心悸及视力模糊等严重症状或累及靶器官缺血症状。收缩压≥180mmHg，和/或舒张压≥110mmHg，为高血压 3 级，但不完全反映患者的疾病状态。故选 E。

86. B 【**解析**】移情是指患者将过去对其有重要影响的人物的情绪在与治疗者的关系里重现出来，表现为患者对治疗者产生强烈的情绪反应。本题焦虑患者将自己不安的心情（可能下雨、气温可能下降）移情至治疗师身上。故选 B。

87. B 【**解析**】等级资料也称有序数据，其变量的观测值是定性的，但各类别（属性）之间有程度或顺序上的差别。如药物治疗效果按照显效、有效、好转、无效分类等。病情的严重程度可分为轻、中、重度，属于等级资料。故选 B。

88. A 【**解析**】患者有持续性胸痛、并向左上肢和后背放射，伴消化道症状，硝酸甘油无缓解，初步诊断为急性心肌梗死，应首选心电图检查。故选 A。

89. B 【**解析**】患者长期低钙饮食，血清钙减低可引起神经肌肉兴奋性增强，出现口周和手脚麻木及针刺感、手足抽搐、腱反射亢进及低钙击面（Chvostek）征阳性。结合患者表现及饮食状况，考虑为血清钙减低。故选 B。

90. B 【**解析**】《中华人民共和国药品管理法》规定，药品上市许可持有人、药品生产企业、药品经营企业或者医疗机构在药品购销中给予、收受回扣或者其他不正当利益的，药品上市许可持有人、药品生产企业、药品经营企业或者代理人给予使用其药品的医疗机构的负责人、药品采购人员、医师、药师等有关人员财物或者其他不正当利益的，由市场监督管理部门没收违法所得，并处 30 万元以上 300 万元以下的罚款；情节严重的，吊销药品上市许可持有人、药品生产企业、药品经营企业营业执照，并由药品监督管理部门吊销药品批准证明文件、药品生产许可证、药品经营许可证。故选 B。

91. D 【**解析**】接触性出血是宫颈癌的典型临床表现之一。外生型子宫颈癌可见息肉状、菜花状赘生物，常伴感染，质脆易出血。内生型表现为子宫颈肥大、质硬、子宫颈管膨大。宫颈癌晚期癌组织坏死脱落，形成溃疡或空洞伴恶臭。根据题干，考虑患者最可能是宫颈癌。故选 D。

92. D 【**解析**】根据患者表现，考虑风湿性二尖瓣狭窄的可能性大，应选超声心动图以明确诊断。故选 D。

93. C 【**解析**】慢性病情、周期性发作的节律性上腹疼痛是诊断消化性溃疡的重要线索，确诊有赖于胃镜检查、X 线钡餐检查。根据患者上腹部疼痛特点：餐后痛，1 小时后逐渐缓解；消化道 X 线钡餐造影可见胃壁龛影，考虑为胃溃疡。故选 C。

94. D 【**解析**】细菌性肺炎是最常见的肺炎，肺炎链球菌肺炎较为常见。咳铁锈色痰是肺炎链球菌肺炎的典型表现。结合患者的其他表现，考虑该患者是肺炎链球菌肺炎，故选 D。

95. C 【**解析**】肠易激综合征是一种以腹痛伴排便习惯改变为特征而无器质性病变的常见功能性肠病。起病隐匿，症状反复发作或慢性迁延，但全身健康状况不受影响。精神、饮食等因素常诱使症状复发或加重。故选 C。

96. D 【**解析**】患者为老年男性，出现大便习惯改变、体重下降，不排除肿瘤的可能性，结肠镜检查具有确诊价值，故选 D。

97. D 【**解析**】患者为中年女性，病程较长，出现低热、腹痛、贫血貌、右中腹部肿块，考虑肿瘤的可能性大。右半结肠主要功能是吸收水分及少量葡萄糖、电解质等，肠内容物主要为液体或半流体，肿瘤类型多为肿块型或溃疡型，不易引起肠腔狭窄，所以右半结肠癌以全身症状、贫血、腹部肿块为主要表现。故选 D。

98. E 【**解析**】根据题干信息，考虑患者为急性心肌梗死，常用的血清心肌损伤标志物有以下几种。①肌红蛋白：发病后 2 小时左右即可在外周血中检出，但是无特异性，可作为急诊筛查指标而不能用作确诊指标。②肌钙蛋白：心肌梗死后 3～6 小时血肌钙蛋白 I（cTnI）、肌钙蛋白 T（cTnT）水平开始升高，1～2 天达高峰，cTnI 可持续 5～10 天，cTnT 可持续 5～14 天。③肌酸激酶同工酶（CK-MB）：心肌损伤坏死后 6 小时左右血中 CK 水平开始升高且 CK-MB 占总 CK 的比例超过 5%，16～24 小时达高峰，持续 3 天左右。该患者发病 8 天，故应测定肌钙蛋白水平，故选 E。

99. A 【**解析**】根据患者咳嗽、痰中带血及低热表现，考虑有肺癌的可能。X 线检查是诊断肺癌的一个重要手段，简单方便，同时可进行相关疾病的鉴别诊断，故选 A。

100. B 【**解析**】主动脉瓣狭窄常表现为呼吸困难、心绞痛、晕厥三联征。患者发作性胸痛，休息可缓解，劳动时突发晕厥，主动脉瓣区可闻及收缩期喷射样杂音伴震颤，杂音向颈部传导，符合主动脉瓣狭窄的临床特点。故选 B。

101. C 【**解析**】急性心梗时二尖瓣乳头肌因缺血、坏死发生乳头肌功能失调，使收缩功能发生障碍，造成不同程度的二尖瓣脱垂并关闭不全，心尖部出现收缩中晚期喀喇音和吹风样收缩期杂音。故选 C。

102. E 【**解析**】根据患者血气结果，考虑为 I 型呼吸衰竭。长期家庭氧疗对 COPD 慢性呼吸衰竭者可提高生活质量和生存率。对血流动力学、运动能力、肺生理和精神状态均会产生有益的影响。故选 E。

103. D 【**解析**】阑尾切除术后并发症包括出血，切口感染，粘连性肠梗阻，阑尾残株炎，粪瘘。本例患者术后 1 天出现腹痛、全腹压痛，面色苍白、心率快，血压下降，故应除外腹腔内出血，而腹腔穿刺为最简便可行的检查。故选 D。

104. B 【**解析**】根据患者病史较长，反复咳嗽、咳脓痰、咯血，有杵状指，首先考虑为支气管扩张症，故选 B。慢性支气管炎者于冬春季节咳嗽、咳痰明显，感染急性发作时可出现脓性痰，痰量不多、无反复咯血史，抗生素治疗有效，不选 A。肺结核常有低热、盗汗、乏力和消瘦等结核性全身中毒症状，干、湿啰音常局限于上肺部，不选 C。肺脓肿起病急，有高热、咳嗽、大量脓臭痰，经有效抗生素治疗后，炎症可完全吸收消退，不选 D。支气管肺癌多见于吸烟者，有刺激性干咳，间断或持续血痰症状，大咯血少见，不选 E。

105. D 【**解析**】室间隔穿孔后患者常突然发生左心功能衰竭或原有左心功能不全明显加重甚至发生急性肺水肿，听诊在胸骨左缘下段闻及粗糙的收缩期吹风样杂音。结合患者有喘憋、低血压、心率快及杂音性质，考虑为室间隔穿孔。故选 D。

106. D 【**解析**】根据血气分析结果，患者为Ⅱ型呼吸衰竭，治疗上应给予持续、低流量吸氧，故选 D。

107. B 【**解析**】患者有慢性肝炎病史，反复腹胀，出现脐周海蛇头样静脉曲张，考虑为肝炎所致门静脉高压。其主要表现之一是门静脉和腔静脉之间的吻合支开放，形成侧支循环；胃底-食管静脉曲张破裂可引起呕血，腹壁浅静脉曲张出现海蛇头，痔静脉曲张出现便血。故选 B。

108. B 【**解析**】患者高血压水平 150/100mmHg，为高血压 2 级。符合的危险因素有 4 个：女性>65 岁；血脂异常（TC≥5.7mmol/L）；早发心血管病家族史（一级亲属发病年龄男性<55 岁）；尿微量白蛋白（30～300mg/24h），故心血管危险分层为高危。故选 B。

109. B 【**解析**】根据患者有发热、充血性皮疹、腹胀、脾大、白细胞计数减少等表现，首先考虑为伤寒。其病变特征是全身单核巨噬细胞系统增生，以回肠末段淋巴组织的病变最为突出。故选 B。

110. B 【**解析**】复治活动性肺结核每日用药方案：①强化期，2 个月，异烟肼、利福平、吡嗪酰胺、链霉素、乙胺丁醇，顿服。②巩固期，4～6 个月，异烟肼、利福平、乙胺丁醇，顿服。间歇用药方案：①强化期，2 个月，异烟肼、利福平、吡嗪酰胺、链霉素、乙胺丁醇，隔日 1 次或每周 3 次。②巩固期，6 个月，异烟肼、利福平、乙胺丁醇，隔日 1 次或每周 3 次。故选 B。

111. C 【**解析**】患者最可能为急性脓胸，其治疗原则为敏感抗生素、控制原发感染、全身支持和排除脓液。排除脓液可减轻中毒症状同时使肺复张，常采用胸腔穿刺和胸腔闭式引流。若脓液稠厚不易抽出，或经过治疗脓量不见减少，患者症状无明显改善，或发现有大量气体，疑伴有气管、食管瘘或腐败性脓胸等，均宜及早施行胸腔闭式引流。本例患者高热，白细胞计数增多，且右上肺野见液平面，胸穿抽出黏稠液体，故治疗应首选胸腔闭式引流术，故选 C。

112. D 【**解析**】急性胰腺炎临床上表现为急性腹痛、恶心、呕吐、发热和血尿淀粉酶增高等特点；患者表现符合上述特点。故选 D。

113. C 【**解析**】无痛性梗阻性黄疸是胰头癌最重要的临床表现，也是首发症状之一。黄疸进行性加重。上腹痛可在黄疸之后出现，70%患者在早期可扪及肿大的胆囊，部分晚期患者可在上腹部摸到肿块。根据患者年龄、发病时间考虑为胰头癌，无痛性圆形肿块为肿大胆囊。故选 C。

114. D 【**解析**】吸气性呼吸困难常见于喉部、气管、大支气管的狭窄与阻塞。呼气性呼吸困难常见于慢性支气管炎（喘息型）、慢性阻塞性肺气肿、支气管哮喘和弥漫性泛细支气管炎等。故选 D。

115. D 【**解析**】室性心动过速发作时少数室上性冲动可下传心室，产生心室夺获，表现为在 P 波之后，提前发生一次正常的 QRS 波群。室性融合波的 QRS 波群形态介于窦性与异位心室搏动，其意义为部分夺获心室。心室夺获与室性融合波的存在对确立室性心动过速诊断提供重要依据。故选 D。

116. C 【**解析**】根据患者有低热、腹壁柔韧感、腹水常规等表现，初步诊断为结核性腹膜炎。其腹水多为草黄色渗出液，比重>1.018，蛋白质定性试验阳性，定量在 30g/L 以上。白细胞计数超过 500×10^6/L，以淋巴细胞或单核细胞为主，故选 C。肝硬化腹水常有慢性肝炎病史，自发性细菌性腹膜炎也常见于肝硬化腹水，不选 A、B。腹膜肿瘤的腹水常呈血性，不选 D、E。

117. C 【**解析**】患者为初产妇，处于哺乳期，出现发热、脉快，左乳房外上象限红肿、明显压痛及波动感，首先考虑为急性乳腺炎。脓肿形成后主要治疗措施是及时脓肿切开引流，故选 C。

118. B 【**解析**】急性乳腺炎预防的关键是定时哺乳，每次哺乳应吸空乳汁从而避免乳汁淤积，防止乳头损伤，保持乳头、乳晕清洁。乳头出现破损需及时治疗，保持婴儿口腔卫生。故选 B。

119. D 【**解析**】支气管哮喘的典型症状为发作性伴有哮鸣音的呼气性呼吸困难，可伴有气促、胸闷或咳嗽。症状可在数分钟内发作，可经平喘药物治疗后缓解或自行缓解。发作时双肺可闻及广泛的哮鸣音，呼气音延长。故选 D。

120. A 【**解析**】该患者考虑支气管哮喘急性发作，短效 β_2 受体激动药为治疗哮喘急性发作的首选药物。故选 A。

121. D 【**解析**】患者支气管扩张药治疗后，病情无好转，呼吸困难严重，口唇发绀，考虑重度哮喘，应立即静脉应用糖皮质激素。故选 D。

122. B 【**解析**】青年男性患者，有胃痛病史，2 小时前突发上腹剧痛，蔓延至全腹，查体见板状腹，腹膜刺激征阳性，肝浊音界消失，应考虑为胃十二指肠溃疡急性穿孔。为明确诊断，首选的检查方法为立位腹平片。胃十二指肠溃疡急性穿孔后，肠道内气体进入腹腔，立位时气体积聚于膈下，腹部平片表现为膈下新月状阴影。故选 B。

123. A 【**解析**】患者考虑为急性消化性溃疡穿孔。临床上对于病情较轻或腹部体征有减轻趋势的患者，可先采用禁食、胃肠减压等非手术治疗措施。若观察治疗 6～8 小时后，病情有加重趋势，应立即手术治疗。故选 A。

124. B 【**解析**】急性消化性溃疡穿孔症状和体征较轻的患者，可采用非手术治疗，措施：①禁食、持续胃肠减压。②输液以维持水、电解质平衡并给予营养支持。③应用抗生素以防治感染。④静脉应用抑酸药。⑤确诊后酌情应用镇静、镇痛药物等，其中最紧急、最重要的治疗措施是胃肠减压，可以抽出胃内容物和气体，减少胃内容物外漏，改善胃壁的血运，有利于炎症的吸收和穿孔的闭合。故选 B。

125. B 【**解析**】患者有长期咳嗽、咳痰病史，考虑慢性阻塞性肺疾病可能；近期呼吸困难加重，肝颈静脉回流征阳性，双下肢水肿，肝大，最可能为慢性阻塞性肺疾病导致急性右心衰竭。支气管哮喘时，双肺可闻及广泛的哮鸣音，呼气音延长。支气管扩张症常见慢性咳嗽、咯大量脓痰和/或反复咯血。肺结核常见低热、盗汗、乏力、消瘦等全身表现。故选 B。

126. C 【**解析**】患者考虑急性右心衰竭，以体循环淤血为主要表现，体静脉压力升高使软组织出现水肿，表现为始于身体低垂部位的对称性凹陷性水肿。故选 C。

127. C 【**解析**】患者腹部被重物撞击，目前检查未发现明显异常，但不能排除腹内脏器损伤的可能，故需进行短时间的严密观察。故选 C。

128. E 【**解析**】患者出现烦躁、口渴、血压持续下降，可能为休克征象，故应进行积极补液、抗休克治疗，E 正确。观察期间应做到不随便搬动伤者，以免加重伤情，D 错误。禁用或慎用镇痛药，以免掩盖伤情，A、C 错误。暂禁食水，以免万一有胃肠道穿孔而加重腹腔污染，B 错误。

129. D 【**解析**】患者腹腔穿刺抽出不凝血，考虑有脏器损伤，应及时手术探查。故选 D。

130. C 131. D 【**解析**】氯喹对各种疟原虫的红细胞内期裂殖体有较强的杀灭作用，能有效地控制疟疾的临床发作，故 130 题选 C。伯氨喹对间日疟和卵形疟肝脏中的休眠子有较强的杀灭作用，能杀灭各种疟原虫的配子体，是防止疟疾远期复发的主要药物，故 131 题选 D。

132. A 133. E 【**解析**】鳞状细胞癌大体上常呈菜花状，可形成溃疡。分化好的鳞状细胞癌，癌巢中央可见角化珠或癌珠，细胞间可见细胞间桥。分化差的鳞状细胞癌可无角化，细胞间桥少或无，故 132 题选 A。腺癌多见于胃肠道、肺、乳腺等处，癌细胞形成大小不等、形状不一、排列不规则的腺体或腺样结构，细胞常不规则地排列成多层，核大小不一，核分裂象多见，故 133 题选 E。

134. A 135. A 【**解析**】胃液分泌的抑制性因素主要有盐酸、脂肪、高张溶液，故 134 题选 A。十二指肠和空肠黏膜的 S 细胞分泌促胰液素原，pH 低于 4.5 的酸性食糜进入小肠后可刺激促胰液素原的分泌和活化；盐酸是最强的刺激因素，其次为蛋白质分解产物和脂酸钠，糖类几乎没有刺激作用。故 135 题选 A。

136. A 137. B 138. D 【**解析**】去甲肾上腺素静脉滴注外漏可引起局部血管收缩，缺血坏死，应停止注射或更换注射部位，并用普鲁卡因或酚妥拉明局部浸润注射，以扩张血管，故 136 题选 A。异丙肾上腺素为 β 受体激动药，临床常用于控制支气管哮喘发作，故 137 题选 B。普萘洛尔为 β 受体阻断药，临床用于治疗甲状腺功能亢进症、甲状腺危象、偏头痛、肌震颤、肝硬化所致的上消化道出血等，故 138 题选 D。酚苄明为 α 受体阻断药，常用于外周血管痉挛性疾病。噻吗洛尔为 β 受体激动药，临床常作为滴眼剂治疗青光眼。

139. D 140. C 【**解析**】正态分布有两个参数，即均数和标准差。标准差常反映一组观察值的离散程度，标准差越小，离散程度越小，均数代表性越好，故 139 题选 D。均数常用以说明一组观察值的平均水平或集中趋势，是描述计量资料的一种最常用的方法，故 140 题选 C。

141. E 142. B 【**解析**】处方量一般不得超过 7 日用量。急诊处方不得超过 3 日用量。对于某些慢性病、老年病或特殊情况，处方量可适当延长，但医师应当注明理由。故 141 题选 E，142 题选 B。

143. C 144. E **【解析】**有下列情况时应行急诊开胸探查手术：①进行性血胸。②心脏大血管损伤。③严重肺裂伤或气管、支气管损伤。④食管破裂。⑤胸腹或腹胸联合伤。⑥胸壁大块缺损。⑦胸内存留较大的异物。多根多处肋骨骨折患者，在自主呼吸时出现反常运动，即吸气时软化区胸壁内陷，呼气时相对外突，导致伤员出现低通气状态，甚至诱发呼吸衰竭，称为连枷胸。故 143 题选 C，144 题选 E。

145. E 146. D **【解析】**血管紧张素转换酶（ACE）抑制药是一类发展很快的抗高血压药物，可以防止和逆转心肌肥大、血管增生，有抗心力衰竭作用，常用药为卡托普利、依那普利、福辛普利，故 145 题选 E。利尿药是治疗高血压的常用药物，以噻嗪类利尿药为主，其中以氢氯噻嗪最为常用，故 146 题选 D。

147. D 148. E **【解析】**消化性溃疡的典型表现为节律性上腹痛，其中十二指肠溃疡的腹痛特点为饥饿痛或夜间痛，进食后可缓解。故 147 题选 D。胃食管反流病的典型表现为反酸、胃灼热，常发生于餐后 1 小时，卧位、弯腰或腹内压增高时可加重。故 148 题选 E。

149. A 150. D **【解析】**血站对献血者每次采血量一般为 200ml，最多不得超过 400ml，两次采集间隔不少于 6 个月。故 149 题选 A，150 题选 D。

210-2

2024 全国临床执业助理医师资格考试冲刺试卷与解析（三）

（医学综合笔试部分）

第二单元

考试日期：20××年×月×日

考试时间：13：30～15：30

考生姓名：________

准考证号：________

考 场 号：________

中国协和医科大学出版社

北　京

A_1 型选择题

答题说明

每一道考题下面有 A、B、C、D、E 五个备选答案，请从中选择一个最佳答案。

1. 世界上第一部《医学伦理学》发表在
   A. 1913 年
   B. 1903 年
   C. 1883 年
   D. 1813 年
   E. 1803 年
2. 骨折休克的主要原因是
   A. 肿胀
   B. 出血
   C. 疼痛
   D. 惊吓
   E. 发热
3. 不属于妊娠滋养细胞肿瘤的是
   A. 侵蚀性葡萄胎
   B. 绒癌
   C. 葡萄胎
   D. 胎盘部位滋养细胞肿瘤
   E. 上皮样滋养细胞肿瘤
4. 维生素 B_{12} 缺乏与叶酸缺乏所致营养性巨幼细胞贫血临床表现的主要区别点是
   A. 骨髓象改变
   B. 神经系统症状
   C. 肝脾肿大
   D. 贫血症状
   E. 血象改变
5. 原发免疫性血小板减少症较少出现
   A. 肌肉血肿
   B. 鼻出血
   C. 月经过多
   D. 口腔黏膜出血
   E. 皮肤瘀点
6. 影响传染病流行过程的因素是
   A. 病原体、人体和环境
   B. 病原体、感染动物
   C. 传染源、传播途径，易感人群
   D. 社会因素、自然因素
   E. 病原体和环境
7. 帕金森病患者的典型震颤是
   A. 静止性震颤
   B. 意向性震颤
   C. 姿态性震颤
   D. 扑翼样震颤
   E. 动作性震颤
8. 关于输卵管结扎术的时间选择，不正确的是
   A. 非孕妇女月经干净后 3 ~ 4 天
   B. 产后 48 小时内
   C. 人工流产术后 48 小时内
   D. 非孕妇女在月经来潮前 3 ~ 7 天
   E. 哺乳期妇女应排除早期妊娠
9. 诊断格雷夫斯（Graves）病最有价值的体征是
   A. 皮肤湿润多汗、手颤
   B. 阵发性心房颤动
   C. 甲状腺肿大伴震颤和血管杂音
   D. 收缩压升高，舒张压降低，脉压增大
   E. 贫血
10. 有机磷农药中毒的临床表现中属于毒蕈碱样症状的是
    A. 心动过速
    B. 支气管平滑肌痉挛
    C. 肌肉震颤

D. 昏迷，酣睡

E. 肌无力

11. 疑诊中心静脉导管感染时的首要处理措施是

A. 预防感染性休克

B. 应用广谱抗生素

C. 控制高热

D. 应用抗真菌药物

E. 拔出导管，同时导管尖端送细菌培养

12. 肾母细胞瘤经血行转移最常至

A. 肝

B. 肺

C. 肠系膜根部

D. 脑

E. 骨

13. 关于婴儿轻型腹泻的治疗，正确的是

A. 优先用抗生素治疗

B. 禁食

C. 使用抗病毒药物

D. 口服补液

E. 暂停母乳喂养

14. 咽结合膜热的常见病原体为

A. EB 病毒

B. 呼吸道合胞病毒

C. 流感病毒

D. 腺病毒

E. 柯萨奇病毒

15. 下列诊断中属于开放性颅脑损伤的是

A. 脑内血肿

B. 脑脊液鼻漏

C. 头皮血肿

D. 脑挫裂伤

E. 头皮血肿合并颅骨骨折

16. 肠道营养并发症与输入速度及溶液浓度有关的是

A. 误吸

B. 腹胀、腹泻

C. 肠炎

D. 肠道细菌移位

E. 感染

17. 检查胎儿成熟度最常用的方法是

A. 检测羊水中淀粉酶值

B. 检测羊水中肌酐值

C. 检测羊水中胆红素类物质

D. B 型超声检查胎儿双顶径值

E. 检测羊水中卵磷脂/鞘磷脂比值

18. 糖尿病高危人群不包括

A. 肥胖（BMI≥28）

B. 2 型糖尿病患者的一级亲属

C. 有糖调节受损史

D. 年龄在 45 岁以下

E. 有分娩巨大胎儿史

19. 与宫颈癌的发生密切相关的病原体是

A. 单纯疱疹病毒

B. 滴虫

C. 苍白密螺旋体

D. 人乳头瘤病毒

E. 巨细胞病毒

20. 关于黏膜下肌瘤的临床表现，错误的是

A. 不规则阴道出血

B. 发生症状较早较重

C. 易发生蒂扭转

D. 白带增多

E. 子宫呈均匀增大

21. 下列在早产临产后慎用的药物是

A. 哌替啶

B. 利托君

C. 硫酸沙丁胺醇

D. 硫酸镁

E. 地塞米松

22. 诊断肾结核最可靠的依据是

A. 尿频、尿急、尿痛症状

B. 尿检多次结核分枝杆菌阳性

C. 输精管串珠样改变

D. 肾盂、肾盏变性

E. 尿中大量脓细胞

23. 关于精神分裂症单纯型的临床表现，不正确的说法是
A. 发病多在青少年期
B. 起病缓慢
C. 以阴性症状为主
D. 行为常有作态表现
E. 幻觉、妄想不明显

24. 关于乳房脓肿切开引流处理的叙述，错误的是
A. 可以做对口引流
B. 应做放射状切开
C. 切开乳管充分引流
D. 乳晕下脓肿应沿乳晕边缘做弧形切口
E. 深部脓肿可沿乳房下缘做弧形切口

25. 不符合单纯性肾病临床表现的是
A. 大量蛋白尿
B. 低蛋白血症
C. 高胆固醇血症
D. 全身水肿
E. 高血压

26. 脊柱骨折搬运时禁用的方法是
A. 平托将伤员移至木板
B. 平托将伤员移至担架
C. 多人用手同时平托搬运
D. 将患者躯干呈一整体滚动
E. 一人抬头一人抬足搬运

27. 抑郁发作的生物学特征一般不包括
A. 食欲和性欲减退
B. 情绪呈昼重夜轻的节律改变
C. 焦虑不安
D. 早醒
E. 便秘

28. 营养不良患儿皮下脂肪逐渐减少或消失，首先累及的部位是
A. 四肢
B. 臀部
C. 腹部
D. 胸部
E. 面颊部

29. 关于《中华人民共和国基本医疗卫生与健康促进法》，下列叙述错误的是
A. 基本公共卫生服务由国家有偿提供
B. 基本医疗卫生服务包括基本公共卫生服务和基本医疗服务
C. 基本医疗服务主要由政府举办的医疗卫生机构提供
D. 鼓励社会力量举办的医疗卫生机构提供基本医疗服务
E. 国家采取措施，保障公民享有安全有效的基本公共卫生服务，控制影响健康的危险因素，提高疾病的预防控制水平

30. 新生儿高胆红素血症最严重的并发症是
A. 败血症
B. 黄疸型肝炎
C. 胆红素脑病
D. 颅内感染
E. 颅内出血

31. 不符合面神经炎表现的是
A. 患侧额纹消失
B. 患侧鼻唇沟变浅
C. 患侧不能闭眼
D. 患侧不能鼓腮
E. 常伴有偏瘫

32. 产后出血是指在胎儿娩出后 24 小时内阴道流血量超过
A. 700ml
B. 600ml
C. 500ml
D. 400ml
E. 300ml

33. 脊柱 X 线片呈“竹节”样改变最常见于
A. 脊柱结核

B. 类风湿关节炎
C. 腰椎间盘突出症
D. 强直性脊柱炎
E. 化脓性骨髓炎

34. 属于非机械性梗阻致急性尿潴留的病因是
A. 前列腺增生症
B. 尿道狭窄
C. 尿路结石
D. 肾癌
E. 损伤性高位截瘫

35. 关于小儿骨骼发育的描述，正确的是
A. 颅缝一般闭合的年龄是生后 2 个月
B. 前囟最晚闭合的年龄是生后 10 个月
C. 脊柱出现第 1 个生理弯曲的年龄是 3 个月
D. 后囟最晚闭合的年龄是生后 1 个月
E. 脊柱出现第 3 个生理弯曲的年龄是 2 岁

36. 哪项不是颅内高压的原因
A. 脑水肿
B. 脑肿瘤
C. 脑脓肿
D. 颅内血肿
E. 头皮血肿

37. 慢性肾衰竭最常并发的电解质及酸碱平衡紊乱是
A. 高钾血症、代谢性碱中毒
B. 高钾血症、代谢性酸中毒
C. 低钾血症、代谢性酸中毒
D. 高钾血症、呼吸性酸中毒
E. 低钾血症、呼吸性碱中毒

38. 心脏病产妇，在胎儿娩出后，应立即给予
A. 腹部放置沙袋
B. 静注麦角新碱
C. 鼓励下床活动
D. 抗感染
E. 行绝育手术

39. 下列治疗措施中不适合急性脊髓炎急性期治疗者为
A. 糖皮质激素
B. B 族维生素类药物
C. ATP
D. 氨基已酸（EACA）静脉滴注
E. 加强护理，防治并发症

40. 临床上，强迫症患者的主要症状是
A. 强迫观念和/或强迫动作
B. 被害妄想和被控制妄想
C. 紧张性木僵
D. 思维中断和思维不连贯
E. 自主神经功能亢进和运动性不安

41. 引起急性肾小球肾炎常见的细菌是
A. 表皮葡萄球菌
B. 金黄色葡萄球菌
C. 肺炎链球菌
D. β 溶血性链球菌
E. 大肠埃希菌

42. 关于妊娠期母体乳房的变化，正确的是
A. 妊娠晚期开始乳汁分泌
B. 大量雌激素刺激乳腺腺泡发育
C. 大量孕激素刺激乳腺腺管发育
D. 初乳为白色浓稠液体
E. 乳头增大变黑、乳晕颜色加深

43. 维生素 D 缺乏性佝偻病最早出现的骨骼改变是
A. 肋骨串珠
B. “O” 形腿
C. 手镯、足镯
D. 方颅
E. 颅骨软化

44. 直肠肛管检查的常用体位不包括
A. 左侧卧位
B. 右侧卧位
C. 膝胸位
D. 截石位

E. 蹲位

45. 胎心率变异减速的特征不包括
A. 发生与宫缩无固定
B. 胎心率下降
C. 胎心率恢复缓慢
D. 持续时间长短不一
E. 胎心率恢复迅速

46. 面神经征检查时叩诊锤骤击患儿
A. 眼角外侧
B. 颧弓
C. 口角旁
D. 颧弓与口角间的面颊部
E. 下颏

47. 股骨颈骨折后出现股骨头坏死最主要的原因是
A. 固定不牢固
B. 年龄高、体质虚弱
C. 采用切开复位内固定
D. 没有达到解剖学复位
E. 股骨头血运破坏

48. 对麻疹前驱期诊断最有帮助的表现是
A. 低中度发热
B. 麻疹黏膜斑（Koplik）斑
C. 巴氏（Pastia）线
D. 皮疹
E. 草莓舌

49. 小儿腕骨骨化中心出全的年龄是
A. 5 岁
B. 6 岁
C. 8 岁
D. 10 岁
E. 12 岁

50. 成人脊柱结核最多见的 X 线表现是
A. 一般只影响单个椎体，椎间隙正常
B. 椎体骨质密度增高，硬化，椎间隙变窄
C. 椎体骨质疏松，脊柱呈竹节样融合
D. 椎体边缘破坏，椎间隙变窄，椎旁软组织阴影增宽
E. 一般影响多个椎体，椎体变形，椎间隙正常

51. 患者静脉滴注时将输液管看成一条蛇是
A. 感知综合障碍
B. 虚构
C. 谵妄
D. 幻觉
E. 错觉

52. 目前我国预防地方性甲状腺肿的最主要措施是
A. 增加食物中蛋白质的比例
B. 提倡喝开水
C. 多吃海带
D. 供给碘化食盐
E. 改善居住条件

53. 属于上皮组织发生的肿瘤是
A. 淋巴管瘤
B. 血管瘤
C. 乳头状瘤
D. 平滑肌瘤
E. 脂肪瘤

54. 破裂性思维的表现是
A. 句与句之间无意义上的联系
B. 联想缓慢，言语速度慢
C. 联想加速，思维活跃
D. 用具体概念来代替抽象概念
E. 逻辑倒错性思维

55. 关于钠泵生理作用的描述，不正确的是
A. 钠泵活动使膜内 Na^+、K^+均匀分布
B. 将 Na^+移出膜外，将 K^+移入膜内
C. 建立势能储备，为某些营养物质吸收创建条件
D. 细胞外高 Na^+可维持细胞内外正常渗透压
E. 细胞内高 K^+保证许多细胞代谢反应进行

56. 肾综合征出血热早期休克的主要原因是
A. 病毒血症
B. 血浆外渗
C. 心肌损害
D. 微血管痉挛
E. 电解质紊乱

57. 人工流产时发生子宫穿孔，下列做法哪项不恰当
A. 手术器械深度明显超过检查时子宫大小，即可诊断子宫穿孔
B. 停止手术，给予缩宫素和抗生素
C. 如需继续清宫，应在 B 超监护下进行
D. 尚未行吸宫操作者，保守性治疗后再清宫
E. 更换大号吸管尽快将宫腔内组织吸净

58. 子宫肌瘤最常发生的变性是
A. 玻璃样变性
B. 红色变
C. 肉瘤变
D. 囊性变
E. 钙化

A_2 型选择题

答题说明

每一道考题是以一个小案例出现的，其下面都有 A、B、C、D、E 五个备选答案。请从中选择一个最佳答案。

59. 男，47 岁。水肿 6 个月。查体：BP 120/70mmHg。尿蛋白定量 2.5g/d，尿红细胞 20～30 个/高倍视野，血白蛋白 32g/L，血肌酐 141μmol/L。临床诊断为
A. 急性肾小球肾炎
B. 慢性肾小球肾炎
C. 急进性肾小球肾炎
D. 肾病综合征
E. 无症状性蛋白尿和/或血尿

60. 男，25 岁。肛门胀痛，排尿困难 5 天。畏寒，高热，肛门外观无异常，直肠指检：肛管左侧局限性隆起，压痛明显。可初步诊断为
A. 骨盆直肠间隙脓肿
B. 肠后间隙脓肿
C. 坐骨肛管间隙脓肿
D. 前列腺脓肿
E. 直肠黏膜下脓肿

61. 男，6 岁。眼睑水肿伴尿量减少 1 周，精神尚可。实验室检查：尿蛋白(++++)，红细胞 5 个/高倍视野，血浆总蛋白 35g/L，白蛋白 20g/L，胆固醇 7.0mmol/L。首选治疗是
A. 输注白蛋白
B. 甲泼尼龙冲击
C. 静脉滴注低分子右旋糖酐
D. 口服环磷酰胺
E. 口服泼尼松

62. 女，34 岁。月经量进行性减少，现闭经半年，泌乳 3 个月，首选检查项目应是
A. 孕激素试验
B. 血人绒毛膜促性腺激素（hCG）测定
C. 血催乳素（PRL）测定
D. 性激素测定

E. 血常规

63. 男，40 岁。常年大量饮酒，近日出现眼球震颤、眼球不能外展和明显的意识障碍，伴定向障碍、记忆障碍、震颤性谵妄。该患者为

A. 酒精性幻觉症
B. 韦尼克（Wernicke）脑病
C. 遗忘综合征
D. 酒精性妄想综合征
E. 酒精性痴呆

64. 男，30 岁。心悸、无力、手抖 3 个月，大便每日 2～3 次，不成形，体重下降 5kg，1 周前诊断为甲状腺功能亢进症（甲亢），尚未治疗。昨晚饮白酒约 250g，呕吐一次，晨起醒来发现双下肢不能活动。为避免再次出现下肢不能活动的情况，该患者甲亢治疗应采用的措施是

A. 抗甲状腺药物
B. 复方碘溶液
C. 放射性碘
D. 肾上腺皮质激素
E. 激光治疗

65. 男，16 岁。既往体健。发热伴咳嗽、头痛 2 日。查体：T 38.3℃，双肺呼吸音清晰，心脏各瓣膜区未闻及杂音。血常规：WBC 8.4×10^9/L，中性粒细胞占比 0.76，Hb 134g/L。胸部 X 线片示右下肺浅淡的渗出影。下列抗菌药物可作为经验性治疗首选的是

A. 喹诺酮类
B. 三代头孢菌素类
C. 青霉素
D. 大环内酯类
E. 氨基糖苷类

66. 男，8 岁。左股骨下端疼痛。查体：T 39.5℃，局部皮温高，干骺端深压痛，骨膜下穿刺抽出脓液。下列哪项治疗是最关键的

A. 联合应用大剂量抗生素
B. 患肢制动
C. 全身支持疗法
D. 局部引流减压
E. 防止骨折

67. 女，26 岁。结婚 1 年未孕，现停经 41 日，阴道少量流血 6 小时，今晨突感下腹部剧烈疼痛，伴明显肛门坠胀感，BP 66/44mmHg。妇科检查：宫颈举痛，摇摆痛明显，子宫稍大，稍软。左侧附件区压痛明显。本例恰当的处理措施是

A. 输液输血，同时行剖腹探查术
B. 立即行剖腹探查术
C. 输液输血，观察病情进展
D. 立即进行刮宫术
E. 待纠正休克后行剖腹探查术

68. 患儿，男，7 个月。因腹泻 1 天，发热 39℃，于 9 月 13 日入院。查体：精神可，无明显脱水征，咽红。粪便呈蛋花汤样，脂肪球（+）。其引起腹泻的最可能病因是

A. 细菌性痢疾
B. 进食过量或喂养不当
C. 病毒性肠炎
D. 生理性腹泻
E. 致病性大肠埃希菌肠炎

69. 女，35 岁。腹痛，腹部肿块伴发热 1 周，不孕症 10 年（原发）。查体：T 38.5℃，消瘦，心肺（-），下腹部可触及质韧肿块，压痛（+），活动欠佳。妇科检查：子宫常大，偏右，于子宫左可及新生儿头大肿块，触痛（+），曾用抗生素 1 周，体温及症状无缓解。合适的处理是

A. 抗生素静脉、肌内注射同时给药
B. 应用抗生素的同时，剖腹探查
C. 立即剖腹探查

D. 应用激素并手术治疗
E. 经阴道穿刺排脓

70. 女，20 岁。发热伴口腔溃疡、关节痛 1 个月，血 WBC 3.2×10^9/L，抗核抗体（+），抗 dsDNA（+），尿常规正常。首选的治疗药物是
A. 青霉素
B. 布洛芬
C. 泼尼松
D. 利血生
E. 阿司匹林

71. 女，25 岁。继发性痛经 5 年，加重 2 年。查体：双侧附件区手拳大囊性包块，界限不清，不活动，无压痛，CA125 83U/ml。最可能的诊断是
A. 输卵管-卵巢囊肿
B. 卵巢子宫内膜异位囊肿
C. 卵巢癌
D. 卵巢良性肿瘤
E. 输卵管积水

72. 男，45 岁。近 3 个月来早醒，食欲缺乏、疲乏无力，感觉头脑反应迟钝，话少，兴趣下降，认为前途暗淡，有轻生念头。精神状况检查未发现幻觉，查体无明显异常发现，头颅 CT 正常。最可能的诊断是
A. 适应障碍
B. 焦虑症
C. 抑郁症
D. 分离性障碍
E. 精神分裂症

73. 女，43 岁。乙肝肝硬化 10 年，近 1 周来高热伴乏力，出现鼻出血和皮肤多处瘀斑。为确定患者是否并发 DIC，最有价值的实验室检查指标是
A. 血浆 FⅧ：C 下降
B. APTT 延长
C. 血浆凝血酶原下降
D. 血浆纤维蛋白原下降
E. PT 延长

74. 女，26 岁。患有 1 型糖尿病。采用强化胰岛素治疗方案，夜间血糖控制良好，无低血糖发生，但清晨空腹血糖仍然较高。原因可能是
A. 糖耐量减低
B. 黎明现象
C. Somogyi 现象
D. 反应性高血糖
E. 胰岛素抗药性

75. 女，32 岁。发热、多关节疼痛、双侧胸腔积液、尿蛋白（+）半年。实验室检查发现 ANA（+），抗 SSA（+），抗 Sm（+）。最可能的诊断是
A. 原发性干燥综合征
B. 系统性红斑狼疮
C. 结核性胸膜炎
D. 类风湿关节炎
E. 急性肾小球肾炎

76. 女，3 岁。因生长迟缓伴智力低下来诊。查体：身高 75cm，体重 13kg，表情呆板，毛发稀少，皮肤粗糙，塌鼻梁，舌头宽厚，心音低钝，腹胀，有脐疝。最有诊断价值的检查是
A. 甲状腺功能
B. 尿有机酸分析
C. 染色体核型分析
D. 骨龄
E. 头颅 CT

77. 男，60 岁。唇部疖肿 3 日，如脓头被挤破，最可能发生的危险是
A. 面颈部蜂窝织炎
B. 眼球化脓性感染
C. 上颌骨骨髓炎
D. 化脓性海绵状静脉窦炎
E. 脑内脓肿

78. 男，21 岁。右腕完全离断伤，再植术后

当天，患者诉说有疼痛，此时应重点观察

A. 疼痛的变化
B. 血压的变化
C. 脉搏的变化
D. 体温的变化
E. 患指血循环的变化

79. 女，30岁。继发性痛经7年，婚后2年未孕。妇科检查：子宫后位，正常大小，固定，左侧附件区触及5～6cm囊性包块，边界欠清，固定。CA125升高。该患者首选的治疗方法是

A. 人工助孕
B. 手术治疗
C. 中药治疗
D. 激素治疗
E. 镇痛治疗

80. 女，51岁。绝经2年，阴道脱出肿物1年。妇科检查：子宫体全部脱出阴道口外。适宜的处理方法为

A. 密切观察，暂不处理
B. 曼彻斯特（Manchester）手术
C. 阴道纵隔形成术
D. 使用子宫托
E. 经阴道子宫切除术

81. 男，16岁。参加学校运动会5000米长跑后出现泡沫尿，乏力。实验室检查：尿蛋白（+）。休息1日后复查尿常规正常。该蛋白尿最可能是

A. 溢出性蛋白尿
B. 分泌性蛋白尿
C. 组织性蛋白尿
D. 小管性蛋白尿
E. 功能性蛋白尿

82. 女，51岁。慢性肾衰病史3年。头晕，乏力、四肢发麻1日。查体：BP 160/100mmHg，贫血貌。心电图示窦性心律，T波高尖。急查血肌酐789μmol/L，血钾6.8mmol/L。对该患者最关键的治疗是

A. 导泻
B. 限制钾盐摄入
C. 补液
D. 血液透析
E. 口服抗高血压药

83. 男，44岁。3年前体检时发现HBsAg阳性。近1年谷丙转氨酶（GPT）反复升高，口服“保肝”药物治疗。3周前过劳后出现食欲下降，尿黄，明显乏力。逐渐出现腹胀、尿量减少入院。查体：神志清楚，反应迟钝，扑翼样震颤阳性，腹部膨隆，无压痛及反跳痛，移动性浊音阳性。实验室检查：谷丙转氨酶（GPT）176U/L，总胆红素（TBil）432μmol/L，凝血酶原活动度32%。该患者最可能的诊断是

A. 慢性乙型肝炎
B. 慢性乙型肝炎急性发作
C. 慢性重型乙型肝炎
D. 急性黄疸型肝炎
E. 乙型肝炎肝硬化，活动期，失代偿期

84. 男，25岁。烧伤后2小时入院，Ⅲ度烧伤面积共约40%，体重约60kg。第一个24小时应输入的液体总量约为

A. 2400ml
B. 3600ml
C. 4600ml
D. 5600ml
E. 6500ml

85. 女，20岁。发热、腹痛、腹泻伴里急后重2日。查体：T 39℃，BP 120/80mmHg，神志清，腹软，脐周压痛（+），无反跳痛。实验室检查：血WBC $20.1\times10^9/L$，中性粒细胞占比0.89，淋巴细胞占比0.11。粪镜检：WBC 20～30个/高倍视野，RBC 10～15个/高倍视野。最可能的

诊断是

A. 霍乱

B. 急性肠炎

C. 伤寒

D. 急性细菌性痢疾

E. 肾综合征出血热

86. 患儿，男，9 岁。营养发育正常，体重 26kg，身长 133cm，头围 53cm，胸围最可能是

A. 53cm

B. 57cm

C. 61cm

D. 63cm

E. 65cm

87. 女，39 岁。因寒战、高热、热退后大汗 2 周到医院就诊。发病 1 周后高热症状呈间歇出现，每隔一两天出现一次。查体：轻度贫血，脾大，初步怀疑哪种疾病

A. 肾综合征出血热

B. 疟疾

C. 钩端螺旋体病

D. 伤寒

E. 回归热

88. 男，建筑工人。从脚手架跌下伤及会阴部，3 小时后不能自行排尿且有尿外渗。尿外渗的范围多局限在

A. 腹腔

B. 会阴及阴囊

C. 膀胱周围

D. 前列腺周围

E. 耻骨后间隙

89. 患儿，女，4 岁。体检发现左上腹有鹅蛋大包块、质硬，随呼吸上下移动，应首先考虑为

A. 肾结核

B. 肾积水

C. 脾大

D. 肾母细胞瘤

E. 肾结石

90. 女，30 岁。乏力、头晕伴月经过多半年。实验室检查：HB 60g/L，RBC 3.1×10^{9}/L，WBC 7.3×10^{9}/L，红细胞中心淡染区扩大。该患者最可能的实验室检查结果是

A. 血清铁降低，总铁结合力降低，红细胞游离原卟啉降低

B. 血清铁降低，总铁结合力降低，红细胞游离原卟啉增高

C. 血清铁降低，总铁结合力增高，红细胞游离原卟啉增高

D. 血清铁增高，总铁结合力增高，红细胞游离原卟啉降低

E. 血清铁降低，总铁结合力增高，红细胞游离原卟啉降低

91. 初产妇，27 岁。妊娠 34 周，有不洁性交史，出现尿频、尿急、尿痛，阴道口分泌物增多 5 天。查体：尿道口及宫颈口均见脓性分泌物。该患者应首选的治疗药物是

A. 四环素

B. 青霉素

C. 氧氟沙星

D. 头孢曲松

E. 红霉素

92. 女，52 岁。盆浴后白带多，外阴瘙痒伴尿频，阴道黏膜有散在出血点，后穹隆有多量黄色泡沫状分泌物，为确诊采用最简便的方法是

A. 悬滴法检查滴虫

B. 月经净后分泌物检查

C. 分泌物送培养

D. 分泌物涂片染色

E. 阴道镜检查

93. 男，24 岁。因车祸致开放性胫腓骨骨折，4 小时后入院急诊手术，手术的重点在于

A. 胫骨骨折的复位和内固定

B. 腓骨骨折的复位和内固定
C. 骨牵引，待伤口二期愈合
D. 胫腓骨骨折的复位和内固定
E. 彻底清创，确保伤口一期愈合

94. 男，71岁。反复咳嗽、咳痰、气促40年，胸闷、心悸2年，加重伴发热1周，昏睡3小时入院。既往有吸烟史。查体：BP 140/90mmHg，嗜睡状，呼之能应，瞳孔等大等圆，对光反射存在，口唇发绀，双肺可闻及干、湿啰音，心率120次/分，期前收缩3次/分，下肢凹陷性水肿。假设诊断为慢性肺源性心脏病，补充查体时还可出现的最主要体征是
A. 心音强弱快慢不等
B. 心界向左下扩大
C. 心界向左、右两侧扩大
D. 肺动脉瓣区第二心音亢进
E. 心尖区可闻及3/6级粗糙吹风样全收缩期杂音

95. 患儿，男，3日。不吃、不哭、反应差，肛温33℃。双下肢皮肤硬肿。暂不能进食，需经静脉给予热量补充，初始量每日为
A. 40kcal/kg
B. 60kcal/kg
C. 80kcal/kg
D. 50kcal/kg
E. 70kcal/kg

96. 女孩，5岁。患急性感染1周，临床表现恢复正常，门诊医生需根据外周血象的变化做分析，该患儿白细胞分类的正常比例约为
A. 中性粒细胞0.35，淋巴细胞0.60
B. 中性粒细胞0.50，淋巴细胞0.45
C. 中性粒细胞0.60，淋巴细胞0.35
D. 中性粒细胞0.30，淋巴细胞0.65
E. 中性粒细胞0.65，淋巴细胞0.30

97. 女，28岁。寒战、发热伴尿频3日。查体：T 39.5℃，右肾区叩击痛。尿常规：红细胞5～10个/高倍视野，白细胞20～30个/高倍视野。该患者抗生素治疗的疗程是
A. 3日
B. 1周
C. 4周
D. 2周
E. 3周

98. 女，35岁。5个月来间歇性胸背剧痛。查体：右侧下肢肌力4级伴膝、踝反射亢进，巴宾斯基（Babinski）征阳性。右踝振动觉消失，左 T_6 下痛觉、温觉消失。余神经系统无异常。胸椎平片无异常。可能诊断为
A. 髓内肿瘤
B. 髓外肿瘤
C. 脊髓炎
D. 脊柱转移癌
E. 肺癌

99. 男，19岁。在烈日下踢足球1小时，大量出汗，出现头晕、胸闷、心悸、恶心，左侧小腿肌肉痉挛。查体：腋温38℃，脉搏105次/分，血压90/50mmHg，神志清楚，双肺未闻及干、湿啰音，心率105次/分，律齐。最可能的诊断是
A. 热痉挛
B. 热休克
C. 热虚脱
D. 热衰竭
E. 劳力性热射病

100. 女，15岁。左小腿近端持续性疼痛3个月，逐渐加重。查体：左小腿近端局部肿胀、皮温增高。X线片示左胫骨上段日光射线样改变。最可能的诊断是

A. 骨结核
B. 骨囊肿
C. 骨髓炎
D. 骨肉瘤
E. 骨软骨瘤

101. 足月儿，生后 2 天出现黄疸，母亲血型为 B 型，胎儿 O 型，3 天血清胆红素 188.1μmol/L。最可能的诊断是
A. ABO 溶血病
B. Rh 溶血病
C. 生理性黄疸
D. 败血症
E. 胆道闭锁

102. 女，35 岁。左胸持续性闷痛 2 天，平卧位加重。心电图示 aVR 导联 ST 段压低，其余导联 ST 段凹面向上抬高。血液肌酸磷酸激酶正常。最可能的诊断是
A. 病毒性心肌炎
B. 急性心包炎
C. 急性心肌梗死
D. 扩张型心肌病
E. 变异型心绞痛

103. 女，35 岁。车祸后昏迷，被送至医院 3 小时后清醒。查体：神志尚清，双侧眶周发绀，右鼻孔有血性液体流出，嗅觉丧失，能遵嘱活动。临床诊断颅底骨折最可靠的依据是
A. 右鼻孔流出血性液体
B. 同向性偏盲
C. 嗅觉丧失
D. 眶周发绀
E. 伤后昏迷时间较长

104. 男，67 岁。因进食不洁食物后出现剧烈的呕吐和腹泻，同时伴有头晕，四肢湿冷，血压 80/45mmHg，脉搏 110 次/分。目前最主要的治疗措施是
A. 补液
B. 给予升压药
C. 强心
D. 利尿
E. 给予抗生素

105. 男，11 岁。在一次考试中突然将手中钢笔掉在地上，两眼向前瞪视，呼之不应，持续数秒钟。过后对上述情况全无记忆，以后反复有类似发作，有时 1 日几次。本患者可诊断为
A. 游离转换障碍
B. 失神发作
C. 局限性癫痫
D. 精神运动性发作
E. 肌阵挛发作

106. 初孕妇，24 岁。妊娠 38 周。未做系统产前检查。自诉孕前血压正常。3 日前突觉头痛且逐渐加重。查体：BP 166/112mmHg，双下肢水肿（++）。24 小时蛋白尿 5g。血细胞比容 0.42。此时首要的处理措施是
A. 立即行剖宫产
B. 头颅 CT 检查
C. 静脉注射呋塞米
D. 静脉滴注白蛋白
E. 缓慢静脉滴注 25% 硫酸镁

107. 初产妇，30 岁。孕 37 周，规律子宫收缩 3 小时。产科检查：宫口开大 2cm，臀先露，S=-2。2 分钟前胎膜自然破裂，胎心监护显示胎心率 90 次/分，阴道内诊触及搏动条索状物。最恰当的处理措施是
A. 采取头低臀高位，立即行剖宫产术
B. 吸氧，胎心恢复后立即行剖宫产术
C. 行外转胎位术后待自然分娩
D. 静脉滴注缩宫素，宫口开全行臀牵引
E. 行内转胎位术后待自然分娩

108. 患儿，7 个月。诊断为“化脓性脑膜

炎”。抗生素治疗5日后热退，一般情况好转，近两日体温复升达39.2℃，抽搐，前囟饱满。脑脊液检查：细胞数计数 $12 \times 10^6/L$，蛋白0.4g/L，糖3.0mmol/L，氯化物108mmol/L。病情反复应考虑为

A. 并发硬脑膜下积液
B. 并发脑脓肿
C. 并发脑积水
D. 并发脑水肿
E. 化脓性脑膜炎复发

109. 男，65岁，因声音嘶哑、反应迟缓、水肿入院，诊断为慢性淋巴性甲状腺炎、甲减，有黏液性水肿、心包积液。经左甲状腺素（$L\text{-}T_4$）每日25μg起始，逐渐递增剂量治疗后，上述症状、体征已基本消失。调整剂量最主要的依据是

A. TSH
B. TT_3
C. TT_4
D. FT_3
E. FT_4

110. 女，28岁。产后8日，发热、腹痛5日入院。体温39.2℃，血压90/60mmHg，急性痛苦病容，下腹压痛。妇科检查：子宫如妊娠4个月大，触痛明显。子宫右侧触及有压痛的实性肿块。本例应诊断为

A. 急性子宫内膜炎
B. 急性子宫肌炎
C. 急性盆腔结缔组织炎
D. 急性盆腔腹膜炎
E. 弥漫性腹膜炎

111. 男，25岁。某日饮一两白酒后出现意识不清，怀疑同饮者欲加害于他，言语行为狂暴，将同饮者打伤，数十分钟后进入酣睡，醒后完全不能回忆，幼年受过脑外伤。该患者最可能的诊断是

A. 病理性醉酒
B. 遗忘综合征
C. 妄想
D. 脑外伤所致精神障碍
E. 单纯性醉酒

A_3/A_4 型选择题

答 题 说 明

以下提供若干个案例，每个案例下设若干道考题。请根据案例所提供的信息，在每一道考题下面的A、B、C、D、E五个备选答案中选择一个最佳答案。

（112～114题共用题干）

女，29岁。孕妇，妊娠32周，3周内阴道少量流血2次，今凌晨突然阴道流血多于月经量，无腹痛，血压100/80mmHg，脉率96次/分，宫高30cm，腹围85cm，臀先露，未入盆，胎心音清楚，144次/分。

112. 应最先考虑的疾病是

A. 早产
B. 前置胎盘
C. 胎盘早剥
D. 宫颈息肉
E. 妊娠合并宫颈癌

113. 下列辅助检查，对确定诊断意义最大的是
A. 血常规
B. 血小板测定
C. B 超
D. X 线检查
E. 阴道检查

114. 下列处理错误的是
A. 住院观察
B. 绝对卧床休息
C. 配血备用
D. 口服镇静药
E. 肛门指诊

（115～117 题共用题干）

患儿，6 个月。腹泻 3 日，大便十余次/日。查体：嗜睡，口干，精神萎靡，皮肤干燥，弹性较差，眼窝及前囟明显凹陷，哭时泪少，尿量少。血钠 132mmol/L，血钾 4mmol/L。

115. 该患儿脱水程度和脱水性质为
A. 轻度等渗脱水
B. 中度低渗脱水
C. 中度等渗脱水
D. 中度高渗脱水
E. 重度高渗脱水

116. 该患儿第一天需要补充的液体是
A. 1∶4 含钠液
B. 2∶3∶1 含钠液
C. ORS 含钠液
D. 1.4% 碳酸氢钠
E. 2∶6∶1 含钠液

117. 第二日如需静脉补充生理需要量，液体应选择
A. ORS 液
B. 0.9% 氯化钠
C. 1∶1 含钠液
D. 1∶4 含钠液
E. 10% 葡萄糖

（118～120 题共用题干）

女，32 岁。发热伴下腹坠痛 2 日，3 日前因不孕症行宫腔镜检查，术后出现腹部坠痛，阴道分泌物增多，伴发热。查体：T 39.2℃，下腹部压痛阳性，反跳痛阳性，触痛明显。血常规：WBC 18×10^9/L，中性粒细胞占比 0.87。

118. 该患者最可能的诊断是
A. 盆腔结核
B. 宫外孕
C. 盆腔脓肿
D. 阑尾炎
E. 子宫穿孔

119. 最可能的病原是
A. 葡萄球菌
B. 白念珠菌
C. 结核分枝杆菌
D. 大肠埃希菌
E. 支原体

120. 经常规治疗 10 日后，盆腔包块无缩小趋势，正确的处理是
A. 手术治疗
B. 更改治疗药物
C. 加用物理治疗
D. 加用中药治疗
E. 加大药物剂量

（121～122 题共用题干）

女，54 岁。心房颤动患者，突然发一过性黑矇。2 周来共发生过 5 次，每次持续 5～15 分钟。查体无神经系统异常。脑 CT 无异常。

121. 应考虑的诊断是
A. 脑血栓形成
B. 脑动脉瘤
C. 短暂性脑缺血发作
D. 脑出血
E. 脑血管畸形

122. 下列最适宜的预防治疗措施是

A. 低分子右旋糖酐

B. 丙戊酸钠

C. 降纤酶

D. 阿司匹林

E. 胞二磷胆碱

（123～125 题共用题干）

男，40 岁，推销员。自述半小时前又突然感到气紧、胸闷、心悸、头晕、出汗，认为生命垂危，被送来急诊。近 2 个月来，这种情况发生过 3 次，每次持续 0.5～1.0 小时，发病间歇期一切正常，发病与饮食无关。

123. 最大可能的诊断是

A. 分离（转换）障碍

B. 低钾血症

C. 心肌梗死

D. 惊恐发作

E. 帕金森病

124. 最有助于鉴别诊断的项目是

A. 追问起病诱因

B. 血钾测定

C. 心电图检查

D. PET

E. 头颅 CT 检查

125. 最适宜的急诊处理是

A. 输液补钾

B. 吸入氧气

C. 暗示治疗

D. 地西泮注射

E. 继续观察

（126～127 题共用题干）

患儿，1 岁。面色苍白 2 个月。生后母乳喂养至今，未规律添加辅食，平日易感冒。查体：发育营养稍差，皮肤黏膜苍白，无黄疸，浅表淋巴结不大，心前区可闻及 2 级收缩期杂音，肝脾无肿大。血常规：Hb 85g/L，RBC 3.5×10^9/L，平均红细胞血红蛋白（MCH）24pg，平均红细胞血红蛋白浓度（MCHC）0.28，WBC、PLT 正常。

126. 该患儿最可能的诊断是

A. 营养性巨幼细胞贫血

B. 感染性贫血

C. 缺铁性贫血

D. 溶血性贫血

E. 再生障碍性贫血

127. 为进一步确诊，首选的检查是

A. 抗碱血红蛋白测定

B. 骨髓检查

C. 叶酸、维生素 B_{12} 测定

D. 铁代谢指标测定

E. 血红蛋白电泳

（128～129 题共用题干）

女，45 岁。背痛、消瘦、乏力 6 个月，不能行走 1 周。查体：背部后凸畸形，叩痛，双下肢感觉、运动障碍，腱反射亢进。X 线片见 T_8 椎体骨质破坏，死骨形成，$T_{8\sim9}$ 椎间隙变窄，椎旁寒性脓肿影。红细胞沉降率 80mm/h。

128. 应首先考虑诊断为

A. 脊柱骨折

B. 脊柱肿瘤

C. 脊柱结核

D. 脊柱骨髓炎

E. 强直性脊柱炎

129. 其最佳治疗方案是

A. 休息，加强营养

B. 抗生素预防感染

C. 立即手术解除压迫

D. 抗结核药物治疗 4～6 周后手术

E. 抗肿瘤药物治疗 1 周后手术

B_1 型选择题

答 题 说 明

以下提供若干组考题，每组考题共用在考题前列出的 A、B、C、D、E 五个备选答案，请从中选择一个与问题关系最密切的答案。每个备选答案可能被选择一次、多次或不被选择。

（130 ~ 131 题共用备选答案）

A. 静脉滴注缩宫素加强子宫收缩
B. 立即剖宫产
C. 等待自然分娩
D. 米索前列醇加强子宫收缩
E. 静脉滴注硫酸镁抑制子宫收缩

130. 初产妇，24 岁。孕 41 周，规律下腹疼痛 6 小时，骨盆测量正常，胎儿发育正常，胎心率 150 次/分，枕左前位，宫颈口开大 4cm。正确的处理措施是

131. 初产妇，23 岁。孕 42 周，规律子宫收缩 6 小时，宫颈口开大 4cm，胎膜破裂，羊水黄绿色，胎心率 102 次/分。首选的治疗措施是

（132 ~ 133 题共用备选答案）

A. 酪氨酸转氨酶缺乏
B. 苯丙酸转氨酶缺乏
C. 苯丙氨酸羟化酶缺乏
D. 酪氨酸羟化酶缺乏
E. 二氢生物蝶呤还原酶缺乏

132. 典型苯丙酮尿症的发病原因是

133. 非典型苯丙酮尿症的发病原因是

（134 ~ 135 题共用备选答案）

A. 双肾 B 超
B. 双肾 CT
C. 静脉肾盂造影
D. 肾动脉造影
E. 肾活检

134. 诊断慢性肾盂肾炎的主要辅助检查是

135. 诊断肾病综合征的主要辅助检查是

（136 ~ 137 题共用备选答案）

A. 术后 4 ~ 5 日
B. 术后 6 ~ 7 日
C. 术后 14 日
D. 术后 7 ~ 9 日
E. 术后 10 ~ 12 日

136. 头、面、颈部手术拆线的时间是

137. 减张缝合拆除时间应为

（138 ~ 139 题共用备选答案）

A. 大肠埃希菌
B. 肠球菌
C. 厌氧菌
D. β 溶血性链球菌
E. 金黄色葡萄球菌

138. 无症状性细菌尿最常见的致病菌是

139. 诱发大多数急性肾小球肾炎最常见的病原体是

（140 ~ 141 题共用备选答案）

A. 脾切除术
B. 糖皮质激素
C. 雄激素
D. 右旋糖酐铁注射
E. 输血

140. 用于治疗遗传性球形红细胞增多症

141. 用于治疗再生障碍性贫血

（142 ~ 143 题共用备选答案）

A. 抗核抗体
B. 抗酸性核蛋白抗体（抗 Sm）

C. 抗双链 DNA 抗体

D. 抗磷脂抗体

E. 类风湿因子

142. 哪种抗体阳性的系统性红斑狼疮（SLE）患者易形成动、静脉血栓

143. 是 SLE 的标准筛选试验，但特异性低

（144～145 题共用备选答案）

A. 上皮细胞管型

B. 白细胞管型

C. 颗粒管型

D. 红细胞管型

E. 脂肪管型

144. 对急性肾盂肾炎诊断有意义的尿常规检查是

145. 对急性肾小球肾炎诊断有意义的尿常规检查是

（146～148 题共用备选答案）

A. 室间隔缺损

B. 动脉导管未闭

C. 法洛四联症

D. 主动脉狭窄

E. 房间隔缺损

146. X 线检查心影为梨形心的先天性心脏病是

147. X 线检查肺动脉段凹陷的先天性心脏病是

148. 胸部 X 线片显示肺野清晰的先天性心脏病是

（149～150 题共用备选答案）

A. 吩噻嗪类药物

B. 抑制 5-羟色胺再摄取的药物

C. 苯二氮䓬类药物

D. 锂盐

E. 利多卡因

149. 多用于精神分裂症的药物是

150. 多用于抑郁症的药物是

参考答案与解析

1. E 【**解析**】1803 年，英国的托马斯·帕斯瓦尔出版了世界上第一部《医学伦理学》，标志着医学伦理学的诞生。故选 E。

2. B 【**解析**】严重创伤、骨折引起大出血或重要器官损伤是引起骨折休克的主要原因。抢救时应注意保温，尽量减少搬动，有条件时应立即输液、输血。故选 B。

3. C 【**解析**】妊娠滋养细胞肿瘤包括侵蚀性葡萄胎、绒癌、胎盘部位滋养细胞肿瘤和上皮样滋养细胞肿瘤。葡萄胎属于妊娠滋养细胞疾病。故选 C。

4. B 【**解析**】当叶酸缺乏时，体内多种生化代谢出现障碍，出现巨幼细胞贫血，消化道上皮增殖受抑制，出现舌炎、腹泻。当维生素 B_{12} 缺乏时，出现：①叶酸代谢循环受阻，导致叶酸缺乏症。②甲基丙二酰辅酶 A 蓄积合成了异常脂肪酸，并进入中枢神经系统，这可能是缺乏维生素 B_{12} 引起神经损害症状的原因。故选 B。

5. A 【**解析**】原发免疫性血小板减少症多表现为皮肤黏膜出血（包括牙龈、鼻出血），也可有内脏出血。月经过多较常见。较少有肌肉出血。故选 A。

6. D 【**解析**】一般构成流行过程必须具备传染源、传播途径和易感人群三个基本环节，但传染病能否发生以及流行程度如何，受社会因素和自然因素的影响，其中社会因素作用更为重要。故选 D。

7. A 【**解析**】帕金森病的运动障碍症状主要包括静止性震颤（常为首发症状）、肌强直、运动迟缓、姿势反射障碍。故选 A。

8. D 【**解析**】输卵管结扎术的时间选择，非孕妇女在月经干净后 3～4 天，人工流产或分娩后宜在 48 小时内施术，哺乳期或闭经妇女应排除早孕后再行绝育术。故选 D。

9. C 【**解析**】Graves 病患者具有诊断意义的临床表现：怕热、多汗、激动、多食伴消瘦、静息时心率过速、特殊眼征、甲状腺肿大等。如在甲状腺上发现血管杂音、震颤，则更具有诊断意义。故选 C。

10. B 【**解析**】有机磷农药中毒时毒蕈碱样症状最早出现，主要因副交感神经末梢兴奋导致脏器平滑肌痉挛、腺体分泌增多和部分交感神经支配的汗腺分泌增多。故选 B。

11. E 【**解析**】中心静脉导管感染可引起导管性脓毒症，故疑诊此病时应首先拔出导管，并做导管头培养。故选 E。

12. B 【**解析**】晚期肾母细胞瘤突破肾包膜后，可广泛侵犯周围组织和器官。可经淋巴转移至肾蒂及主动脉旁淋巴结；经血行转移可播散至全身多个部位，以肺最常见，其次为肝、脑等。故选 B。

13. D 【**解析**】婴儿轻型腹泻的治疗：①应强调继续进食。②以母乳喂养的婴儿继续哺乳，暂停辅食。③人工喂养儿可喂以等量米汤或稀释的牛奶或其他代乳品。④水样便腹泻患者（约占 70%）多为病毒及非侵袭性细菌所致，一般不用抗生素，应合理使用液体疗法，选用微生态制剂和黏膜保护药；黏液、脓血便患者（约占 30%）多为侵袭性细菌感染，应用抗生素治疗。⑤补液：婴儿急性腹泻主要是纠正脱水，脱水大多可通过口服补液疗法纠正，重度脱水需静脉补液。故选 D。

14. D 【**解析**】咽结合膜热属于急性上呼吸道感染，由腺病毒引起，常发生于春夏季，散发或发生小流行。以发热、咽炎、结膜炎为特征。故选 D。

15. B 【**解析**】非火器性或火器性致伤物所造成的头皮、颅骨、硬脑膜和脑组织与外界相通的创伤统称为开放性颅脑损伤。部分患者可见脑脊液和/或脑组织外溢。故选 B。

16. B 【**解析**】腹胀、腹泻的发生与输入速度及溶液浓度有关，与溶液的渗透压也有关，输注太快是引起症状的主要原因，故应强调缓慢输入。故选 B。

17. D 【**解析**】胎儿成熟度的检查除计算胎龄、测子宫长度、B 型超声测量（胎儿双顶径>8.5cm）外，还可通过经腹壁羊膜腔穿刺抽取羊水。题目所给选项中，B 超操作简单、方便，故较羊水检查更常用，故选 D。

18. D 【**解析**】糖尿病高危人群包括以下几类。有糖调节受损史；年龄≥45 岁；肥胖（BMI≥28）；2 型糖尿病患者的一级亲属；高危种族；有巨大胎儿（出生体重≥4kg）生产史；妊娠期糖尿病史；高血压（血压≥140/90mmHg）；血脂异常（HDL-C≤0.9 和 TG≥2.75mmol/L）；心脑血管疾病；静坐生活方式者。故选 D。

19. D 【**解析**】高危型人乳头瘤病毒持续感染是宫颈癌的主要发病因素，一般认为 HSV-2 是宫颈癌发生的协同因素。故选 D。

20. C 【**解析**】黏膜下肌瘤可见经量增多、经期延长，严重时可致贫血；合并感染可致脓血性白带；肌瘤向宫腔内生长，子宫呈均匀性增大。浆膜下肌瘤易发生蒂扭转。故选 C。

21. A 【**解析**】大部分早产儿可经阴道分娩，临产后慎用吗啡、哌替啶等抑制新生儿呼吸中枢的药物。故选 A。

22. B 【**解析**】肾结核时尿呈酸性，有较多红细胞和白细胞；尿沉渣涂片可找到抗酸杆菌，而尿结核分枝杆菌培养阳性对诊断肾结核有决定意义。故选 B。

23. D 【**解析**】单纯型精神分裂症多于青少年起病，发病缓慢，持续进行，病情自发缓解者少，早期可出现类神经衰弱症状，但自知力差，不主动就医。主要临床表现以阴性症状为主，为日益加重的孤僻、被动、生活懒散、兴趣丧失、情感淡漠及行为古怪。由于妄想和幻觉等精神病性症状不明显，往往不易早期发现，是难于确定诊断的一个类型。患者行为没有作态表现。作态表现常见于精神分裂症青春型。故选 D。

24. C 【**解析**】乳房脓肿切开引流时，应注意依脓肿部位选择放射状切口或乳晕边缘弧形切口，避免损伤乳管，深部或乳房后脓肿选择乳房下缘弧形切口及对口引流；切开后以手指打通各脓腔以保证充分引流；脓腔较大时于最低处做对口引流。C 项说法错误，故选 C。

25. E 【**解析**】单纯性肾病仅具有典型的“三高一低”，即以大量蛋白尿、低蛋白血症、高胆固醇血症、不同程度的水肿为主要临床表现。除此之外，若具有血尿、高血压、肾功能不全以及以持续低补体中的一项或多项，可诊断肾炎性肾病。故选 E。

26. E 【**解析**】脊柱骨折急救搬运至关重要，首先一人抬头、一人抬足或用搂抱的搬运方法是十分危险的，因为这些方法会增加脊柱的弯曲，可以将骨碎片挤入骨髓内加重损伤。正确的方法是用担架，木板甚至门板运送，先使伤员双下肢伸直，二三人采用滚动法使保持平直状态，呈一整体滚动至木板上。故选 E。

27. C 【**解析**】抑郁症是躁狂抑郁症的一种发作形式，以情感低落、思维迟缓、言语动作减少、迟缓为典型症状，情绪呈昼重夜轻的节律。还可表现为兴趣减低，悲观，缺乏主动性，自责自罪，饮食、睡眠差，早醒，便秘。故选 C。

28. C 【**解析**】营养不良时，皮下脂肪逐渐减少或消失，首先为腹部，其次为躯干、臀部、四肢，最后为面颊部。腹部皮下脂肪层厚度是判断营养不良程度的重要指标之一。故选 C。

29. A 【**解析**】《中华人民共和国基本医疗卫生与健康促进法》规定，基本医疗卫生服务包括基本公共卫生服务和基本医疗服务。基本公共卫生服务由国家免费提供。故选 A。

30. C 【**解析**】血中未结合胆红素增高在新生儿可引起胆红素脑病（核黄疸），常导致死亡。故选 C。

31. E 【**解析**】面神经炎常为一侧面神经周围性麻痹，检查可见病侧额纹消失，眼裂增宽，不能皱额、蹙眉，A 正确。病侧眼睑闭合不全，试闭目时，眼球向上外方转动，露出白色巩膜，称为贝尔现象，C 正确。瘫痪侧鼻唇沟平坦，口角下垂，不能鼓腮或吹口哨，露齿或发笑时口角歪向健侧，B、D 正确。因颊肌瘫痪，进食时食物残渣常滞留在病侧齿颊之间。如面神经在茎乳突孔以上受损而累及鼓索神经时，患者可有病侧舌前 2/3 味觉障碍。故选 E。

32. C 【**解析**】胎儿娩出后 24 小时内失血量超过 500ml（剖宫产术中失血量超过 1000ml）称为产后出血。产后出血在我国是产妇首位的死亡原因。故选 C。

33. D 【**解析**】强直性脊柱炎以中轴关节受累为主，可伴发关节外表现，严重者可发生脊柱畸形和关节强直，是一种慢性自身炎症性疾病。典型的晚期表现是出现椎体方形变、韧带钙化、脊柱“竹节样”变等。故选 D。

34. E 【**解析**】引起尿路梗阻的病因很多，包括机械性和动力性的原因。前者是指尿路管腔被机械性病变梗阻，如结石、肿瘤、狭窄等；后者是指中枢或周围神经疾病致部分尿路功能障碍，影响尿液排出，如神经源性膀胱功能障碍。故选 E。

35. C 【**解析**】颅缝一般于生后 3 ~4 个月时闭合，A 错误。前囟于 1 ~2 岁时闭合，后囟一般于生后 6 ~8 周时闭合，B、D 错误。3 个月小儿抬头时出现颈椎前凸（第一个生理弯曲），6 个月小儿能坐时出现胸椎后凸（第二个生理弯曲），1 岁小儿站立行走时出现腰椎前凸（第三个生理弯曲），故 C 正确，E 错误。

36. E 【**解析**】颅内压增高的病因：①脑组织体积增加，A 对。②脑脊液增多。③颅内血容量增加。④颅内占位性病变，B、C、D 对。⑤颅腔容积变小。故选 E。

37. B 【**解析**】慢性肾衰竭时常出现高钾、高镁、高磷，稀释性低钠、低钙血症。肾功能衰竭影响到 H^+ 的排除，所以其导致的酸碱平衡失调多是代谢性酸中毒。故选 B。

38. A 【**解析**】心脏病产妇在胎儿娩出后，为防止腹压突然降低诱发心衰，临床上一般腹部放置沙袋处理。禁用麦角新碱，以防静脉压增高。心脏病产妇应在产程开始后即应给予抗生素预防感染，而不是在胎儿娩出后。绝育手术适用于不宜再妊娠的心脏病产妇。产后 3 日内，尤其产后 24 小时内，仍是发生心力衰竭的危险时期，产妇须充分休息并密切监护。故选 A。

39. D 【**解析**】急性脊髓炎急性期药物治疗以糖皮质激素为主，可试用丙种球蛋白治疗，维生素 B 族有助于神经功能的恢复，可选用神经营养药如 ATP，注意精心护理，避免并发症的发生。氨基己酸是抗纤维蛋白溶解剂，用于防止再发性蛛网膜下腔血患者的再出血，故选 D。

40. A 【**解析**】强迫症的主要症状是强迫思维、强迫性穷思竭虑、强迫怀疑、强迫联想、强迫回忆和强迫意向。故选 A。

41. D 【**解析**】急性肾小球肾炎大多数属 A 族乙型溶血性链球菌急性感染后引起的免疫复合物性肾小球肾炎，其他细菌如肺炎链球菌、金黄色葡萄球菌也可导致急性肾炎。故选 D。

42. E 【**解析**】乳房于妊娠早期开始增大，乳头增大变黑，更易勃起；乳晕色深，蒙氏结节形成，E 对。于妊娠末期，尤其在接近分娩期挤压乳房时，可有少量淡黄色稀薄液体溢出，称为初乳，A、D 错。妊娠期间胎盘分泌大量雌激素刺激乳腺腺管发育，分泌大量孕激素刺激乳腺腺泡发育，B、C 错。故选 E。

43. E 【**解析**】颅骨软化多见于 3 ~6 个月婴儿，是维生素 D 缺乏性佝偻病最早出现的骨骼改变，E 项正确。手镯、足镯多见于 6 个月以上小儿，方颅多见于 7 ~8 个月以上小儿，“O”形腿见于 1 岁后小儿。故选 E。

44. B 【**解析**】患者的体位对直肠、肛管疾病的检查很重要，体位不当可能引起疼痛或遗漏疾病。常用的体位有左侧卧位、膝胸位、截石位、蹲位、弯腰前俯位。故选 B。

45. C 【**解析**】胎心率减速是指随子宫收缩出现的暂时性胎心率减慢，分为早期减速、变异减速和晚期减速。变异减速的特征是胎心率减速与宫缩无固定关系，下降迅速，恢复迅速，是子宫收缩时脐带受压，兴奋迷走神经引起的。故选 C。

46. D 【**解析**】维生素 D 缺乏性手足搐搦症没有典型发作时可通过刺激神经肌肉而引出神经肌肉兴奋的体征，包括面神经征、腓反射、陶瑟征。面神经征阳性是以指尖或叩诊锤轻叩颧弓与口角间的面颊部，出现眼睑及口角抽动为阳性，新生儿可呈假阳性。故选 D。

47. E 【**解析**】股骨颈骨折引起股骨头坏死的主要原因是股骨头血供受损。股骨头的血液供应：①股骨滋养血管升支经股骨颈至股骨头。②旋股内、外侧动脉的分支在股骨颈基底关节囊滑膜返折处进入股骨头。③圆韧带内的小凹动脉。股骨颈骨折时损伤了①和②，股骨头仅靠供血量很少的小凹动脉供应，故易发生股骨头坏死，也易发生骨折不愈合。故选 E。

48. B 【**解析**】麻疹黏膜斑（Koplik 斑）是麻疹前驱期的特异性体征，常在出疹前 1 ~2 天出现。开始时见于上下磨牙相对的颊黏膜上，如沙砾大小的灰白色小点，周围有红晕，常在 1 ~2 天迅速增多，可累及整个颊黏膜并蔓延至唇部黏膜，于出疹后逐渐消失，可留有暗红色小点。故选 B。

49. D 【**解析**】骨化中心的出现可反映长骨的生长成熟程度，10 岁时出全，共 10 个，1 ~9 岁腕部骨化中心的数目大约为其年龄+1。故选 D。

50. D 【**解析**】成人脊柱结核的基本 X 线征象：骨质破坏、椎间隙狭窄，腰大肌脓肿表现为一侧腰大肌阴影模糊。故选 D。

51. E 【**解析**】错觉是对客观事物歪曲的知觉。错觉可见于正常人，病理性错觉常在意识障碍时出现，多表现为错视和错听，并常带有恐怖色彩。多见于器质性精神障碍的谵妄状态。故选 E。

52. D 【解析】地方性甲状腺肿是一种生物地球化学性疾病，主要由于地区性环境缺碘引起，主要症状是甲状腺肿大，主要的防治措施是补碘，通过碘盐和碘油来补充碘。故选 D。

53. C 【解析】乳头状瘤属于上皮组织肿瘤，C 正确。平滑肌瘤、脂肪瘤、淋巴管瘤和血管瘤均属于间叶组织肿瘤。故选 C。

54. A 【解析】思维破裂指概念之间联想的断裂，建立联想的各种概念内容之间缺乏内在联系。表现为患者的言语或书写内容有结构完整的句子，但各句含义互不相关，变成语句堆积，整段内容令人不能理解。故选 A。

55. A 【解析】钠泵将 Na^+移出细胞膜外，将 K^+移入细胞膜内，使细胞外的 Na^+浓度达到细胞内的 10 余倍，细胞内的 K^+达到细胞外的 30 余倍，膜内 Na^+、K^+分布不均匀。钠泵的生理作用主要有：①钠泵活动造成的细胞内高 K^+保证许多细胞代谢反应进行。②细胞外高 Na^+可维持细胞内外正常渗透压和细胞容积。③钠泵活动形成的 Na^+和 K^+跨膜浓度梯度是细胞发生电活动的基础。④钠泵活动的生物电效应可直接使膜内电位的负值增大。⑤建立势能储备，为某些营养物质吸收创建条件。故选 A。

56. B 【解析】肾综合征出血热早期休克，全身小血管受损，血浆外渗，血容量不足。故选 B。

57. E 【解析】人工流产发生子宫穿孔的处理：立即停止手术；小的穿孔，如无脏器损伤或内出血，手术已完成，可肌内注射缩宫素；若宫内组织未吸净，应由有经验的医生完成吸宫；破口大、有内出血、有脏器损伤，应剖腹探查。故选 E。

58. A 【解析】肌瘤失去原有典型结构称肌瘤变性，包括玻璃（透明）样变、囊性变、红色变、脂肪变、钙化和肉瘤变。其中以玻璃样变性最常见，红色变多发生于妊娠期或产褥期。故选 A。

59. B 【解析】患者病程较长，临床表现为水肿、蛋白尿、血尿及血肌酐升高，首先考虑为慢性肾小球肾炎。故选 B。

60. C 【解析】坐骨肛管间隙脓肿（坐骨直肠窝脓肿）较常见。表现为患侧持续性胀痛，渐重，继而为持续性跳痛，排便或行走时疼痛加剧，可有排尿困难和里急后重。脓肿范围较大时全身感染症状明显，头痛、乏力、发热、食欲缺乏、恶心、寒战等。早期体征不明显，以后出现肛门患侧红肿，双臀不对称。直肠指检患侧有深压痛或有波动感。根据题干，患者初步诊断为坐骨肛管间隙脓肿。故选 C。

61. E 【解析】根据患儿有大量蛋白尿、低蛋白血症（白蛋白<35g/L）、高脂血症、明显水肿，不难诊断为肾病综合征，其首选治疗是糖皮质激素，常选用泼尼松口服。故选 E。

62. C 【解析】患者有闭经、泌乳、月经减少的表现，考虑为闭经泌乳综合征的可能性大，其血 PRL 常增高。故选 C。

63. B 【解析】Wernicke 脑病是由于长期饮酒导致维生素 B_1 缺乏所致。表现为眼球震颤、眼球不能外展和明显的意识障碍，伴定向障碍、记忆障碍、震颤性谵妄等。根据该患者的临床表现，考虑最可能为 Wernicke 脑病。故选 B。

64. C 【解析】患者诊断为甲状腺功能亢进症（甲亢），出现下肢不能活动应首先考虑为甲亢合并周期性瘫痪。^{131}I 治疗适用于甲状腺中度以下大小的 Graves 病，白细胞少、难以长期药物治疗者，药物或手术治疗复发者，甲亢合并周期性瘫痪者，有心脏病等不宜手术又需要根除甲亢者，中等或小的自主高功能性甲状腺腺瘤等。故选 C。

65. D 【**解析**】根据患者有发热、咳嗽、头痛的表现，无明显肺部体征，白细胞计数不高，结合其 X 线片结果，考虑为肺炎支原体肺炎的可能性大，故经验性治疗应首选大环内酯类。故选 D。

66. D 【**解析**】根据题干信息，考虑患儿为急性化脓性骨髓炎。手术治疗最关键，一方面可引流脓液，减少毒血症；另一方面可阻止急性骨髓炎转变为慢性骨髓炎。故选 D。

67. A 【**解析**】根据患者停经史、下腹部突发剧痛、宫颈举痛、摇摆痛、左侧附件区压痛和低血压等表现，诊断为输卵管妊娠破裂、失血性休克，故应在纠正休克的同时行剖腹探查术。故选 A。

68. C 【**解析**】患儿秋季入院，腹泻、发热，无明显脱水征，粪便呈蛋花汤样，考虑轮状病毒肠炎可能，属于病毒性肠炎。故选 C。

69. B 【**解析**】患者主要表现为腹痛、腹部肿块伴发热，有不孕的病史，检查于子宫左可及新生儿头大肿块，触痛（+），曾用抗生素 1 周，体温及症状无缓解，说明有盆腔脓肿。此时应在应用抗生素的同时，剖腹探查，将脓肿切除或切开引流。故选 B。

70. C 【**解析**】根据患者有多系统临床表现，抗核抗体和抗 dsDNA 阳性，初步考虑为系统性红斑狼疮。糖皮质激素是治疗本病的主要药物，一般选用泼尼松或泼尼松龙。故选 C。

71. B 【**解析**】根据患者慢性病程，有继发性痛经并加重，双侧附件区囊性包块、活动度差，CA125 略升高，考虑为卵巢子宫内膜异位囊肿，B 正确。卵巢良性肿瘤多单侧，囊性，光滑，活动；卵巢癌则病程短，迅速增大，多双侧、不规则、固定、后穹隆实性结节或包块，常有腹水，不符合题目信息。故选 B。

72. C 【**解析**】根据患者发病时间大于 2 周，出现早醒、食欲缺乏、疲乏无力、自觉思考能力下降、兴趣下降、有死亡念头，未发现脑器质性病变，综合考虑为抑郁症。故选 C。

73. A 【**解析**】凝血因子 FⅧ是由肝间质组织的单核巨噬细胞系统合成的，严重肝病时，尽管大多数凝血因子合成减少，活性降低，但由于肝巨噬细胞功能亢进，血浆 FⅧ：C 活性增强，而 DIC 时凝血因子消耗过多，导致包括 FⅧ在内的所有凝血因子活性均降低，故血浆 FⅧ：C 活性是二者鉴别最有价值的实验室检查项目。APTT（活化的部分凝血活酶时间）延长反映内源性凝血途径异常。血浆凝血酶原下降、PT（凝血酶原时间）延长反映外源性凝血途径异常。血浆纤维蛋白原下降反映共同凝血途径异常，DIC、严重肝病时均有大量凝血因子减少。故选 A。

74. B 【**解析**】采用替代胰岛素治疗方案后，有时早晨空腹血糖仍然较高的可能原因：①夜间胰岛素应用不足。②黎明现象，即夜间血糖控制良好，也无低血糖发生，仅于黎明短时间内出现高血糖。③Somogyi 效应，即在夜间曾有低血糖，在睡眠中未被察觉，但导致体内胰岛素拮抗激素分泌增加，继而发生低血糖后的反跳性高血糖。患者夜间血糖控制良好，无低血糖发生，清晨空腹血糖升高，考虑黎明现象可能。故选 B。

75. B 【**解析**】目前采用的 SLE 分类标准：①颊部红斑；②盘状红斑；③光过敏；④口腔溃疡；⑤关节炎；⑥浆膜炎；⑦肾脏疾病，尿蛋白大于 0.5g/24h 或+++，或出现管型尿；

⑧神经病变，癫痫发作或精神病样表现，除外药物或已知的代谢紊乱；⑨血液系统受累；⑩抗核抗体阳性；⑪其他免疫学异常，抗 dsDNA 抗体阳性，或抗 Sm 抗体阳性，或抗磷脂抗体阳性。该分类标准的 11 项中，符合 4 项或 4 项以上者，在除外感染、肿瘤和其他结缔组织病后，可诊断为 SLE。结合患者多系统受累表现及抗 Sm 抗体阳性，考虑为系统性红斑狼疮。故选 B。

76. A 【**解析**】发育迟缓，智力低下，特殊面容（塌鼻梁、舌头宽厚），毛发稀少，皮肤粗糙，消化功能紊乱（腹胀便秘），有脐疝等都是先天性甲状腺功能减退的典型临床表现。怀疑本病时，应进行甲状腺功能检查，以明确诊断。故选 A。

77. D 【**解析**】上唇周围和鼻部（称危险三角区）的疖，若被挤压，致病菌可沿内眦静脉、眼静脉进入颅内，引起化脓性海绵窦静脉炎。故选 D。

78. E 【**解析**】再植肢（指）体一般于术后 48 小时容易发生动脉供血不足或静脉回流障碍，因此应每 1～2 小时观察一次，与健侧对比做好记录。故选 E。

79. B 【**解析**】根据题干信息，考虑患者为卵巢子宫内膜异位囊肿。以下为卵巢子宫内膜异位症的手术治疗适应证。①卵巢子宫内膜异位囊肿。②盆腔疼痛。③不孕。④生殖系统外内异症，如泌尿道或消化道内异症伴梗阻。故选 B。

80. E 【**解析**】患者子宫体全部脱出阴道口外，为Ⅲ度子宫脱垂。经阴道子宫全切除及阴道前后壁修补术适用于Ⅱ度、Ⅲ度子宫脱垂伴阴道前、后壁脱垂、年龄较大、不需保留子宫的患者。故选 E。

81. E 【**解析**】本例患者剧烈运动后出现蛋白尿，一天后好转，且为青春发育期少年，所以考虑为功能性蛋白尿的可能性最大。故选 E。

82. D 【**解析**】人体血钾正常值为 3.5～5.5mmol/L，患者血钾 6.8mmol/L，为高钾血症，可诱发心搏骤停，结合患者有慢性肾衰竭病史、血肌酐高等表现，均应积极处理，应透析治疗。故选 D。

83. C 【**解析**】发现 HBsAg 阳性 3 年，考虑为慢性乙型肝炎。慢性重型肝炎的表现为以下几方面。①极度乏力，有明显消化道症状。②黄疸迅速加深，血清 TBil 大于正常值上限 10 倍或每日上升≥17.1μmol/L。③出血倾向明显，PTA 低于 40%（或 INR≥1.5），并排除其他原因者。④腹水。⑤伴或不伴肝性脑病。患者表现符合慢性重型肝炎，故选 C。

84. D 【**解析**】烧伤补液，按照患者的烧伤面积和体重计算，伤后第 1 个 24 小时补液量为成人每 1% Ⅱ、Ⅲ度烧伤面积每千克体重补充胶体液 0.5ml 和电解质液 1ml，另加基础水分 2000ml。该患者第 1 个 24 小时补液量为 60×40×（0.5+1）+2000＝5600ml。故选 D。

85. D 【**解析**】患者急性起病，发热、腹痛、腹泻、里急后重，脐周压痛，白细胞总数明显升高，粪便白细胞>15 个/高倍视野，有红细胞，应首先考虑为急性细菌性痢疾，D 正确。急性肠炎无里急后重，粪便镜检常无白细胞，不选 B。霍乱一般有腹泻、无腹痛、无里急后重、多为水样便，腹泻之后喷射性呕吐，不选 A。伤寒时持续发热、相对缓脉、表情淡漠、脾大、玫瑰疹，白细胞计数不增多或减少，不选 C。肾综合征出血热有发热、出血和肾脏损害，实验室检查血白细胞增多并出现异型淋巴细胞，血小板减少，不选 E。故选 D。

86. C 【**解析**】胸围是沿乳头下缘水平绕胸一周的长度，反映胸廓、胸背肌肉、皮下脂肪及肺的发育程度。初生时胸围比头围小 1～2cm，约 32cm；1 周岁时胸围与头围相等，约

46cm；以后则超过头围（约为头围+年龄-1cm）。故选 C。

87. B 【解析】疟疾是疟原虫经按蚊叮咬传播的传染病，临床特点为间歇性定时发作的寒战、高热、继以大汗而缓解，常有脾大与贫血。结合患者表现，首先考虑为疟疾。故选 B。

88. B 【解析】患者会阴部损伤，可能伤及尿道球部，尿外渗可波及会阴、阴囊、阴茎和下腹部。故选 B。

89. D 【解析】虚弱婴幼儿腹部包块是肾母细胞瘤的特点，多在 5 岁以前发病。肿块位于上腹一侧季肋部，表面光滑，中等硬度，无压痛，有一定活动度。故婴幼儿发现上腹部较光滑包块，应先想到肾母细胞瘤可能。故选 D。

90. C 【解析】患者因月经过多造成贫血，结合其实验室检查结果，考虑为缺铁性贫血。故选 C。

91. D 【解析】根据患者有不洁性交史、尿道炎、阴道口分泌物增多等表现，初步诊断为淋病。治疗首选第三代头孢菌素，孕期首选头孢曲松钠或头孢克肟。故选 D。

92. A 【解析】根据患者症状表现、阴道分泌物形状，首先考虑为滴虫阴道炎。生理盐水悬滴法在阴道分泌物中找到滴虫即可确诊，故选 A。

93. E 【解析】患者开放性胫腓骨骨折 4 小时后，急诊手术，伤口属新鲜伤口，故重点应在于彻底清创，确保伤口一期愈合。软组织损伤严重的开放性胫腓骨干双骨折，在进行彻底清创术后，选用髓内针或外固定架固定，同时可做局部皮瓣移植术。故选 E。

94. D 【解析】慢性肺源性心脏病的特点是肺动脉高压、右室肥大，肺动脉高压的特征性临床表现为 P_2 亢进，因此查体时应注意有无肺动脉瓣区第二心音亢进。心音强弱快慢不等为心房颤动的表现。心界向左下扩大为左室肥大的表现，心界向左右两侧扩大为双室肥大的表现。心尖区吹风样收缩期杂音为二尖瓣关闭不全的表现。故选 D。

95. D 【解析】根据患儿表现、肛温、皮肤硬肿，诊断为新生儿寒冷损伤综合征。开始热量按每日 50kcal/kg（210kJ/kg），逐渐增至每日 100～120 kcal/kg（419～502kJ/kg）。故选 D。

96. B 【解析】儿童白细胞分类主要是中性粒细胞与淋巴细胞比例的变化。出生时中性粒细胞约占 0.65，淋巴细胞约占 0.30。随着白细胞总数的下降，中性粒细胞比例逐渐下降，生后 4～6 天时两者比例约相等；至 1～2 岁时淋巴细胞约占 0.60，中性粒细胞约占 0.35，之后中性粒细胞比例逐渐上升，至 4～6 岁时两者比例又相等；以后白细胞分类于成人相似。急性感染时中性粒细胞比例常增高。故选 B。

97. D 【解析】根据患者尿频、肾区叩痛、寒战发热等全身表现，尿红、白细胞计数增多，诊断为急性肾盂肾炎。本病的疗程通常为 2 周。故选 D。

98. B 【解析】髓外肿瘤从一侧挤压脊髓移位，构成脊髓半侧损害综合征，表现为肿瘤平面以下同侧肢体瘫痪和深感觉消失，对侧痛觉、温觉缺失。髓内肿瘤沿脊髓前、后中线生长对称压迫脊髓，一般不出现脊髓半侧损害综合征。根据患者表现，可能为髓外肿瘤。故选 B。

99. D 【解析】根据患者出表现考虑为热衰竭。热衰竭患者先有头痛、头晕、恶心，继而有口渴、胸闷、脸色苍白、冷汗淋漓、脉搏细弱或缓慢、血压偏低。可有晕厥，并有手、足抽搐。体温可轻度升高。故选 D。

100. D 【解析】骨肉瘤主要症状为局部疼痛，多为持续性，逐渐加剧，夜间尤重，伴有全身恶病质，肿瘤表面皮温增高、静脉怒张。X 线可见骨膜反应明显，呈侵袭性发展，可见 Codman 三角征或“日光射线”形态。故选 D。

101. C 【解析】足月儿生后 2 天出现黄疸，血清总胆红素<204μmol/L，最可能为生理性黄疸。ABO 溶血病多见于母亲 O 型，胎儿 A、B 型。故选 C。

102. B 【解析】患者心电图示 aVR 导联 ST 段压低，其余导联 ST 段凹面向上抬高，肌酸磷酸激酶正常，提示急性心包炎。患者血清肌酸磷酸激酶正常，暂不考虑病毒性心肌炎、急性心肌梗死。扩张型心肌病常有心界扩大，心电图无特异性改变。变异型心绞痛发作性胸痛很少超过 30 分钟。故选 B。

103. A 【解析】颅底骨折的临床表现主要有耳、鼻出血或脑脊液漏，脑神经损伤，皮下或黏膜下淤血斑。颅底骨折的诊断主要依靠临床表现。故选 A。

104. A 【解析】患者因呕吐、腹泻导致体内液体丢失过多，已经出现休克症状，故应立即抗休克治疗。故选 A。

105. B 【解析】游离转换障碍常见于青春期和更年期，女性多于男性。小发作又称失神发作，典型的表现为患者意识突然中断数秒或数十秒，神呆、手中持物失落，事后清醒、不能回忆，每日可数次或数十次。局限性发作又称单纯性发作，表现为身体某一部分节律性抽动，持续数秒，意识清楚，若有癫痫放电扩展，可延致半身或全身。精神运动性发作表现为在意识障碍的背景上，常有错觉、幻觉及自动症等。大发作又称全身性强直-阵挛发作，以突然意识丧失、跌倒、全身性强直后伴有抽搐为特征。故选 B。

106. E 【解析】重度子痫前期的表现为以下几方面。① BP≥160/110 mmHg。②尿蛋白≥5. 0 g/24h 或随机尿蛋白≥（+++）。③至少伴有持续性头痛或视觉障碍，或持续性上腹不适，或血小板低于正常值，或血清肌酐>106μmol/L 及转氨酶升高。患者符合重度子痫前期的诊断，故首要的处理措施是硫酸镁解痉治疗，预防重度子痫前期发展成为子痫。故选 E。

107. A 【解析】胎方位为臀先露，“阴道内诊触及搏动条索状物”提示脐带脱垂，应立即采取头低臀高位，正常胎心率 110～160 次/分，该胎儿胎心率 90 次/分，提示胎儿窘迫，应立即行剖宫产。故选 A。

108. A 【解析】硬脑膜下积液的临床特点表现如下。①凡经化脓性脑膜炎有效治疗 48～72 小时后脑脊液有好转，但体温不退或体温下降后再升高。②一般症状好转后又出现意识障碍、惊厥。③病程中出现进行性前囟饱满或前囟隆起，颅缝分离，头围增大或颅内压增高等症状。结合患儿表现，考虑并发硬脑膜下积液的可能性大。故选 A。

109. A 【解析】甲状腺功能减退症的治疗常用左甲状腺素（$L\text{-}T_4$）作替代治疗，治疗目标是甲减的症状和体征消失，血清 TSH 和甲状腺激素水平恢复正常。因此治疗过程中，应定期监测血清 TSH 和甲状腺激素的变化，并据此调整 $L\text{-}T_4$ 的剂量，维持量多选择使 TSH 达到正常为度。血清 TSH 是反映甲状腺功能最敏感的指标，故是调整剂量的最主要依据。故选 A。

110. C 【解析】该女性处于产褥期，表现为高热、腹痛，子宫增大并可扪及子宫右侧有压痛实性肿块，首先考虑为急性盆腔结缔组织炎。急性子宫内膜炎常见阴道内大量脓性分泌物且有臭味。子宫肌炎时恶露增多呈脓性，子宫复旧不良，不会出现宫旁炎性肿块。急性盆腔腹膜炎、弥漫性腹膜炎可有下腹部明显压痛、反跳痛等腹膜刺激征。故选 C。

111. A 【**解析**】病理性醉酒指某些个体在个体素质、脑外伤、同时服用某些精神药物等因素的影响下，饮用不会导致常人出现中毒的剂量的乙醇后出现精神障碍的情况。其表现为以下几点。①意识障碍。②情绪障碍（如表现为情感不稳、易激惹）。③行为障碍（冲动、伤人、毁物）。表现持续数分钟至数小时，患者事后不能回忆。病理性醉酒可导致严重的伤人或自伤事件的发生。结合患者的表现，最可能的诊断是病理性醉酒。故选 A。

112. B 【**解析**】妊娠 28 周后出现无诱因、无痛性反复阴道流血，子宫大小与妊娠周数相符，考虑前置胎盘可能。早产指妊娠满 28 周至不足 37 周分娩者，胎儿未入盆，胎心清楚，不符合早产。胎盘早剥的典型临床表现是阴道流血、腹痛，可伴有子宫张力增高和子宫压痛。宫颈息肉多无症状，少数患者可有阴道分泌物增多，淡黄色或脓性，性交后出血，月经期间出血，偶有分泌物刺激引起外阴瘙痒或不适。宫颈癌的典型表现为阴道接触性出血，阴道排液。故选 B。

113. C 【**解析**】B 型超声检查可清楚显示子宫壁、胎先露部、胎盘和宫颈的位置，并根据胎盘边缘与宫颈内口的关系进一步明确前置胎盘的类型。故选 C。

114. E 【**解析**】前置胎盘不宜进行肛门指诊。以免加重出血。故选 E。

115. C 【**解析**】血清钠为 130～150mmol/L 者属于等渗性脱水。中度脱水表现为精神萎靡或烦躁不安，口唇黏膜干燥，眼窝和前囟明显凹陷，哭时泪少，皮肤弹性较差，尿量明显减少，四肢稍凉。轻度脱水时精神稍差、皮肤弹性正常等，重度脱水有休克症状。患儿表现符合中度脱水，故选 C。

116. B 【**解析**】一般等渗脱水用 1/2 张含钠液，2：3：1 含钠液含有 2 份 0.9% 氯化钠、3 份 5% 或 10% 葡萄糖，1 份 1.4% 碳酸氢钠或 1.87% 乳酸钠，张力为 1/2 张。故选 B。

117. D 【**解析**】生理需要量一般用 1/5 张含钠液，故选 D。

118. C 【**解析**】根据患者行宫腔镜检查后出现腹部坠痛、发热，下腹部有压痛、反跳痛及触痛，阴道分泌物增多、血白细胞数计数增多，考虑最可能为盆腔脓肿，C 正确。盆腔结核者可有不孕、月经失调、下腹坠痛及发热、盗汗等全身症状，不选 A。宫外孕大多为输卵管妊娠，典型临床表现为停经后腹痛与阴道流血，不选 B。阑尾炎常有转移性右下腹痛，不选 D。子宫穿孔是人工流产术的严重并发症，手术时突然感到无宫底感觉，或手术器械进入深度超过原来所测得深度，提示为子宫穿孔。不选 E。

119. D 【**解析**】子宫腔内手术操作后导致下生殖道内源性病原体上行感染。内源性病原体包括需氧菌及厌氧菌，以需氧菌及厌氧菌混合感染多见。主要的需氧菌及兼性厌氧菌有金黄色葡萄球菌、溶血性链球菌、大肠埃希菌；厌氧菌有脆弱类杆菌、消化链球菌。故选 D。

120. A 【**解析**】手术治疗主要用于治疗抗生素控制不满意的输卵管卵巢脓肿或盆腔脓肿。故选 A。

121. C 【**解析**】短暂性脑缺血发作好发于 50～70 岁，发作突然，历时短暂，每次发作持续 5～20 分钟，多在 1 小时内缓解。症状完全消失，一般不留神经功能缺损。患者有心房颤动，易发生栓塞，导致一过性、局限性的脑、脊髓或视网膜功能障碍。故选 C。

122. D 【**解析**】抗血小板聚集药可减少短暂性脑缺血发作，可选用阿司匹林或氯吡格雷。故选 D。

123. D 【**解析**】惊恐障碍以惊恐发作为主要临床特征，发作间歇期基本正常。典型的惊恐发作表现：①精神症状，主要表现为患者突然出现的强烈的惊恐体验，伴濒死感、窒息感或失控感。②躯体症状，系自主神经功能紊乱所引起，出现心血管系统、呼吸系统和神经系统的症状。患者表现符合惊恐发作的临床特点，故选 D。

124. C 【**解析**】患者为中年男性，突发胸闷、心悸、头晕、出汗等，每次持续 0.5～1.0 小时，有冠心病的可能，故应查心电图帮助鉴别诊断。故选 C。

125. D 【**解析**】惊恐障碍治疗常用的抗焦虑药物主要有苯二氮䓬类药物、阿扎哌隆类药物和 β 受体阻断药。苯二氮䓬类药物显效快、无抗胆碱副作用，常常是迅速控制惊恐发作的有效治疗药物。故选 D。

126. C 【**解析**】有面色、皮肤黏膜苍白等表现，Hb 降低，考虑可能为贫血。结合其生后未规律添加辅食，贫血呈小细胞低色素性，初步诊断为缺铁性贫血。故选 C。

127. D 【**解析**】进一步进行有关铁代谢的生化检查有确诊意义。必要时可进行骨髓检查。故选 D。

128. C 【**解析**】患者有消瘦、乏力、背痛等表现，出现不能行走 1 周。查体发现背部后凸畸形，有双下肢运动功能障碍。影像学检查提示骨质破坏、椎间隙狭窄及椎旁寒性脓肿影，血沉快，首先考虑为脊柱结核并发截瘫。故选 C。

129. D 【**解析**】患者考虑为脊柱结核并发截瘫，符合手术适应证。手术治疗原则：①术前 4～6 周规范抗结核化疗，控制混合感染。②术中彻底清除病灶，解除神经及脊髓压迫，重建脊柱稳定性。③术后继续完成规范化疗全疗程。故选 D。

130. C 131. B 【**解析**】中产妇为足月妊娠，骨盆测量、胎儿发育、胎心、胎位均正常，宫颈扩张时间在正常范围内，故无须处理，等待自然分娩，故 130 题选 C。中产妇为过期妊娠，胎心明显减慢，羊水黄绿色，提示胎儿窘迫，应立即剖宫产，故 131 题选 B。

132. C 133. E 【**解析**】苯丙酮尿症（PKU）是氨基酸代谢障碍疾病中较常见的一种疾病，分为以下两类。①典型 PKU 是由于患儿肝细胞缺乏苯丙氨酸羟化酶，不能将苯丙氨酸转化为酪氨酸。②非典型 PKU 是四氢生物蝶呤缺乏型，是鸟苷三磷酸环化水合酶、6-丙酮酚四氢蝶呤合成酶或二氢生物蝶呤还原酶缺乏所致。故 132 题选 C，133 题选 E。

134. C 135. E 【**解析**】诊断慢性肾盂肾炎的主要辅助检查应是静脉肾盂造影，可见肾盂、肾盏变形、缩窄，故 134 题选 C。诊断肾病综合征的主要辅助检查应是肾活检，有助于确定病理类型，故 135 题选 E。

136. A 137. C 【**解析**】一般头、面、颈部在术后 4～5 日拆线，下腹部、会阴部在术后 6～7 日拆线，胸部、上腹部、背部、臀部手术 7～9 日拆线，四肢手术 10～12 日拆线（近关节处可适当延长），减张缝线 14 日拆线。故 136 题选 A，137 题选 C。

138. A 139. D 【**解析**】无症状细菌尿是指患者有真性细菌尿而无任何尿路感染的临床症状，致病菌多为大肠埃希菌。故 138 题选 A。大多数急性肾小球肾炎为急性链球菌感染后肾小球肾炎，是由 β 溶血性链球菌感染所致的自身免疫反应性疾病。故 139 题选 D。

140. A　141. C　**【解析】**治疗遗传性球形红细胞增多症的主要方法是脾切除。脾切除是使贫血发生完全和持久缓解的最有效疗法，故 140 题选 A。再生障碍性贫血的首选治疗药物应是雄激素，其治疗机制可能是直接刺激骨髓造血及增加 EPO 的作用，故 141 题选 C。

142. D　143. A　**【解析】**抗磷脂抗体常见于抗磷脂综合征、SLE 等，主要引起凝血系统改变，临床上表现为血栓形成、血小板减少和复发性流产等，故 142 题选 D。抗核抗体（ANA）几乎见于所有 SLE 患者中，但特异性低，阳性只能提示结缔组织病可能，但是不能区分 SLE 抑或其他结缔组织病。故 143 题选 A。

144. B　145. D　**【解析】**红细胞管型属病理性，提示血尿来源于肾小球，常见于急性肾小球肾炎、急进性肾小球肾炎等。故 145 题选 D。白细胞管型属病理性，是诊断肾盂肾炎及间质性肾炎的重要证据。故 144 题选 B。

146. E　147. C　148. C　**【解析】**房间隔缺损 X 线检查可见肺血增多，肺动脉段突出，透视下肺门舞蹈，主动脉结小，右心房、右心室增大，心影呈梨形，故 146 题选 E。房间隔缺损、室间隔缺损、动脉导管未闭 X 线可见肺野充血、肺动脉段凸出。法洛四联症 X 线可见肺门细小，肺野清晰，右心房扩大，心尖上翘，肺动脉段凹陷，心影呈靴形，故 147 题、148 题选 C。

149. A　150. B　**【解析】**苯二氮䓬类药物如地西泮，主要用于抗焦虑、镇静催眠、抗惊厥；吩噻嗪类药物如氯丙嗪，为抗精神病药物，故 149 题选 A。常用的抗抑郁药物有选择性 5-羟色胺（5-HT）再摄取抑制药、三环类及四环类抗抑郁药（如丙米嗪）、单胺氧化酶抑制药（如苯乙肼），故 150 题选 B。